190

Anaesthesiologie und Intensivmedizin
Anaesthesiology
and Intensive Care Medicine

vormals „Anaesthesiologie und Wiederbelebung"
begründet von R. Frey, F. Kern und O. Mayrhofer

Herausgeber:

H. Bergmann · Linz (Schriftleiter)

J. B. Brückner · Berlin   M. Gemperle · Genève

W. F. Henschel · Bremen   O. Mayrhofer · Wien

K. Meßmer · Heidelberg   K. Peter · München

Aktueller Stand der klinischen Anaesthesie

Zentraleuropäischer Anaesthesiekongreß
Graz 1985   Band I

Herausgegeben von
W. F. List, S. Fitzal und H. V. Schalk

Mit 164 Abbildungen und 47 Tabellen

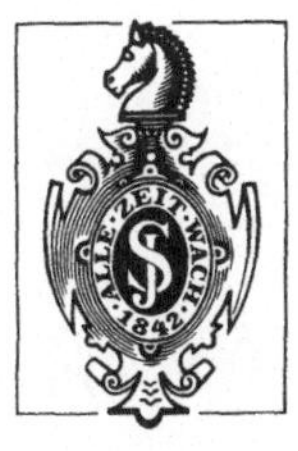

Springer-Verlag
Berlin · Heidelberg · New York
London · Paris · Tokyo

Prof. Dr. Werner F. List   Dr. Hanns Volker Schalk

Institut für Anästhesiologie der Universität Graz,
Landeskrankenhaus Auenbruggerplatz, A-8036 Graz

Frau Doz. Dr. Sylvia Fitzal

Institut für Anästhesiologie der Universität Wien,
Spitalgasse 23, A-1090 Wien

ISBN-13:978-3-540-16573-6   e-ISBN-13:978-3-642-71229-6
DOI: 10.1007/978-3-642-71229-6

CIP-Kurztitelaufnahme der Deutschen Bibliothek
Aktueller Stand der klinischen Anaesthesie/Zentraleurop. Anaesthesiekongreß;
Graz 1985. Hrsg. von W. F. List.
- Berlin; Heidelberg; New York; London; Paris; Tokyo: Springer, 1986
Band I (Anaesthesiologie und Intensivmedizin; 190)
ISBN-13:978-3-540-16573-6

NE: List, Werner F. [Hrsg.]; ZAK < 1985, Graz > ; GT

2119/3140-543210

Vorwort

Vom 11.-14. 9. 1985 fand in Graz der ZAK 85, die 19. gemeinsame Tagung der Deutschen Gesellschaft für Anästhesiologie und Intensivmedizin, der Schweizerischen Gesellschaft für Anästhesiologie und Reanimation (Société Suisse d'Anesthésiologie et de Réanimation) und der Österreichischen Gesellschaft für Anästhesiologie, Reanimation und Intensivtherapie statt. Die nunmehr vorliegenden Kongreßbände geben die ungekürzten wissenschaftlichen Vorträge wieder, die zu den Hauptthemen und Workshops von den zur Teilnahme eingeladenen namhaften deutschsprachigen und ausländischen Kollegen gehalten wurden.

Im vorliegenden Band wird der aktuelle Stand der klinischen Anästhesie mit den neuesten Forschungsergebnissen aus der Inhalationsanästhesie, dem Pro und Kontra neuer i. v. Anästhetika, Muskelrelaxanzien und Antagonisten sowie der Pharmakodynamik und Pharmakokinetik der Inhalations- und i. v. Anästhetika behandelt. Gerade auf dem Gebiet der i. v. Anästhetika sind neue Forschungsergebnisse und Erfahrungen aus der klinischen Forschung mit den neuesten Mitteln niedergelegt.

Die optimale Mitarbeit der Autoren hat es ermöglicht, daß die Kongreßbände nur wenige Monate nach Ende des Kongresses in gedruckter Form vorliegen können. Dem Springer-Verlag sei für die ausgezeichnete Zusammenarbeit und den schnellen Druck gedankt, der die volle Aktualität durch eine so frühzeitige Herausgabe der beim ZAK 85 in Graz gebrachten wissenschaftlichen Arbeiten ermöglicht hat.

Graz, im Juli 1986   Werner F. List

Inhaltsverzeichnis

II Neue intravenöse Anästhetika – Pro und Contra
(Leitung: A. Doenicke und M. Gemperle)

III Muskelrelaxanzien und Antagonisten
(Leitung: W. Buzello und H. Schaer)

IV Pharmakodynamik und Pharmakokinetik
(Leitung: H. Stoeckel und S. Fitzal)

Autorenverzeichnis

---

* Anfangsseiten der jeweiligen Beiträge

Adressenverzeichnis
der erstgenannten Beitragsautoren

Dr. Doris Balogh
Lehmweg 15a, A-6020 Innsbruck

Prof. Dr. G. Benad
Direktor der Klinik für Anästhesiologie und Intensivtherapie
des Bereiches Medizin der Wilhelm-Pieck-Universität Rostock,
Leninallee 35, DDR-2500 Rostock

Dr. P. Carlsson
Olof Acrelsväg 6, S-17164 Solna

H. F. Cascorbi, M. D., Ph. D.
Department of Anesthesiology, University Hospital,
2074 Abington Road, Cleveland, OH 44106, USA

Dr. T. Crozier
Annastraße 12, D-3400 Göttingen

Prof. Dr. A. Doenicke
Institut für Anästhesiologie der Ludwig-Maximilians-Universität
München, Bereich Poliklinik, Pettenkoferstraße 8a,
D-8000 München 2

Prof. Dr. R. Dudziak
Zentralanästhesie, Klinikum der Universität Frankfurt,
D-6000 Frankfurt/M. 70

N. N. Durant, M. D.
Department of Anesthesiology, UCLA School of Medicine,
University of California, Los Angeles, CA 90025, USA

Dr. E. A. Ernst
Department of Anesthesiology, University of Alabama,
Birmingham, AL 35294, USA

Univ.-Doz. Dr. Sylvia Fitzal
Klinik für Anästhesiologie und Allgemeine Intensivmedizin
der Universität Wien, Spitalgasse 23, A-1090 Wien

Dr. H. Gerber
Department Anästhesie der Universität Basel,
Kantonsspital Basel, CH-4031 Basel

Dr. H. Gilly
Klinik für Anästhesiologie und Allgemeine Intensivmedizin
der Universität Wien, Spitalgasse 23, A-1090 Wien

Dr. O. Hilfiker
Zentrum für Anästhesiologie der Universität Göttingen,
Robert-Koch-Straße 40, D-3400 Göttingen

Dr. J. Hobbhahn
Institut für Anästhesiologie der Ludwig-Maximilians-Universität
München, Klinikum Großhadern, Marchioninistraße 15,
D-8000 München 70

R. Hughes, M. D., Professor
The Welcome Research Laboratory
Buckenham, Kent, Great Britain

Dr. N. Krieg
Im Gässle 6, D-7800 Freiburg

Dr. Dr. rer. nat. K. A. Lehmann
Abteilung für Anästhesiologie der Medizinischen Fakultät
der Rheinisch-Westfälisch-Technischen Hochschule Aachen,
Goethestraße 27–29, D-5100 Aachen

Dr. B. Löffler
Cramer-Klett-Straße 35b, D-8014 Neubiberg

Prof. Dr. E. Maestrone
Servizio di Anestesia e Rianimazione – USSL,
22 – Ospedale Civile di Sondrio, Italy

Dr. Gabriele Nöldge
Reinhard-Booz-Straße 15, D-7802 Merzhausen

Priv. Doz. Dr. U. Ottermann
Chefarzt der Anästhesiologie, St.-Marien-Krankenhaus,
Richard-Wagner-Straße 14, D-6000 Frankfurt/M.

Prof. Dr. K. Peter
Institut für Anästhesiologie der Ludwig-Maximilians-Universität
München, Klinikum Großhadern, Marchioninistraße 15,
D-8000 München 70

Dr. H.-D. Schenk
Chefarzt der Anästhesie-Abteilung am Evangelischen
Krankenhaus, Postfach 1734-35, D-3400 Göttingen-Weende

Dr. J. Schüttler
Institut für Anästhesiologie der Universität Bonn,
Sigmund-Freud-Straße 25, D-5300 Bonn 1

Dr. Sylvia Schwarz
Klinik für Anästhesiologie und Allgemeine Intensivmedizin
der Universität Wien, Spitalgasse 23, A-1090 Wien

Dr. H. Schwilden
Institut für Anästhesiologie der Universität Bonn,
Sigmund-Freud-Straße 25, D-5300 Bonn 1

Dr. W. C. Seyde
Schaffenrathstraße 48, D-2800 Bremen 1

Prof. Dr. G. Silvay
Department of Anesthesiology, Mount Sinai Medical Center,
New York, NY 10029, USA

Prof. Dr. H. Stoeckel
Institut für Anästhesiologie der Universität Bonn,
Sigmund-Freud-Straße 25, D-5300 Bonn 1

Dr. K. Taeger
Institut für Anästhesiologie der Ludwig-Maximilians-Universität
München, Klinikum Großhadern, Marchioninistraße 15,
D-8000 München 70

Prof. Dr. J. Tarnow
Institut für Anästhesiologie, Klinikum Charlottenburg,
Spandauer Damm 130, D-1000 Berlin 19

Prof. Dr. D. Thomson
Department Anästhesie der Universität Basel, Kantonsspital
Basel, Postfach, CH-4031 Basel

Dr. M. Tryba
Institut für Anästhesiologie der Med. Hochschule Hannover,
Abt. IV, Podbielskistraße 380, D-3000 Hannover

Prof. K. van Ackern
Institut für Anästhesiologie der Ludwig-Maximilians-Universität
München, Klinikum Großhadern, Marchioninistraße 15,
D-8000 München 70

Prof. Dr. H. Van Aken
Klinik für Anästhesiologie und operative Intensivmedizin
der Westfälischen Wilhelms-Universität Münster,
Albert-Schweitzer-Straße 33, D-4400 Münster

Dr. M. Zimpfer
Klinik für Anästhesiologie und Allgemeine Intensivmedizin
der Universität Wien, Spitalgasse 23, A-1090 Wien

I Aktuelle Fragen der Inhalationsanästhesie

Leitung: K. Peter und R. Dudziak

Aktuelle Fragen der Inhalationsanästhesie

K. Peter und N. Franke

Die Geschichte der Inhalationsanästhetika beginnt mit der Entdeckung der narkotischen Wirkungen von Lachgas, Äther und Chloroform um 1850. Mit diesen Anästhetika war es erstmals möglich, den Patienten die Schmerzen während operativer Eingriffe zu nehmen [13]. In den folgenden 80 Jahren wurden keine weiteren wirksamen Inhalationsanästhetika in die Medizin eingeführt. Für diesen großen zeitlichen Abstand sind mehrere Faktoren verantwortlich, der wichtigste ist die Qualität dieser Substanzen. Lachgas ist noch immer ein Basisanästhetikum und wäre Äther nicht brennbar, wäre es vorstellbar, daß es noch immer angewendet würde.

Die Suche nach neuen Substanzen wurde wieder aufgenommen, als Chirurgie und Anästhesie sich weiter entwickelten und Anästhetika mit größerer Sicherheit und weniger Nebenwirkungen nötig wurden. In Zusammenarbeit zwischen Pharmakologie und Anästhesiologie wurden zwischen 1925 und 1950 eine ganze Reihe neuer volatiler Anästhetika eingeführt (Abb. 1).

Alle hochwirksamen Inhalationsanästhetika, die 1950 in klinischem Gebrauch waren, waren entweder entflammbar (z. B. Äther, Zyklopropan) oder toxisch (z. B. Chloroform, Trichloräthylen). Im Rahmen der Entwicklung der Atombombe wurde eine bessere Technologie des Umgangs mit Fluor entwickelt. Die Kombination von Fluorid mit Kohlenstoffverbindungen verminderte die Entflammbarkeit.

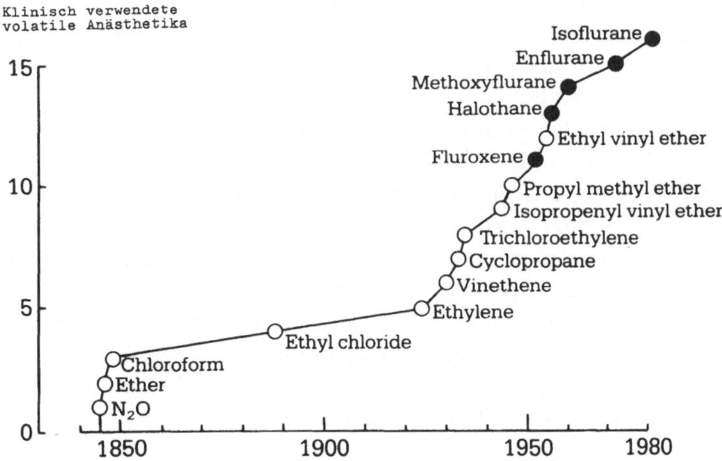

Abb. 1. Fast 20 Inhalationsanästhetika sind seit 1850 eingesetzt worden.
Heute sind aber nur noch Lachgas, Halothan, Enfluran und Isofluran von Bedeutung

Die höhere Stabilität der Kohlenstofffluoridverbindungen verminderte außerdem die Biotransformation und so die Toxizität. Das Resultat war eine neue Generation von Anästhetika (Abb. 1). Der erste Vertreter war Fluoroxen, das erwünschte Wirkungen wie geringer Biotransformation, geringe Depression des kardio-vaskulären Systems, aber den Nachteil besaß, in höheren anästhetischen Konzentrationen entflammbar zu sein [13]. Halothan wurde um 1955 entwickelt und setzte sich wegen seiner vorteilhaften Eigenschaften in den folgenden Jahren rasch in der Anästhesie durch [5].

Wegen der Nebenwirkungen auf das Herz-Kreislauf-System und der relativ hohen Biotransformation setzte man die Suche nach einem besseren Inhalationsanästhetikum fort. 1963 wurde Enfluran von R. C. Terrell synthetisiert [6]. Es ist eine Methyl-Äther-Verbindung, die sich durch eine geringe Biotransformation und minimale Nebenwirkungen auf das Herz-Kreislauf-System auszeichnet. Die Toxizität ist außerdem äußerst gering [14].

Enfluran ist aber auch kein ideales Anästhetikum: es hat Nebenwirkungen auf Ventilation, Zirkulation und das ZNS (Auslösungen von Krampfpotentialen). Obwohl die Biotransformation von Enfluran 10 × kleiner ist als von Halothan, so kann doch der Metabolismus von Enfluran zu erhöhten Spiegeln von Fluoridionen führen [14].

1965 wurde Isofluran, ein Isomer des Enfluran von R. C. Terrell synthetisiert [9].

Isofluran

Geschichte

Obwohl Enfluran und Isofluran nahezu gleichzeitig entwickelt wurden, verzögerte sich die Einführung von Isofluran aufgrund des komplizierten Herstellungsverfahrens. Erste klinische Untersuchungen ergaben Vorzüge von Isofluran gegenüber anderen volatilen Anästhetika, besonders hinsichtlich des Metabolismus. Die Einführung war für 1975 geplant. Sie verzögerte sich jedoch durch die von Corbett geführte Untersuchung möglicher carcinoger Effekte von Isofluran [2]. 1976 berichtete Corbett über eine erhöhte Inzidenz hepatischer Neoplasien bei Mäusen, die wiederholt mit Isofluran narkotisiert worden waren. Die Ergebnisse fanden weite Beachtung. In den folgenden Jahren wurde weitere Studien über die kanzerogenen Wirkungen von Isofluran durchgeführt. Eger, der mit Mäusen derselben Zucht aber in größerer Anzahl, mit höheren Isofluran-Konzentrationen, längeren Expositionszeiten und unter strengeren Kontrollen von Umgebungseinflüssen arbeitete [4], konnte Corbetts Annahme einer potentiellen Hepatokanzerogenität von Isofluran nicht bestätigen [4].

Es ist anzunehmen, daß in der Corbett-Studie von 1976 das Tierfutter zum Teil mit polybromierten Biphenylen kontaminiert war. Diese potenten teratogenen und mutagenen Stoffe wurden mit dem Futter von den Mäusen aufgenommen und haben die irreführenden Befunde verursacht.

Physikalische und chemische Eigenschaften von Isofluran. Isofluran ist ein Isomer des Enfluran und gleicht diesem in seinem physikalischen Verhalten (Tabelle 1).

Tabelle 1. Physikalische und chemische Eigenschaften

Eigenschaft	Isofluran	Enfluran
Molekulargewicht	184,5	184,5
Spezifisches Gewicht (25 °C)	1,5	1,52
Siedepunkt (°C)	48,5	56,5
Dampfdruck (torr) 18 °C	218	156
20 °C	238	174
22 °C	261	189
24 °C	285	207
26 °C	311	226
Geruch	etherisch	etherisch
Schleimhautreizung	gering	gering
Stabilisator	nicht erforderlich	nicht erforderlich
Stabilität in Atemkalk	stabil	stabil
UV-Licht	stabil	stabil
Reaktion mit Metallen	nein	nein
Minimale brennbare Konzentration (%) Laborbedingungen (70% N_2O/30% O_2)	7,0	5,8

Tabelle 2. MAC bei Erwachsenen mittleren Alters

Narkosemittel	MAC in 100% Sauerstoff	MAC in 70% Lachgas
Enfluran	1,68	0,57
Isofluran	1,15	0,50
Halothan	0,74	0,29
Methoxyfluran	0,16	0,07

Minimale alveoläre Konzentration (MAC). Die MAC ist definiert als alveoläre Konzentration eines Anästhetikums, die bei 50% von Probanden ausreicht, um eine gezielte motorische Reaktion auf einen standardisierten Schmerzstimulus (z. B. Hautinzision) zu verhindern. Für Patienten mittleren Alters beträgt die MAC des Isofluran 1,15%.

Bei Kombination mit 70% Lachgas reduziert sie sich auf 0,5%. Wie aus Tabelle 2 hervorgeht, liegt der MAC-Wert des Isofluran zwischen dem von Enfluran und Halothan [10].

Biotransformation und Ausscheidung. Bis Ende der 60er Jahre herrschte die Meinung vor, daß die meisten narkotischen Gase und Dämpfe nicht verstoffwechselt würden, ausgenommen das hochgradig metabolisierte Trichloräthylen. Heute weiß man, daß auch wenn die Biotransformation gering sein mag, alle diese Substanzen einem gewissen Metabolismus unterliegen.

Die Ausscheidung aller volatilen Anästhetika erfolgt überwiegend in unveränderter Form über die Lunge, ein gewisser Teil wird oxydativ von zytochrom-abhängigen Enzym-Systemen abgebaut. Obwohl nicht im Detail bekannt, können zwei Abbauwege volatiler Anästhetika angenommen werden: Dehalogenierung, sowie Ätherspaltung [12].

Für den Anästhesisten ist vor allem eine eventuelle Organtoxizität als Folge der Biotransformation zu biologisch aktiven oder toxischen Abbauprodukten von Interesse [11].

Es gibt 3 Folgen der Verstoffwechselung:

1. Die Bildung polarer Metabolite, die wasserlöslich und leicht ausscheidbar sind,
2. Inaktivierung der Ausgangssubstanz zu pharmakologisch unwirksamen Metaboliten, und
3. Biotransformation der Ausgangssubstanz zu pharmakologisch aktiven Metaboliten.

Die Mehrzahl der heute zur Anwendung kommenden volatilen Narkotika sind lipophile, non-polare Substanzen. Ohne Verstoffwechselung würden derartige Substanzen nach glomerulärer Filtration und tubulärer Rückresorbtion rezirkulieren. Die Biotransformation in der Leber führt die lipophilen Narkotika in polare wasserlösliche Substanzen über, die mit dem Urin ausgeschieden werden. In anderen Fällen erfolgt die Ausscheidung nach Biotransformation in der Leber durch die Galle.

Bei der Biotransformation muß die Möglichkeit der Entstehung toxischer Zwischen- oder Endprodukte bedacht werden. Viele der halogenierten Alkane und Alkene werden zu reaktiven Zwischenprodukten oder toxischen Metaboliten verstoffwechselt.

Isofluran hat die geringste Metabolisierung und höchste Stabilität aller verfügbaren Inhalationsanästhetika [7]. Die nur minimale Verstoffwechselbarkeit ist auch am Menschen nachgewiesen. Holiday hat die pulmonale und renale Ausscheidung von Isofluran und seinen Metaboliten untersucht [7]. Dabei konnten 95% des verabreichten Isofluran unverändert in der Exspirationsluft nachgewiesen werden. Die postanästhetisch im Harn ausgeschiedene Menge organischer Fluorverbindungen und Fluorid betrug weniger als 0,2% der gesamt zugeführten Fluormenge. Im Gegensatz dazu können nach Verabreichung von Enfluran bis zu 2,4% nach Halothan 15–20% und nach Metoxyflurane 50% in Form von Metaboliten nachgewiesen werden. Die geringe Metabolisierungsrate des Isofluran kann zum Teil auf die größere Stabilität hinsichtlich einer Fluoridabspaltung und zum Teil auf die durch die geringe Löslichkeit bedingte niedrigere Ausscheidungshalbwertzeit zurückgeführt werden [3].

Toxikologie. Es liegen bisher keine begründeten Befunde vor, aus denen mutagene, teratogene oder kanzerogene Effekte des Isofluran abzuleiten wären [8].

Die Biotransformation von Isofluran ist zwar äußerst gering, die Substanz als solche hat aber Wirkungen auf alle Organsysteme, die im folgenden diskutiert werden. Daher sollen diese Ausführungen sich auf die Effekte auf die Lunge beschränken.

Bronchialsystem. Es ist bisher unklar, ob Isofluran aufgrund seiner leicht Bronchial-Schleimhaut-reizenden Wirkung, bei obstruktiven Lungenerkrankungen, insbesondere bei Asthma bronchiale, Nachteile gegenüber Enfluran und vor allem Halothan haben könnte. Zu dieser Frage existiert bisher nur eine experimentelle Arbeit [1].

Lungenstrombahn. Von einigem Interesse ist die Diskussion um die Abschwächung bzw. Aufhebung der hypoxischen pulmonalen Vasokonstriktion (HPV) durch die volatilen Anästhetika im allgemeinen und Isofluran im besonderen. Die HPV ist ein homöostatischer Mechanismus, der die Durchblutung hypoventilierter und damit hypoxischer Lungenbereiche umleitet, zugunsten besser ventilierter und damit besser oxygenierter Areale.

Bedeutung kommt diesem Mechanismus besonders bei der Ein-Lungen-Beatmung zu. Hier könnte eine Aufhebung der HPV durch die volatilen Anästhetika den oft ohnehin schon erniedrigten arteriellen PO_2 auf kritische Werte fallen lassen.

In vitro Befunde zeigen, daß Isofluran – ebenso wie Halothan und Enfluran – dosisabhängig die HPV abschwächen, bzw. aufheben kann. In vivo Untersuchungen am Tier und am Menschen zeigen aber [1], daß dem Patienten offenbar während einer Ein-Lungen-Beatmung klinisch gebräuchliche Dosen von Isofluran ohne offensichtlich erhöhtes Risiko zugeführt werden können.

Literatur

1. Benumof JL, Wahrenbrock EA (1975) Local effects of anesthetics on regional hypoxic pulmonary vasoconstriction. Anesthesiology 43:525–532
2. Corbett TH (1976) Cancer and congenital anomalies associated with anesthetics. Ann NY Acad Sci 271:58–66
3. Cromwell TH, Eger EI II, Stevens WC, Dolan WM (1971) Forane uptake, excretion, and blood solubility in man. Anesthesiology 35:301–408
4. Eger EI II, White AE, Brown CL, Biava CG, Corbett TH, Stenvens WC (1978) A test of the carcinogenicity of enflurane, isoflurane, halothane, methoxyflurane, and nitrous oxide in mice. Anesth Analg 57:678–694
5. Fabian LW, DeWitt H, Carnes MA (1960) Laboratory and clinical investigation of some newly synthesized fluorocarbon anesthetics. Anesth Analg 39:456–462
6. Gion H, Saidman LJ (1971) The minimum alveolar concentration of enflurane in man. Anesthesiology 35:361–364
7. Holaday DA, Fiserova-Bergerova V, Latto IP, Zumbiel MA (1975) Resistance of isoflurane to biotransformation in man. Anesthesiology 43:325–332
8. Jantzen JPH (1984) Forene. Dt. Abbott, Wiesbaden
9. Rosenberg H, Guest D, Etsten BE (1974) Forane – experiences with the newest inhalational agent. Anesthesiol Rev 1:11–18
10. Stenvens WC, Dolan WM, Gibbons RT, White A, Eger EI II, Miller RD, de Jong RH, Elashoff RM (1975) Minimum alveolar concentrations (MAC) of isoflurane with and without nitrous oxide in patients of various ages. Anesthesiology 42:197–200
11. Van Dyke RA (1973) Biotransformation of volatile anaesthetics with special emphasis on the role of metabolism in the toxicity of anaesthetics. Can Anaesth Soc J 20:21–33
12. Vaughan RW, Sipes IG, Brown BR Jr (1978) Minireview: Role of biotransfomration in the toxicity of inhalation anesthetics. Life Sci 23:2447–2462
13. Vitcha JF (1971) A history of Forane. Anesthesiology 35:4–7
14. Virtue RW, Lund LO, Phelps M, Vogel JH, Beckwitt H, Herin M (1966) Difluromethyl-1, -1,2, – trifluoro-2-chloroethylether as an anesthetic agent. Can Anaesth Soc J 14:233–238

Biotransformation of Inhalation Anesthetics

H. F. Cascorbi

Inhalation anesthetics undergo biotransformation in humans and they follow the general pathway of breakdown of drugs. Most prominent is the oxidative pathway dependent on the non-specific microsomal hepatic enzyme system, commonly abbreviated P450. This non-specific system oxidizes xenobiotics and is unique in requiring the presence of di-oxygen (O_2) and NADPH. The general reaction of xenobiotics in this system is depicted in Figure 1.

```
Xenobiotic (X)
     |
P450 + NADPH + O
                2
     |

Metabolite (XOOH)
```
Fig. 1. Oxidation

The second pathway of biotransformation of volatile anesthetics involves reduction. The general scheme of reduction of xenobiotics is shown in Figure 2. Note the absence of O_2. In reality, very low oxygen functions permit reduction to occur.

```
Xenobiotic (X)
     |
P450 + NADPH
     |

Metabolite (XH)
```
Fig. 2. Reduction

Biotransformation can also be considered from a different point of view. Since the commonly used volatile anesthetics are halogenated alkanes or ethers, dehalogenation and ether cleavage could be considered a general pathway for biotransformation of such products. However, it appears that both dehalogenation and ether cleavage fit into the above mentioned more general oxidative and reductive pathways.

Pathways for the most commonly used halogenated anesthetic halothane (Fluothane) enflurane (Ethrane, Alyrane) and isoflurane (Forane, Aerane) are as follows:

Parent Compound	*Possible Intermediates*	*End Products*
Halothane		
F Br FC — CH F Cl	F O FC — CH F Cl	CF_3COOH F^- Br^- Cl^- N-acetylcysteine | CF_2—CHClBr
	F O CF — CBr F Cl	$F_2C{=}CBrCl$ (DFC)
	F . FC — CH F CL	F_3C—CH_2Cl (TFC)
Enflurane		
CHF_2—O—CF_2—CHClF	CF_2OH CHClF—COOH CF_2O	$[CHF_2$—O—$CF_2COOH]$ F^- Cl^-
Isoflurane		
CHF_2—O—CHCl—CF_3	$[CHO$—$CF_3]$ $[CF_2O]$	CF_3—COOH CL^- F^- CO_2

The significance of the biotransformation of volatile anesthetics lies in the link of biotransformation to toxicity. The end products of the above mentioned compounds are hardly toxic, however, intermediates, especially in the case of halothane are implicated in parenchymal toxicity particularly hepatotoxicity. The biotransformation of volatile anesthetics is enzyme dependent; it follows that genetic influences which control enzyme activity and specificity play a role in their toxicity; likewise species differences, again genetically controlled factors, have confounded the elucidation of mechanisms of toxicity of volatile anesthetics.

Nitrous oxide oxidizes the central cobalt of vitamin B_{12}, inactivating methionine synthetase. Decreases in methionine synthetase activity can be linked to leucopenia and fetotoxicity as well as demyelination, all of which have been observed after exposure to relatively high doses of N_2O.

Kontrollierte Hypotension mit Isofluran: Einfluß auf die zerebrale Durchblutung und zerebrale Autoregulation

H. Van Aken, T. Brüssel, W. Fitch, G. M. Hauss und D. Graham

Seit kurzem wird Isofluran für die Durchführung der kontrollierten Hypotension vorgeschlagen [1]. Wegen einer guten systemischen vasodilatierenden Wirkung, geringfügiger myokardialer Depression, Verminderung des zerebralen Sauerstoffverbrauchs und möglicherweise zerebral protektiver Eigenschaften könnte es eine geeignete Substanz sein. Für die Beurteilung und Bewertung eines Pharmakons zur Durchführung einer kontrollierten Hypotension ist aber auch die Kenntnis des Einflusses auf die zerebrale Durchblutung und die zerebrale Autoregulation erforderlich.

Bei Pavianen untersuchten wir den Einfluß einer kontrollierten Hypotension mit Isofluran auf die zerebrale Durchblutung, die zerebrale Autoregulation und den zerebralen Sauerstoffverbrauch.

Die Versuchstiere (n = 6) wurden mit 12 mg Phencyclidin i. m. prämediziert. Die Narkoseeinleitung erfolgte mit 7,5 mg/kg Thiopental, die Muskelrelaxierung mit 20 mg Succinylcholin i. v. Über einen orotrachealen Tubus wurden die Tiere mit 70% Lachgas und 30% Sauerstoff kontrolliert beatmet. Die Beatmungsparameter wurden so gewählt, daß ein arterieller PO_2 von 100–140 mmHg und ein arterieller PCO_2 von 37–41 mmHg aufrechterhalten wurde. Die endexspiratorische CO_2-Konzentration wurde kontinuierlich durch einen Infrarot CO_2-Analysator gemessen (URAS, 4 Hartman, Braun). Die

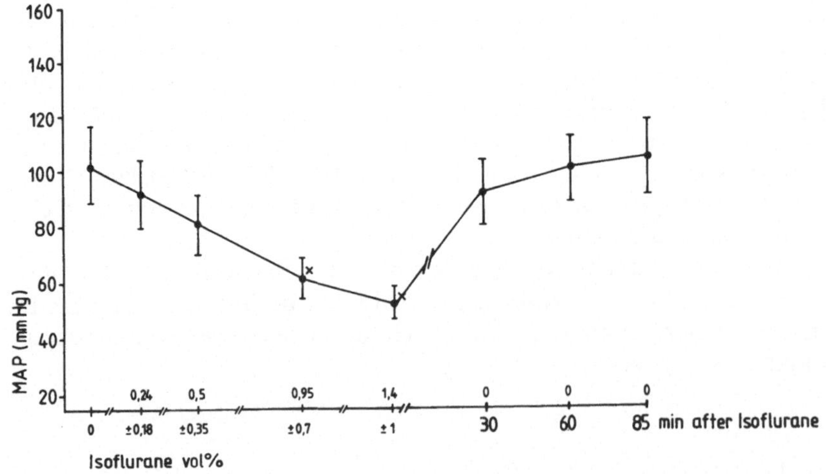

Abb. 1. Senkung des arteriellen Mitteldrucks (MAP; mmHg) unter steigender Isofluran-Konzentration bei Pavianen (n = 6)
Mittelwert; Standardabweichung; p ≤ 0,05 = *

Narkose wurde unterhalten durch Phencyclidine (0,15 mg/kg/min i.v.), die Muskelre-laxierung durch halbstündliche Injektion von Succinylcholin (50 mg i.m.) erreicht. Der arterielle Blutdruck wurde kontinuierlich registriert. Der zerebrale Blutfluß (CBF) wurde nach Injektion von Xenon[133] in die rechte Arteria carotis interna mit Hilfe eines über der rechten Parietalregion plazierten Detektors (Modell SD 502, Meditronic) in Verbindung mit einem Ein-Kanal-Spektrometer (Analyser-Ratemeter Modell RHA-2) und einem Schreiber (Servogar Compensationsschreiber RE 520, Metrowatt) gemessen und registriert. Nach Bestimmung des Ausgangswertes wurde der mittlere arterielle Blutdruck (MAP) durch die Zufuhr steigender Isofluran-Konzentration (mittlere end-exspiratorische Konzentration 0,24%–1,4%) schrittweise um 10, 20, 40 und 50% des

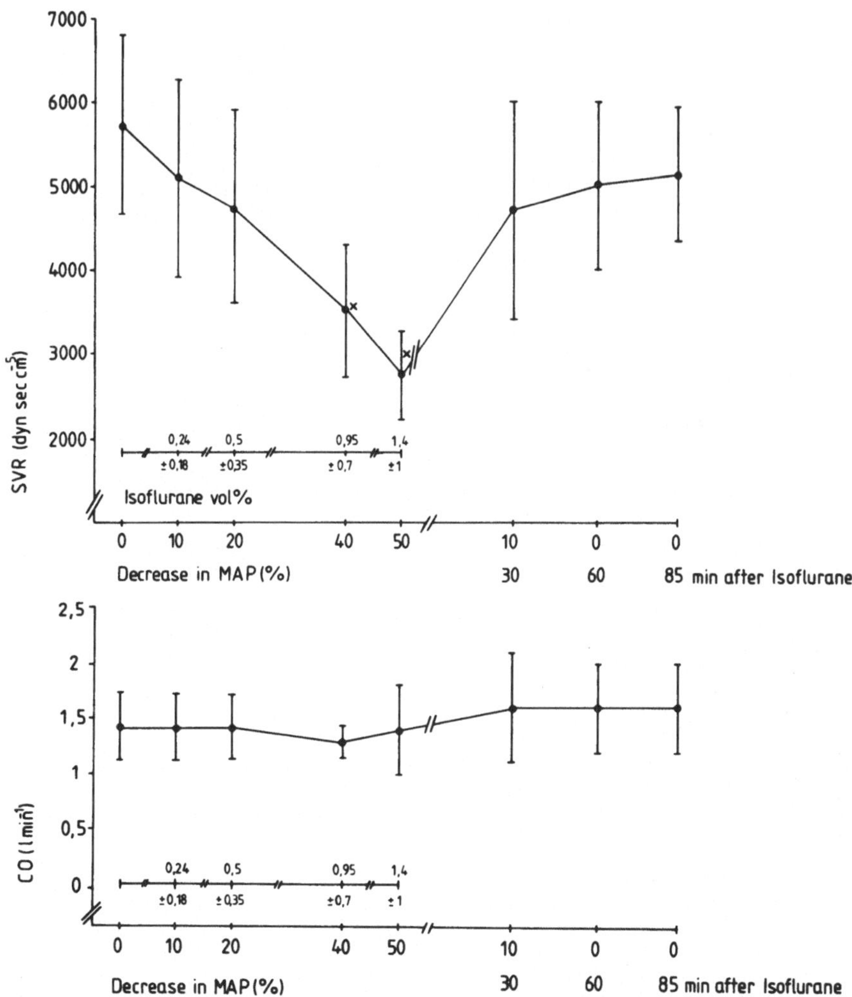

Abb. 2. Verhalten des totalen peripheren Gefäßwiderstandes (SVR, dyn. sec. cm^{-5}) und des Herzzeit-volumens (CO; 1 min^{-1}) während stufenweiser Senkung des arteriellen Mitteldrucks (MAP) durch stei-gende Isofluran-Konzentrationen bei Pavianen (n=6)
Mittelwert; Standardabweichung; p ≤ 0,05 = *

Kontrollwertes gesenkt. Der CBF wurde bei jedem erreichten Blutdruckniveau neu gemessen. Nach Ende der Isofluranexposition wurde der CBF während der nächsten 120 Minuten alle 30 Minuten bestimmt. Der zerebrale Sauerstoffverbrauch (CMRO$_2$) wurde gleichzeitig mit jeder Messung des CBF ermittelt. Außerdem wurde die zerebrale Autoregulation während eines akuten Anstiegs des MAP um 20 mmHg durch Angiotensin II anhand der Änderungen des CBF ausgetestet. Die zerebrale Autoregulation wurde vor Beginn der isofluraninduzierten Hypotension, während 20 und 50% Abfall des MAP und 100 Minuten nach Beendigung der isofluraninduzierten Hypotension untersucht. Zu den verschiedenen Meßpunkten wurden Mittelwerte und Standardabweichungen ermittelt. Die statistische Auswertung erfolgte mittels des Friedman-Tests (p ≤ 0,05).

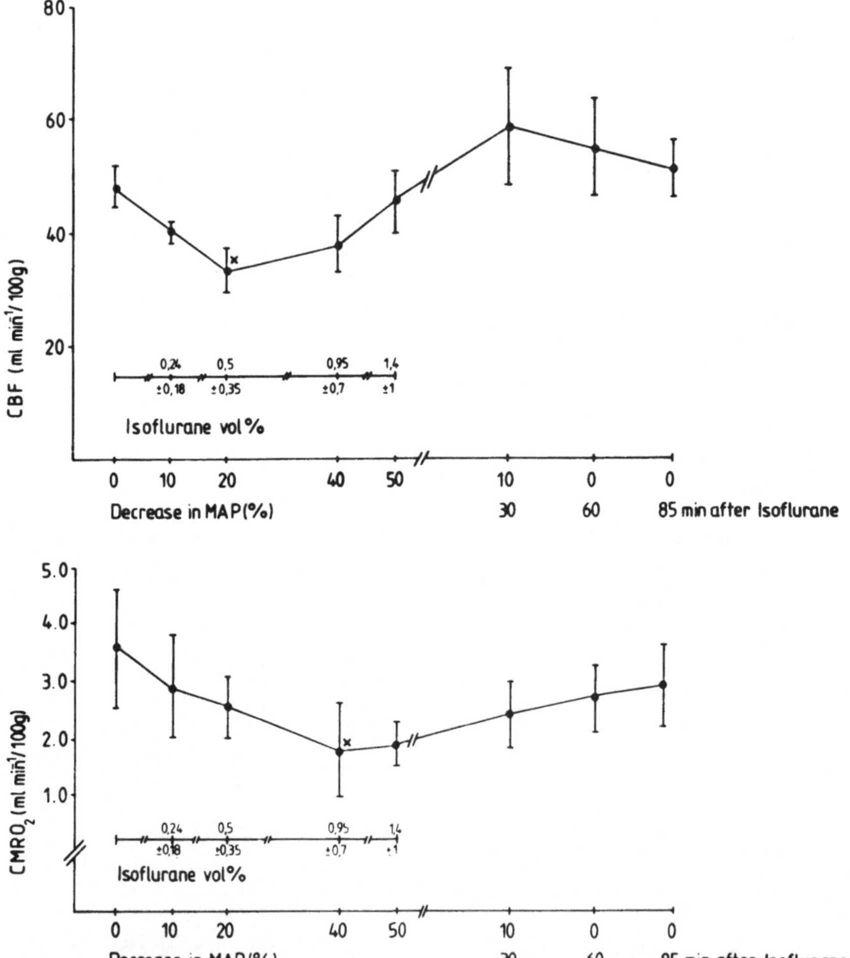

Abb. 3. Verhalten des zerebralen Blutflusses (CBF; ml 100 g^{-1} min^{-1}) und des zerebralen Sauerstoffverbrauchs (CMRO$_2$; ml 100 g^{-1} min^{-1}) bei stufenweiser Senkung des arteriellen Mitteldrucks (MAP) durch steigende Isoflurankonzentration bei Pavianen (n = 6)
Mittelwert; Standardabweichung; p ≤ 0,05 = *

Mit Isofluran ließ sich der Blutdruck beim Pavian mühelos auf Werte senken, die für eine kontrollierte Hypotension angestrebt werden (Abb. 1). Das gewünschte Ausmaß der Blutdrucksenkung war leicht steuerbar. Die Blutdrucksenkung ist im Gegensatz zum Halothan nur auf eine Senkung des peripheren Widerstandes zurückzuführen, da das Herzminutenvolumen unverändert bleibt (Abb. 2). Niedrige Isofluran-Konzentrationen (0,5 ± 0,35 Vol%) verminderten den zerebralen Blutfluß (CBF) proportional zu einer Herabsetzung des zerebralen O_2-Verbrauchs ($CMRO_2$). Bei einer weiteren Senkung des MAP (40% und 50%) durch höhere Isofluran-Konzentrationen (0,95 ± 0,7; 1,4 ± 1 Vol%) stieg der CBF wieder an, der Ausgangswert wurde jedoch nicht überschritten. Die $CMRO_2$ hingegen nahm weiter ab. Nach Absetzen des Isoflurans stieg der CBF deutlich über den Ausgangswert an, wenn der MAP wieder seinen Normalwert erreicht hatte (Abb. 3).

Die CBF-Änderung während eines akuten Blutdruckanstieges zeigte, daß die Autoregulation vor und während einer 20%igen Senkung des mittleren arteriellen Blutdrucks durch niedrige Isofluran-Konzentrationen noch intakt war, hingegen war sie gestört während einer Senkung des mittleren arteriellen Drucks um 50% durch höhere Isofluran-Konzentrationen sowie 100 Minuten nach Beendigung der isofluraninduzierten Hypotension (4 Tiere) (Abb. 4, Tabelle 1).

Bei niedriger Isofluran-Konzentration ist die metabolische Kontrolle des zerebralen Blutflusses weiterhin vorhanden und die zerebrale Autoregulation bleibt intakt. Bei höheren Isofluran-Konzentrationen dominieren die direkt vasodilatierenden Eigenschaften des Isoflurans, der zerebrale Blutdruck steigt an und die Autoregulation ist aufgehoben. Dieser Zustand bleibt auch längere Zeit nach Ende der isofluraninduzierten Hypotension bestehen. Die fehlende Autoregulation während tieferer isofluraninduzierter Hypotension und auch nach Ende der Hypotension bedeutet, daß die intrakraniellen Strukturen nicht nur ein Angriffspunkt für die pharmakologischen Wirkungen des Isoflurans sind, sondern daß sie auch durch alle Veränderungen, welche

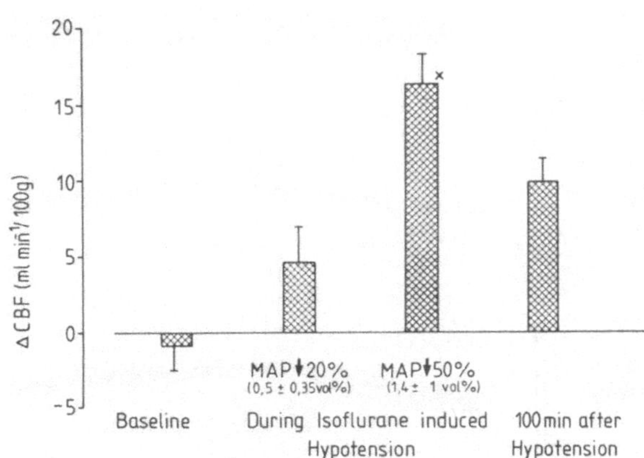

Abb. 4. Änderung der zerebralen Durchblutung (CBF = ml/100 g min) bei akuter Erhöhung des arteriellen Mitteldrucks (MAP) mit i.v. Angiotensin um 20 mmHg vor Beginn der isofluraninduzierten Hypotension, bei 20 und 50% Abfall des MAP und 100 min nach Ende der isofluraninduzierten Hypotension bei Pavianen (n = 6)
Mittelwert; Standardabweichung; $p \leq 0,05$ = *

Tabelle 1. Änderungen der zerebralen Durchblutung (CBF = ml/100 g min) bei akuter Erhöhung des arteriellen Mitteldrucks (MAP) mit i.v. Angiotensin um 20 mmHg vor Beginn der isofluraninduzierten Hypotension bei 20 und 50% Abfall des MAP und 100 min nach Ende der isofluraninduzierten Hypotension bei Pavianen (n = 6). Einzelwerte, Mittelwerte, Standardabweichungen; $p \leq 0,05 = *$

Nr. des Versuchstieres	Isofluraninduzierte Hypotension (Veränderung des $CBF = ml/min^{-1}/100$ g)			
	vorher	während		nachher
1	−8	3	16	14
2	3	9	17	6
3	2	12	25	10
4	−5	0	16	5
5	3	5	14	12
6	0	2	10	13
Mean	−0,83	4,5	16,33*	10
±SD	±4,62	±5,32	±4,92	±3,74

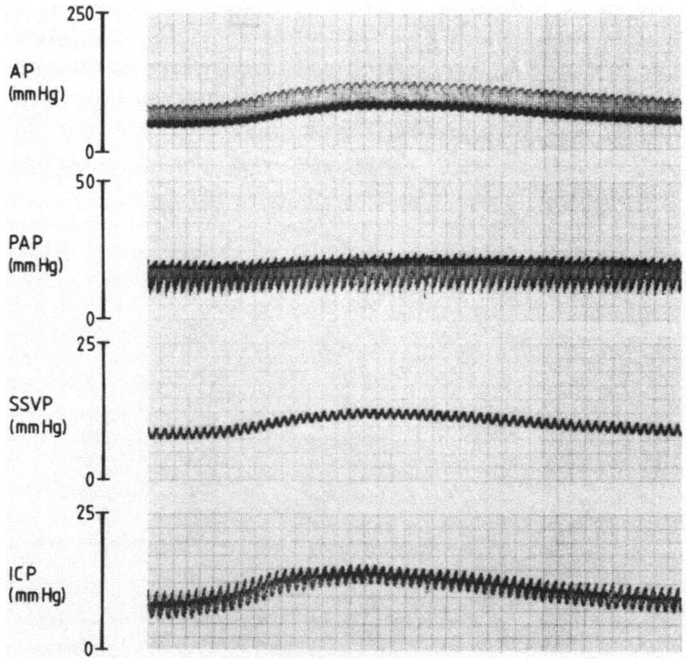

Abb. 5. Originalregistrierung des Effekts eines akuten Blutdruckanstiegs bei Senkung des mittleren arteriellen Drucks beim Pavian auf 50% −
(AP = systemisch arterieller Druck mmHg);
(PAP = pulmonalarterieller Druck mmHg; SSVP = Sinus venosus sagitallis Druck mmHg; ICP = intrakranieller Druck mmHg)

gleichzeitig in der systemischen Zirkulation stattfinden, beeinflußt werden. Dies bedeutet, daß jeder Blutdruckanstieg passiv zu einer Erhöhung des zerebralen Blutflusses und des intrakraniellen Drucks führt, und zwar auch noch für eine längere Zeit in der postoperativen Phase (Abb. 5). Es muß aber betont werden, daß die zerebrale Autoregulation unter niedrigen Isofluran-Konzentrationen erhalten bleibt, während sie unter niedrigen Halothan- und Enfluran-Konzentrationen bereits gestört ist [2].

Isofluran scheint einige Vorteile gegenüber anderen häufig benutzten Methoden zur Blutdrucksenkung zu bieten. Dazu gehört ein besseres Aufrechterhalten des Herzminutenvolumens, das Fehlen einer reflektorischen Tachycardie und einer Rebound-Hypertonie sowie eine deutliche Senkung des $CMRO_2$.

Aus den vorliegenden Untersuchungen wird deutlich, daß die zerebralen Effekte niedriger Isoflurankonzentrationen sich von denen des Halothans und Enflurans unterscheiden:

- Die physiologische Kopplung zwischen zerebralem Blutfluß und zerebralem Metabolismus bleibt erhalten.
- Die Autoregulation wird nicht beeinträchtigt.
- Eine Vasodilatation tritt nicht auf.

Dennoch sollte Isofluran nur mit großer Sorgfalt und Vorsicht bei Patienten mit raumfordernden Prozessen vor der Eröffnung der Dura angewendet werden. Dies gilt insbesondere bei höheren Isoflurankonzentrationen.

Literatur

1. Lam AM, Geld AW (1983) Cardiovascular effects of isoflurane-induced hypotension for cerebral aneurysm surgery. Anesth Analg 62:742–748
2. Miletich DJ, Ivankovic AD, Albrecht RF, Reimann CR, Rosenberg R, McKissic ED (1976) Absence of autoregulation of cerebral blood flow during halothane and enflurane anesthesia. Anesth Analg 55:100–109

Die zusätzliche Gabe von Lachgas während einer Halothannarkose vermindert die Durchblutung von Nieren, Leber und Dünndarm und steigert die Gehirndurchblutung

W. C. Seyde, J. Ellis und D. E. Longnecker

Einleitung

Seit Sir Humphrey Davy vor nun beinahe 200 Jahren berichtete, daß die Inhalation von Lachgas schmerzlindernd wirkt und seit den Pioniertagen von Horace Wells Mitte vorigen Jahrhunderts ist Lachgas aus der anästhesiologischen Praxis nicht mehr fortzudenken. Seine analgetische Potenz, geringe Toxizität, Nicht-Explosivität und offenbar geringen kardiodepressiven Eigenschaften haben Lachgas zu einem häufig benutzten Anästhetikum im Operationsalltag gemacht.

Wir benutzen Lachgas üblicherweise supplementär zur Gabe der Narkotika oder dampfförmigen Inhalationsanästhetika. Berichten über die zusätzliche Gabe von Lachgas zu Halothan anästhesierten Probanden zufolge bleibt die Gabe von Lachgas unter diesen Umständen *ohne* negative Auswirkungen auf die Hämodynamik, zumindest, soweit *globale* hämodynamische Parameter, wie zum Beispiel das Herzzeitvolumen, betrachtet werden. Über die insbesondere *regionalen* hämodynamischen Auswirkungen solcher Lachgas-Supplementierungen ist allerdings wenig bekannt.

In der vorliegenden Studie untersuchten wir tierexperimentell, welche hämodynamischen Auswirkungen die Zumischung von Lachgas zum Narkosegas-Gemisch Halothan-anästhesierter Ratten hat.

Von besonderem Interesse waren für uns die mit dieser Anästhesieform verbundenen Änderungen und Umverteilungen des Herzzeitvolumens zu den verschiedenen Körperorganen.

Methodik

13 männliche Sprague-Dawley Ratten (mittleres Körpergewicht 328 ± 5 g) wurden mit Halothan anästhesiert. Dabei wurde die inspiratorische Halothankonzentration so gewählt, daß während der chirurgischen Präparationen gezielte Abwehrbewegungen der Tiere unterblieben. Die inspiratorische Sauerstoffkonzentration betrug 30 Prozent. Die Tiere wurden intubiert und atmeten während der gesamten Versuchsdauer über ein T-Stück spontan. Die linke Femoralarterie wurde kannüliert und der arterielle Blutdruck kontinuierlich mittels eines Standard-Druckaufnehmers (Statham; Hato Rey, Puerto Rico) gemessen und mittels eines Gould-Recorders (Gould-Brush; Cleveland, Ohio) aufgezeichnet. Der arterielle Katheter diente ebenfalls zur Entnahme arterieller Blutproben für die Blutgasanalyse und Referenzblutprobe (s. u.).

Über die rechte a.carotis wurde unter kontinuierlicher Registrierung der arteriellen Druckkurve ein Herzkatheter in den linken Ventrikel vorgeschoben.

Die Körpertemperatur wurde rektal gemessen und mit einer Heizlampe konstant gehalten (36,5–37,5 °C).

Nach Abschluß der notwendigen Instrumentierungsmaßnahmen wurde die Narkose mit 1,5 Vol% Halothan im Inspirationsgasgemisch fortgesetzt. 30 Minuten später wurde eine arterielle Blutgasanalyse durchgeführt; unmittelbar anschließend wurden ca. 40000 mit Strontium-85 markierte Mikrosphären in den linken Herzventrikel injiziert. Gleichzeitig wurde über einen Zeitraum von 70 Sekunden (beginnend 10 Sekunden vor der Mikrosphären-Gabe) eine arterielle Referenzblutprobe entnommen (Entnahmegeschwindigkeit = 0,01 ml/s). In 6 der insgesamt 13 Versuchstiere wurde dann der Stickstoff im Narkosegasgemisch durch Lachgas ersetzt, und die oben genannten Messungen, inklusive der Bestimmung des arteriellen Hämatokrits, 10 Minuten später wiederholt. Cerium-141 markierte Mikrosphären wurden zu diesem Zeitpunkt benutzt. In 7 der insgesamt 13 Tiere wurde *kein* Wechsel von Stickstoff zu Lachgas durchgeführt, sondern die Stickstoffgabe im Inspirationsgasgemisch für weitere 10 Minuten bis zur 2. Meßperiode (siehe oben) fortgesetzt. Diese Tiere dienten als Kontrollen, um möglichen Protokoll-eigenen systematischen Änderungen der Meßparameter Rechnung zu tragen. Die narkotisierten Tiere wurden im Anschluß an die Messungen durch die intrakardiale Gabe gesättigter Kaliumchlorid-Lösung getötet und autopsiert.

Die Radioaktivitäten der arteriellen Referenzproben und der einzelnen Körpergewebe wurden in einem Szintillationszähler gemessen und die hämodynamischen Fluß- und Widerstandsparameter mittels Standardformeln errechnet. Dabei wurde für die Widerstandsberechnungen der zentralvenöse Druck mit 0 mmHg, und der Blutdruck in der Pfortader mit 10 mmHg angenommen. Die Werte für die Organdurchblutungen sind in $ml \cdot min^{-1} \cdot 100g^{-1}$ angegeben. Der vaskuläre Widerstand eines Organes ist in $mmHg \cdot min \cdot g \cdot ml^{-1}$ ausgedrückt. Alle Ergebnisse sind als Mittelwerte ± SEM dargestellt. Die statistische Analyse der Ergebnisse (Lachgas versus Stickstoff) wurde mittels Covarianzanalyse durchgeführt.

Ein p-Wert kleiner oder gleich 5% wurde als signifikant angesehen. Lachgas-induzierte signifikante Änderungen sind mit einem Sternsymbol gekennzeichnet.

Ergebnisse

Ergebnisse sind in Tabelle 1 und in den Abbildungen 1 bis 6 dargestellt.

Die arteriellen Blutgasanalysen (Tabelle 1) zeigten *keine* signifikanten Unterschiede zwischen beiden Versuchsgruppen.

Weder der arterielle Sauerstoff- oder Kohlendioxyd-Partialdruck noch die Wasserstoffionen-Konzentration waren in Tieren der Lachgasgruppe signifikant verändert. Ebenfalls *keine* Differenzen wurden für die arteriellen Hämatokrit-Werte (38 vs 41%) beobachtet. Die Ergebnisse für die zentralen hämodynamischen Parameter sind im unteren Teil der Tabelle 1 dargestellt.

Während der mittlere arterielle Blutdruck (MAP) unverändert blieb, resultierte die Gabe von Lachgas in einem signifikanten Abfall des Herzzeitvolumens (HZV). Der periphere vaskuläre Gesamtwiderstand (SVR) stieg in Tieren der Lachgas-Gruppe geringfügig an, diese Änderung blieb jedoch mit einem P-Wert von 0,2 unterhalb der Signifikanzschwelle.

Tabelle 1. Arterielle Blutgaswerte und zentrale hämodynamische Parameter. N_2C: während N_2/O_2 in Narkosegasgemisch; N_2; nach weiteren 10 Minuten N_2/O_2 im Narkosegasgemisch; N_2O: nach 10 Minuten N_2O/O_2 im Narkosegasgemisch. $*p < 0,05$ (Covarianzanalyse).

PaO_2	N_2C	$11,7 \pm 0,2$	N_2C	$12,3 \pm 0,3$
[kPa]	N_2	$12,0 \pm 0,4$	N_2O	$13,5 \pm 0,3$
$PaCO_2$	N_2C	$5,6 \pm 0,2$	N_2C	$5,4 \pm 0,1$
[kPa]	N_2	$6,0 \pm 0,1$	N_2O	$5,5 \pm 0,1$
H^+	N_2C	$44,96 \pm 1,23$	N_2C	$46,18 \pm 2,15$
$[nEq \cdot L^{-1}]$	N_2	$46,25 \pm 1,36$	N_2O	$45,86 \pm 1,80$
HZV	N_2C	98 ± 6	N_2C	93 ± 4
$[ml \cdot min^{-1}]$	N_2	92 ± 3	N_2O	$80 \pm 3*$
MAP	N_2C	94 ± 2	N_2C	87 ± 2
[mmHg]	N_2	93 ± 3	N_2O	88 ± 3
SVR	N_2C	$0,97 \pm 0,04$	N_2C	$0,95 \pm 0,03$
$[mmHg \cdot min \cdot ml^{-1}]$	N_2	$1,02 \pm 0,02$	N_2O	$1,09 \pm 0,05$

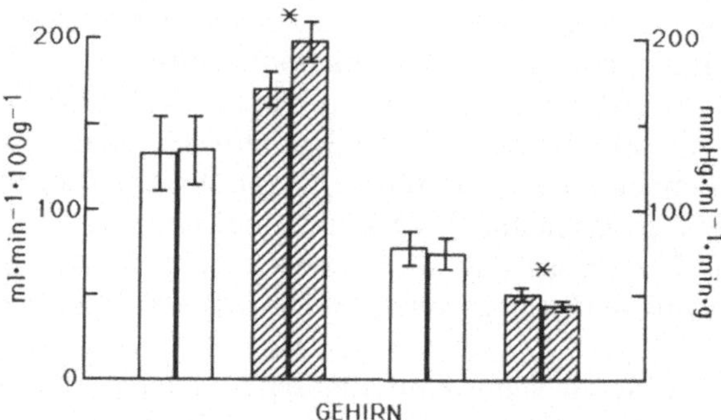

Abb. 1. Hämodynamik des Gehirns.
Die nachfolgenden Angaben gelten ebenso für die Abb. 2–6. *Ohne Schraffur:* Kein Wechsel von N_2 zu N_2O im Inspirationsgemisch (n = 7); *schraffiert:* Wechsel von N_2 zu N_2O (n = 6).
Linke Bildhälfte: Durchblutung; *rechte Bildhälfte:* Gefäßwiderstand. Die linkseitige Säule eines Säulenpaares repräsentiert jeweils die Werte für die Kontrollperiode, während die rechte Säule die Werte 10 Minuten nach Ende der Kontrollperiode darstellt. Alle Werte sind als Mittelwerte $\pm$ SEM dargestellt.
$*p < 0,05$ (Covarianzanalyse)

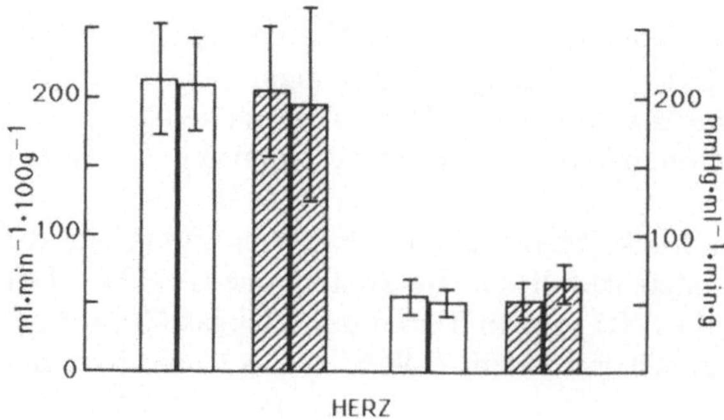

Abb. 2. Hämodynamik des Herzens

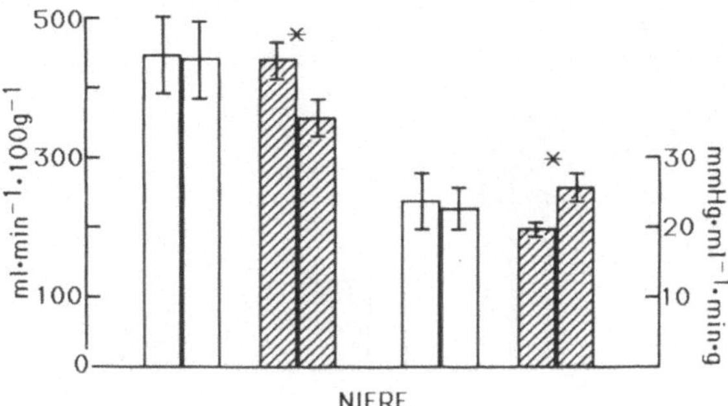

Abb. 3. Hämodynamik der Niere

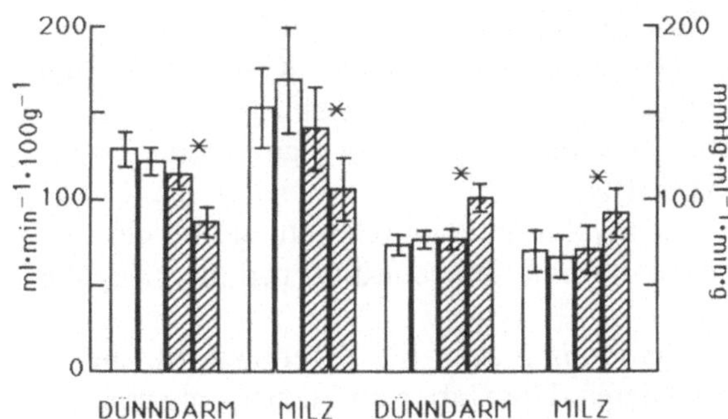

Abb. 4. Hämodynamik von Dünndarm und Milz

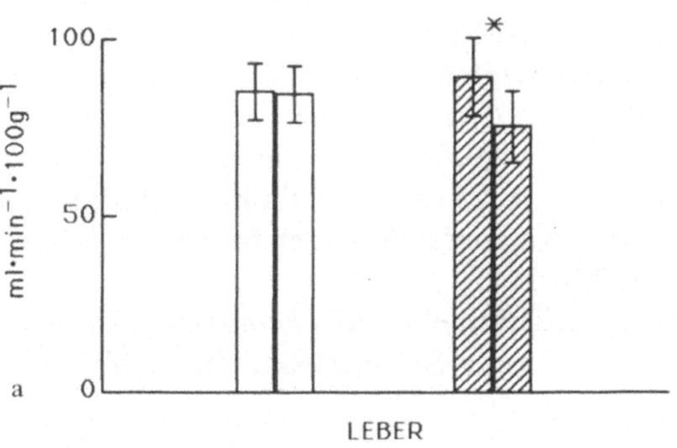

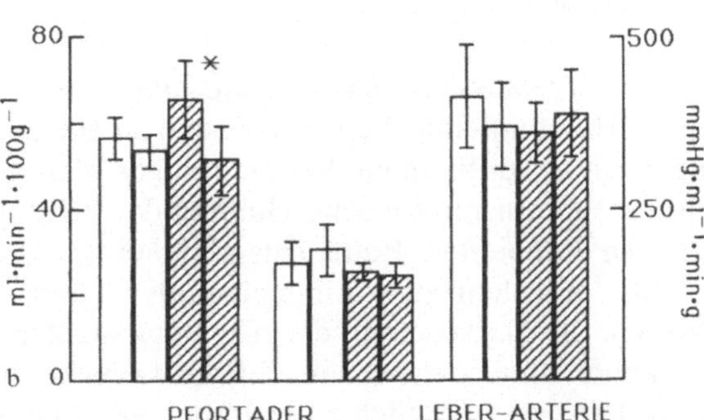

Abb. 5. a Durchblutung der Leber (total); **b** Hämodynamik von Pfortader und arterieller Leberstrombahn

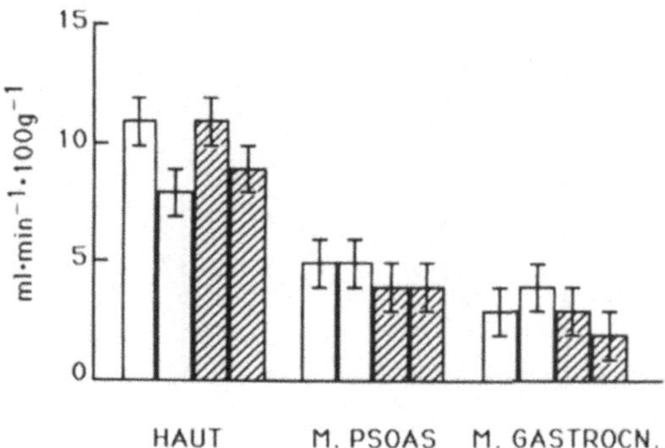

Abb. 6. Durchblutung von Haut und Skeletmuskulatur

In den Abbildungen 1–6 sind die hämodynamischen Auswirkungen der Lachgaszumischung auf die *regionalen* Kreisläufe der einzelnen Körperorgane dargestellt.

Die Durchblutung des Gehirns stieg in Tieren, die Lachgas erhielten, signifikant an. Dies war die Folge eines signifikanten Abfalles des zerebralen Gefäßwiderstandes (Abb. 1).

Die myokardiale Durchblutung und der myokardiale Gefäßwiderstand (Abb. 2) dagegen blieben unbeeinflußt von der Zugabe von Lachgas zum Inspirationsgasgemisch.

Abbildung 3 zeigt die Ergebnisse für die Durchblutung und den Gefäßwiderstand der Nieren. Die Gabe von Lachgas resultierte in einem signifikanten Anstieg des renovaskulären Widerstandes mit Abfall der Nierendurchblutung.

Ergebnisse für Dünndarm und Milz sind in Abbildung 4 zu sehen. Signifikante Anstiege der Gefäßwiderstände dieser Organe waren von signifikanten Abfällen ihrer Durchblutung begleitet. Abb. 5a und b zeigen die Lachgas-induzierten Veränderungen der Leber-Hämodynamik. Die Durchblutung der Leber *fiel* signifikant ab (Abb. 5a), als Folge einer signifikanten *Abnahme* der Pfortader-Durchblutung. Dagegen konnten *keine* signifikanten Unterschiede im Verhalten der *arteriellen* Leberdurchblutung bzw. des arteriellen Lebergefäßwiderstandes zwischen beiden Versuchsgruppen festgestellt werden (Abb. 5b).

Wir beobachteten ebenfalls *keine* signifikanten Differenzen bezüglich der Durchblutung von Haut oder Skeletmuskulatur (Abb. 6).

Diskussion

Unsere Ergebnisse zeigen, daß die Zumischung von 70% Lachgas zum Narkosegasgemisch Halothan-anästhesierter Ratten zu einem signifikanten Abfall des Herzzeitvolumens und signifikanten Veränderungen der Durchblutung einzelner Körperorgane führte. Eine inspiratorische Halothankonzentration von 1,5 Vol% in der spontan atmenden intubierten Ratte entspricht einer *alveolären* Halothankonzentration annähernd äquivalent der minimalen alveolären Konzentration (MAC). Mit anderen Worten, die Narkosetiefe der hier untersuchten Tiere war eher leicht.

Andere Untersucher beobachteten *keine* kardiovaskulär depressiven Auswirkungen, wenn Lachgas zusätzlich zu Halothan gegeben wurde. So konnten z. B. Hornbein und

Mitarbeiter [2] mit diesem Procedere *keinen* Abfall des Herzzeitvolumens in ihren Probanden beobachten. Abgesehen von Spezies-Differenzen und unterschiedlicher Methodologie, die diese Diskrepanzen erklären mögen, erscheint uns aber ein Punkt bezüglich o. g. Studie wesentlich: der signifikante Anstieg des arteriellen Kohlendioxyd-Partialdruckes, ebenso wie der signifikante Abfall der arteriellen Sauerstoffspannung, könnten beide einen Lachgas-induzierten Abfall des Herzzeitvolumens maskiert haben, da sowohl eine arterielle Hyperkapnie wie auch ein Abfall des arteriellen Sauerstoff-Partialdruckes das Herzzeitvolumen zu erhöhen vermögen [3, 4].

Die *regionalen* hämodynamischen Auswirkungen einer Lachgas-Zumischung zum Narkosegas-Gemisch Halothan-anästhesierter Individuen, unter Konstanthaltung der inspiratorischen Halothankonzentration, sind nur *unvollständig* bekannt.

Unsere Ergebnisse zeigen, daß die Vertiefung einer Halothan-Narkose durch zusätzliche Gabe von Lachgas zu signifikanten Veränderungen zentraler *und* regionaler hämodynamischer Parameter führte: der Abfall des Herzminutenvolumens war von signifikanten Abfällen der Leber-, Nieren-, Milz- und Dünndarm-Durchblutung begleitet, während die Durchblutung des Gehirns zunahm.

Fukunaga und Epstein [5] demonstrierten einen Lachgas-induzierten Anstieg der sympathischen nervus splanchnicus-Aktivität in der Halothan narkotisierten Katze.

Wir glauben, daß dieser Mechanismus ebenfalls für die beobachteten Anstiege der Gefäßwiderstände in Nieren, Milz und Dünndarm der hier untersuchten Ratten verantwortlich war. Interessanterweise war die Reduktion der Pfortader-Durchblutung *nicht* von einem Abfall des arteriellen Leber-Gefäßwiderstandes begleitet. Dieser Befund könnte auf eine Beeinträchtigung der physiologischen Regulation der *intra*hepatischen Durchblutung hindeuten, wie dies für Lachgas oder Halothan den Studien von Thomson et al. [6] sowie Andreen et al. [7] zufolge der Fall zu sein scheint.

Die Auswirkungen von Lachgas auf die zerebrale Hämodynamik variieren erheblich zwischen den verschiedenen Species. Die Ergebnisse von Dr. Wollmans Arbeitsgruppe [8] sowie Dr. Jobes und Mitarbeitern [9] demonstrierten für den Menschen *keine* signifikanten Lachgas-Effekte auf die Gehirndurchblutung.

Sakabe et al. [10] berichteten jedoch einen Anstieg des „Hirndurchblutungs-Äquivalents" in Halothan-narkotisierten Versuchspersonen, die zusätzlich Lachgas atmeten. Unsere Ergebnisse, die eine Lachgas-induzierte erhöhte Gehirndurchblutung bei erniedrigtem zerebrovaskulären Widerstand zeigen, stimmen mit diesen Befunden gut überein. Berichte über intrakranielle Drucksteigerungen in Patienten während Lachgasgabe [11, 12] demonstrieren unseres Erachtens ebenfalls, daß diese Substanz hinsichtlich der zerebralen Hämodynamik *nicht* als indifferent anzusehen ist.

Unsere Studie war *nicht* konzipiert, eine beste Alternative für die Vertiefung einer Halothan-Narkose zu beschreiben. Auch möchten wir unsere Ergebnisse nicht in der Weise mißverstanden wissen, den Gebrauch oder die klinische Nützlichkeit von Lachgas zu diskreditieren. Vielmehr, unser Interesse galt den hämodynamischen und hier insbesondere den regionalen Auswirkungen der Lachgas-Supplementierung einer Halothan-Basisnarkose. Für den Fall, daß unsere Befunde auch für den Menschen gelten, wären die Folgen einer solchen Narkosetechnik, nämlich: ein Anstieg der Gehirndurchblutung und ein Abfall von Nieren-, Dünndarm- und Leberdurchblutung, und daraus folgende mögliche Konsequenzen, bei der Wahl dieser Narkoseform zu berücksichtigen.

Literatur

1. Rudolph AM, Heymann MA (1967) The circulation of the fetus in utero. Circ Res 21:163
2. Hornbein TF, Martin WE, Bonica JJ, Freund FG, Parmentier P (1969) Nitrous oxide effects on the circulatory and ventilatory response to halothane. Anesthesiology 31:250
3. Cullen DJ, Eger EI II (1974) Cardiovascular effects of carbon dioxide in man. Anesthesiology 41:345
4. Daly JW, Bondurant S (1962) Effects of oxygen breating on the heart rate, blood pressure and cardiac index of normal men – resting, with reactive hyperemia and after atropine. L Clin Invest 41:126
5. Fukunaga AF, Epstein RM (1973) Sympathetic excitation during nitrous oxidehalothane anesthesia in the cat. Anesthesiology 39:23
6. Thomson IA, Hughes RL, Fitch W, Campbell D (1982) Effects of N_2O on liver hemodynamics and oxygen consumption in the greyhound. Anaesthesia 37:548
7. Andreen M, Irestedt L, Zetterström B (1977) The different responses of the hepatic arterial bed to hypovolaemia and to helothane anaesthesia. Acta Anaesthesiol Scand 21:457
8. Wollman H, Alexander SC, Cohen PJ, Smith TC, Chase PE, van der Molen RA (1965) Cerebral circulation during general anesthesia and hyperventilation in man: thiopental induction to nitrous oxide and d-tubocurarine. Anesthesiology 26:329
9. Jobes DR, Kennel EM, Bush GL, Mull TD, Lecky JH, Behar MG, Wollman H (1977) Cerebral blood flow and metabolism during morphine-nitrous oxide anesthesia in man. Anesthesiology 47:16
10. Sakabe T, Kuramoto T, Kumagae S, Takeshita H (1976) Cerebral responses to the addition of N_2O to halothane in man. Br J Anaesth 48:957
11. Henriksen HT, Jörgensen PB (1973) The effect of nitrous oxide on intracranial pressure in patients with intracranial disorders. Br J Anaesth 45:486
12. Phirman JR, Shapiro HM (1977) Modification of nitrous oxide-induced intracranial hypertension by prior induction of anesthesia. Anesthesiology 46:150

Effekte von Isofluran und Enfluran auf Durchblutung und Sauerstoffversorgung des Myokards bei Hunden

J. Hobbhahn, P. Conzen, A. Goetz, T. Granetzny, H. Habazettl, W. Brendel und K. Peter

Es besteht heute weitgehende Übereinstimmung darin, daß Isofluran [1, 2, 3, 4, 5] und Enfluran [1, 3, 5, 6] koronardilatierend wirken, d.h. sie bewirken eine über die Aufrechterhaltung des reduzierten myokardialen Sauerstoffverbrauchs [1, 2, 3, 6] hinausgehende Mehrdurchblutung. Beide Anästhetika bewirken somit eine Verschiebung der myokardialen O_2-Bilanz zugunsten des O_2-Angebots, ein Befund, der oft mit einer Verbesserung der myokardialen Gewebeoxygenation gleichgesetzt wird [1, 3]. Diese An-

Parameters	Method
Heart rate	ECG
Arterial pressure	statham transducer
Right atrial pressure	
Pulmonary artery pressure	
Left atrial pressure	
Left ventricular pressure	tip manometer
Cardiac output	thermodilution
Myocardial blood flow	radioactive microspheres $\varnothing$ 15 μ label ^{151}Ce, ^{51}Cr, ^{85}Sr, ^{95}Nb,
arterial / coronary venous blood gases	polarographic
arterial / coronary venous O_2-content	spectrographic
myocardial surface tissue PO_2	platinum multiwire electrode
Isoflurane / Enflurane endexpir. conc.	quarz crystal (EMMA)

Abb. 1. Messungen und Meßmethoden

nahme wird gestützt durch die Beobachtung, daß die koronarvenöse O_2-Sättigung, ein Parameter, der häufig als eine für die myokardiale Gewebeoxygenation repräsentative Größe angesehen wird (Übersichten: 7, 8) unter beiden Anästhetika erhöht ist [1, 2, 3, 4, 6, 9, 10].

Untersucht werden sollte nun, ob Enfluran und Isofluran tatsächlich einen Anstieg des myokardialen Gewebe-pO_2 bewirken.

Die Studie wurde an Hunden beiderlei Geschlechts mit einem mittleren Körpergewicht von knapp 30 kg durchgeführt (Isofluran: n = 8, Enfluran: n = 7). Den kontrolliert beatmeten Tieren wurden in Piritramid-Basisanästhesie Katheter in Arteria pulmonalis, Aorta abdominalis und Sinus coronarius gelegt. Nach einer linksseitigen Thorakotomie wurde das Perikard eröffnet und ein weiterer Katheter in den linken Vorhof eingeführt. Anschließend wurde mit atraumatischen Nähten eine hochflexible Silicon-Kautschukplatte auf der Oberfläche des linken Ventrikels als Halterung für eine Platin-Mehrdraht-Oberflächenelektrode fixiert.

Abbildung 1 zeigt die durchgeführten Messungen.

Hervorgehoben werden soll die Messung der myokardialen Durchblutung und des Oberflächen-Gewebe-pO_2.

Die myokardiale Durchblutung wurde mit der Microsphere-Methode gemessen. Die Microspheres – mittlerer Durchmesser = 15 μm – wurden in den linken Vorhof injiziert.

Die Sauerstoffdrucke auf der Oberfläche des linken Ventrikels wurden mit einer Platin-Mehrdraht-Oberflächenelektrode nach Kessler und Lübbers [11] bestimmt. Hierbei handelt es sich um eine 8-Draht-Elektrode, mit der polarographisch die interkapillären O_2-Drucke des Gewebes an 8 verschiedenen Stellen einer Organoberfläche gleichzeitig und unabhängig voneinander registriert werden können.

Die endexpiratorischen Konzentrationen beider Anästhetika wurden mit einem Gerät der Fa. Engström, der EMMA, gemessen.

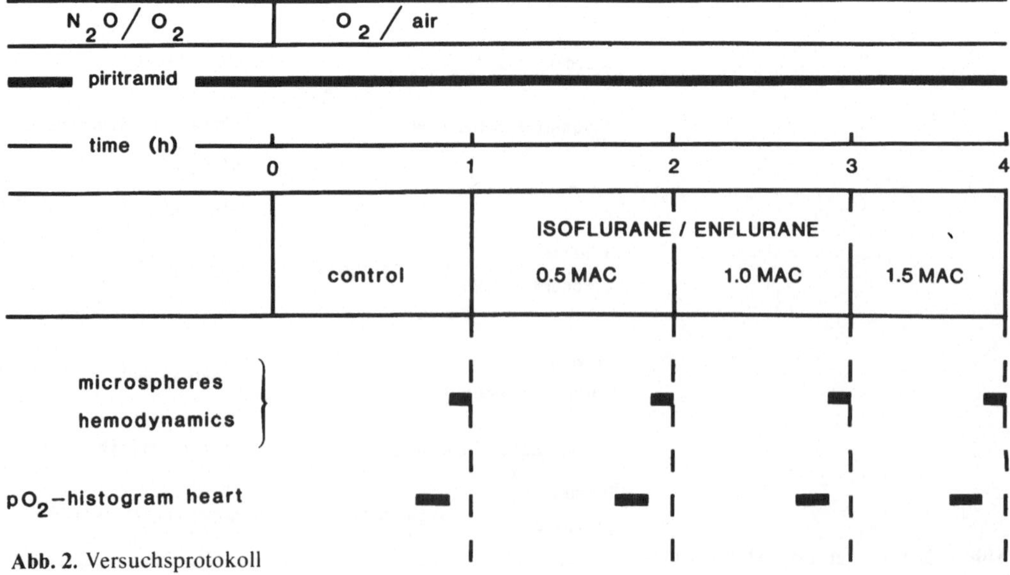

Abb. 2. Versuchsprotokoll

Nach Abschluß der Präparation (Abb. 2) wurde Lachgas aus dem Inspirationsgemisch eliminiert und mit Sauerstoff-angereicherter Raumluft beatmet. Hierbei wurden die arteriellen pO_2-Werte auf Werte zwischen 90 und 110 mmHg eingestellt. Die Narkose wurde mit höheren Piritramid-Dosen fortgeführt und – nachdem ca. 45 Minuten „steady-state" Bedingungen vorgelegen hatten – die Kontrollabnahme begonnen: Messung des Gewebe-pO_2 auf dem Herzen, Erfassung der hämodynamischen und Laborparameter, abschließend die Injektion von 2,5 bis 4 Millionen Microspheres.

Nach der Kontrollabnahme (0) wurde Isofluran oder Enfluran in einer Dosis von 0,5, 1,0 und 1,5 MAC für jeweils 1 Stunde verabreicht. Hierbei wurde den MAC-Werten, die von Koblin et al. [12] für Hunde angegebenen endexspiratorischen Isofluran- bzw. Enfluran-Konzentrationen zugrundegelegt (Isofluran: 1 MAC = 1,4 Vol.%; Enfluran: 1 MAC = 2,2 Vol.%).

Ergebnisse

7 von den 8 Tieren, die Isofluran erhalten hatten, tolerierten 1,5 MAC. Dagegen nur 4 Tiere 1,5 MAC Enfluran. Das eine Isofluran-Tier starb unter 1,5 MAC an einem Sinusknotenstillstand, der am ehesten auf den extrem abgefallenen arteriellen Blutdruck zurückzuführen ist. Die 3 Enfluran-Tiere starben unter 1,5 MAC ebenfalls an einem mit dem Leben nicht vereinbaren Abfall des arteriellen Blutdruckes, wobei ein Tier präterminal einen totalen AV-Block entwickelte.

Der koronare Perfusionsdruck (Abb. 3) fällt in beiden Gruppen deutlich ab. Bei den Isofluran-Tieren von 98 mmHg auf 40 mmHg bei 1,5 MAC. Bei den Enfluran-Tieren von 87 mmHg auf 37 mmHg bei 1 MAC. Der Abnahme des koronaren Perfusionsdruckes liegt eine Verminderung des totalen peripheren Widerstandes und der linksventrikulären Kontraktilität zugrunde.

Unter Enfluran nimmt die linksventrikuläre Durchblutung dosisabhängig von 1,0 auf 0,7 ml/g min ab (Abb. 3). Unter 1 MAC Isofluran steigt die linksventrikuläre Durchblutung schwach signifikant auf ca. 1,3 ml/g min an. Bei 1,5 MAC Isofluran fällt sie wieder ab, liegt aber noch – allerdings nicht mehr statistisch signifikant – über den Kontrollwerten.

Der koronare Gefäßwiderstand (Abb. 3) nimmt unter Isofluran erheblich stärker ab als unter Enfluran. Bei 1 MAC Enfluran um ca. 30%, bei 1 MAC Isofluran um 70%.

Die koronarvenöse O_2-Sättigung steigt unter Isofluran von 37 auf knapp 60% (Abb. 4). Unter Enfluran ist nur ein mäßiger Anstieg auf Werte um 42% zu beobachten (Abb. 4).

Die arterio-koronarvenöse O_2-Gehaltsdifferenz nimmt unter beiden Anästhetika ab, unter Isofluran signifikant stärker als unter Enfluran (Abb. 4).

Als Folge der verminderten linksventrikulären Schlagarbeit nimmt der linksventrikuläre O_2-Verbrauch unter beiden Anästhetika deutlich ab (Abb. 4).

Faßt man die bisherigen Daten zusammen, so kommt es insbesondere unter Isofluran zu einer erheblich verbesserten O_2-Bilanz einhergehend mit einer wesentlich erhöhten koronarvenösen O_2-Sättigung. Anhand einiger repräsentativer pO_2-Histogramme soll im folgenden jedoch demonstriert werden, daß die günstigen Effekte bei-

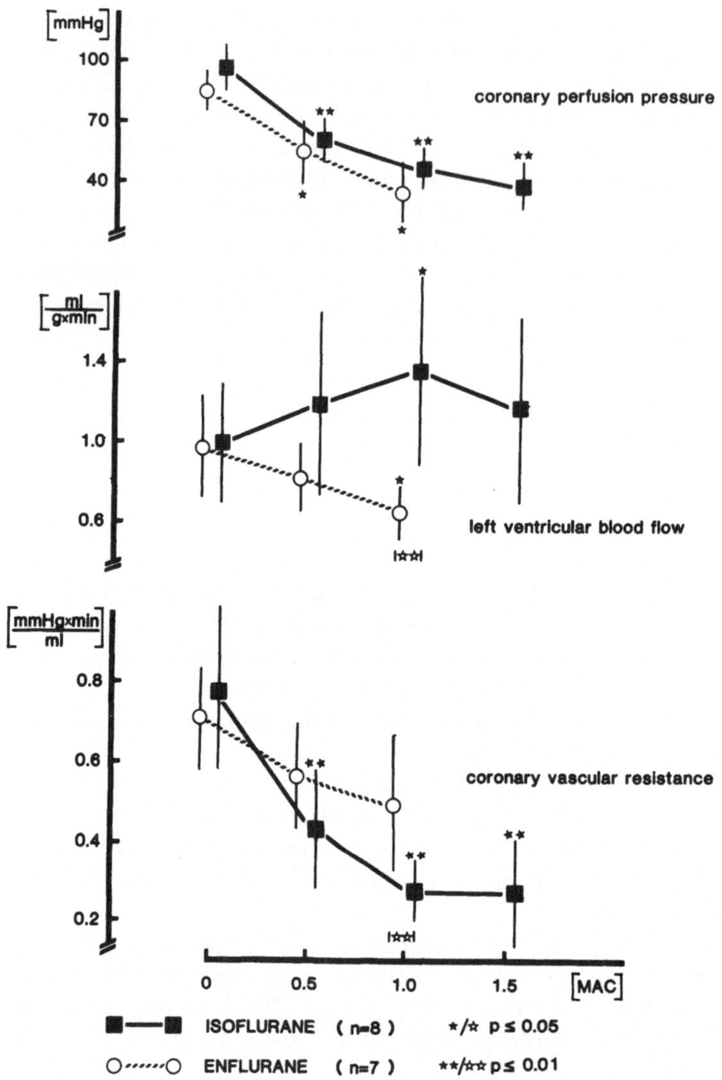

Abb. 3. Koronarer Perfusionsdruck, linksventrikuläre myokardiale Durchblutung und linksventrikulärer koronarer Gefäßwiderstand bei Kontrolle (0) und unter 0,5 und 1,0 MAC Enfluran bzw. 0,5, 1,0 und 1,5 MAC Isofluran. Mittelwerte ± SD

der Anästhetika auf die O_2-Bilanz und der Anstieg der koronar-venösen O_2-Sättigung nicht mit gleichgerichteten Veränderungen des an der Herzoberfläche gemessenen Gewebe-pO_2 einhergehen. Dieser – um es vorwegzunehmen – bleibt unverändert, oder fällt in den höheren Dosisbereichen bei der Mehrzahl der Tiere sogar ab.

Abbildung 5 zeigt Sauerstoffdruckverteilungskurven, sog. pO_2-Histogramme, auf der Oberfläche des linken Ventrikels bei 2 repräsentativen Tieren. Links sind die Veränderungen unter Isofluran, rechts unter Enfluran dargestellt. Unten ist jeweils das pO_2-Histogramm bei Kontrolle zu erkennen. Der mittlere Gewebe-pO_2 liegt bei dem Isoflu-

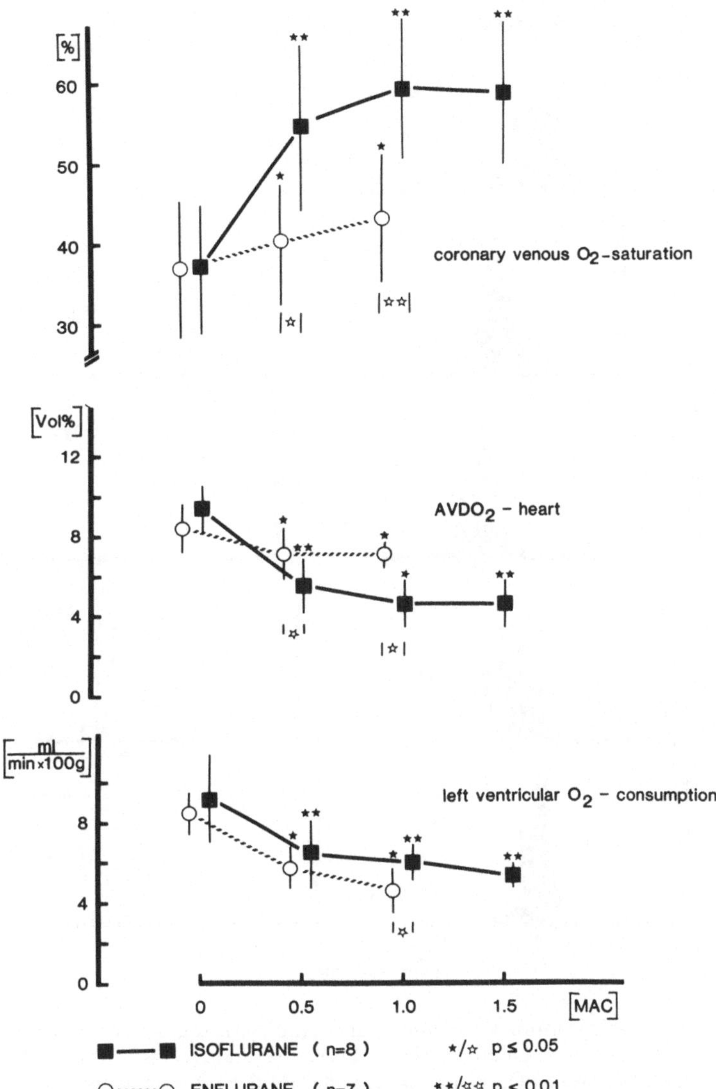

Abb. 4. Koronar-venöse O$_2$-Sättigung, arterio-koronar-venöse O$_2$-Gehaltsdifferenz (AVDO$_2$-heart) und linksventrikulärer O$_2$-Verbrauch unter 0,5 und 1,0 MAC Enfluran bzw. 0,5, 1,0 und 1,5 MAC Isofluran. Mittelwerte ± SD

ran-Tier bei der Kontrollabnahme bei ca. 50 mmHg, bei dem Enfluran-Tier bei ca. 60 mmHg. Bei Isofluran bleibt das pO$_2$-Histogramm bis zu 1 MAC im wesentlichen unverändert, bei 1,5 MAC tritt eine leichte, bei 2 MAC eine erhebliche Verschiebung nach links zu sehr niedrigen pO$_2$-Werten auf. Bei dem Enfluran-Tier tritt bereits bei 1 MAC eine deutliche Linksverschiebung des Histogramms auf, bei 1,5 MAC sind die Gewebe-pO$_2$-Werte erheblich abgefallen, 20% der Werte befinden sich im potentiell hypoxischen Bereich zwischen 0 und 5 mmHg. Die sehr niedrigen pO$_2$-Werte bei 2 MAC Isofluran bzw. 1,5 MAC Enfluran gehen mit einer Laktatumkehr einher, wäh-

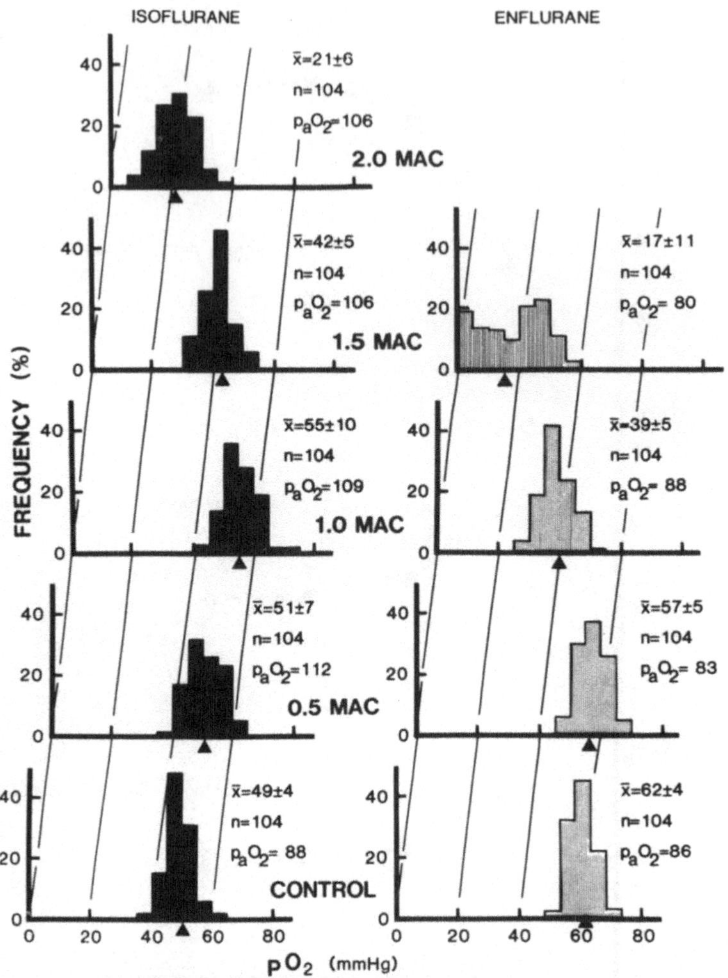

Abb. 5. Sauerstoffdruckverteilungskurven („pO$_2$-Histogramme") auf der Oberfläche des linken Ventrikels bei zwei repräsentativen Tieren. Links Isofluran, rechts Enfluran. Zu jedem Meßzeitpunkt sind die mittleren Gewebe-pO$_2$-Werte, die Gesamtzahl der Einzelmessungen und der arterielle pO$_2$ aufgeführt. Unten ist das pO$_2$-Histogramm bei Kontrolle dargestellt. Bei Isofluran bleibt das pO$_2$-Histogramm bis zu 1 MAC im wesentlichen unverändert, bei 1,5 MAC tritt eine leichte, bei 2 MAC eine erhebliche Verschiebung nach links zu sehr niedrigen pO$_2$-Werten auf. Bei dem Enfluran-Tier tritt bereits bei 1 MAC eine Linksverschiebung des Histogramms auf, bei 1,5 MAC sind die Gewebe-pO$_2$-Werte erheblich abgefallen

rend die koronar-venöse Sättigung bei beiden Tieren zu diesem Zeitpunkt noch in etwa den Kontrollwerten entspricht.

Abbildung 6 zeigt ein weiteres Beispiel: Bis zu 1 MAC Isofluran bleibt der Gewebe-pO$_2$ annähernd konstant, um dann unter 1,5 MAC leicht abzufallen. Beim Enfluran-Tier ist bei 0,5 MAC das pO$_2$-Histogramm kaum, dagegen bei 1 MAC deutlich nach links zu niedrigeren pO$_2$-Werten verschoben. In Abbildung 7 sind die mittleren Gewebe-pO$_2$-Werte aller Tiere zusammengefaßt. Man erkennt, daß der Gewebe-pO$_2$ nicht

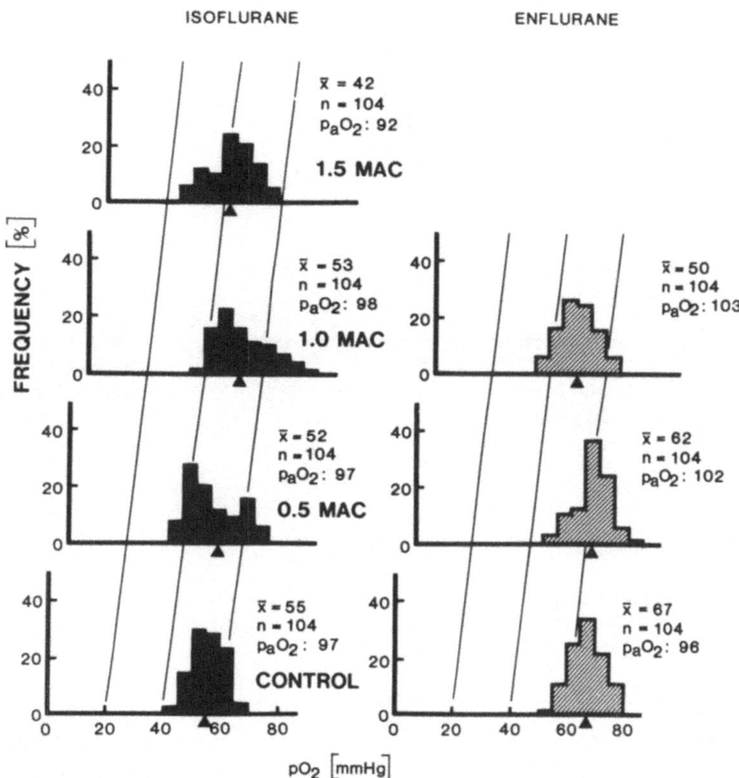

Abb. 6. Sauerstoffdruckverteilungskurven („pO$_2$-Histogramme") auf der Oberfläche des linken Ventrikels bei einem Isofluran- (links) und einem Enfluran-Tier (rechts). Unten: Die pO$_2$-Histogramme bei Kontrolle. Bis zu 1 MAC Isofluran bleibt der Gewebe-pO$_2$ annähernd konstant, um dann unter 1,5 MAC leicht abzufallen. Beim Enfluran-Tier ist bei 0,5 MAC das pO$_2$-Histogramm kaum, dagegen bei 1 MAC deutlich nach links zu niedrigeren pO$_2$-Werten verschoben

ansteigt wie eigentlich erwartet. Unter Isofluran bleibt er bis zu Werten, die etwa 1 MAC entsprechen, im Mittel unverändert und nimmt dann unter 1,5 MAC signifikant ab. Unter Enfluran wird eine vergleichbare Abnahme bereits bei 1 MAC beobachtet.

Das Ausbleiben eines subepikardialen pO$_2$-Anstieges bzw. die Abnahme des subepikardialen pO$_2$ könnte durch eine Umverteilung der Durchblutung zugunsten des Subendokards und zuungunsten des Subepikards erklärt werden, d.h., durch eine Zunahme der endo/epi-ratio. Aus Abbildung 8 ist jedoch zu ersehen, daß das Verhältnis von subendokardialer zu subepikardialer Durchblutung initial konstant bleibt und mit höheren Isofluran- bzw. Enfluran-Konzentrationen sogar abfällt. Somit kann das Verhalten des Gewebe-pO$_2$ nicht durch eine Umverteilung der Durchblutung zugunsten subendokardialer Schichten erklärt werden.

Wir erklären den unveränderten bzw. sogar abnehmenden Gewebe-pO$_2$ dadurch, daß der insbesondere unter Isofluran mehr angebotene Sauerstoff am Gewebe vorbeigeleitet wird, d.h., daß es zum Auftreten von Shunts kommt. Da wir keine 15-µ-Micro-

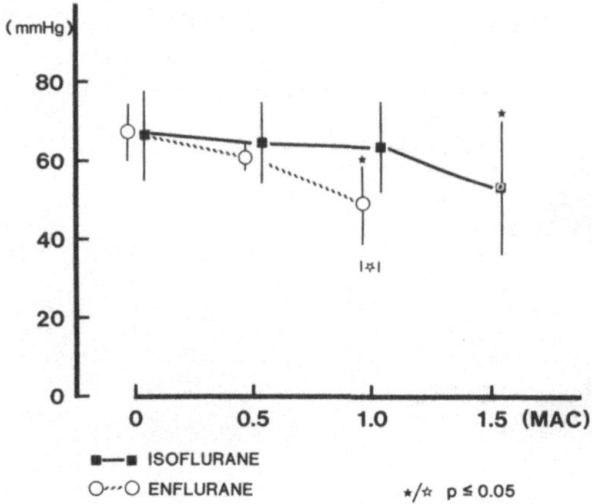

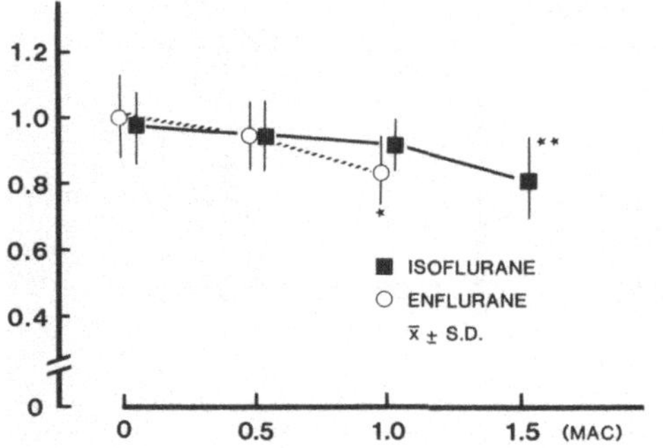

Abb. 7. Mittlere Oberflächen-Gewebe-pO_2-Werte ± SD bei Kontrolle (0) und unter 0,5, 1,0 und 1,5 MAC Isofluran bzw. 0,5 und 1,0 MAC Enfluran

Abb. 8. Verhältnis von subendokardialer zu subepikardialer Durchblutung (endo/epi) bei Kontrolle (0) und unter 0,5, 1,0 und 1,5 MAC Isofluran bzw. 0,5 und 1,0 MAC Enfluran. Mittelwerte ± SD

spheres in den koronar-venösen Referenzproben finden konnten, kann das Auftreten arterio-koronarvenöser Shunts mit einem Durchmesser über 15 μ ausgeschlossen werden. Enfluran und insbesondere Isofluran bewirken somit das Auftreten *funktioneller Shunts* in Gefäßen mit einem Durchmesser unter 15 μ, d. h., auf kapillärer Ebene.

Formal finden wir somit insbesondere unter Isofluran eine *Dissoziation der kapillären Durchströmung:* Neben der *nutritiven* eine *nicht-nutritive Kapillardurchströmung.* Da die Gewebe-pO_2-Werte unter niedrigen Enfluran- und bis zu mittleren Isofluran-Konzentrationen weitgehend unverändert blieben, kann zumindest für diese Dosisbereiche die Aufrechterhaltung einer adäquaten nutritiven Kapillardurchströmung unterstellt werden. Das insbesondere unter Isofluran gesteigerte Sauerstoffmehrangebot wird als nicht-nutritiver kapillärer Fluß – als quasi unnütz – über funktionelle kapilläre Shunts am Gewebe vorbeigeleitet. Diese funktionellen kapillären Shunts sind somit das mikrozirkulatorische Äquivalent der sog. „Luxusperfusion des Herzens" unter Isofluran [1, 3].

Eine derartige Luxusperfusion des Herzens wurde wiederholt auch unter Dipyridamol (= Persantin) beschrieben. Erste Versuche mit Dipyridamol zeigen in der Tat ähnliche Verhältnisse, wie sie oben für Isofluran beschrieben wurden (Abb. 9): Einem

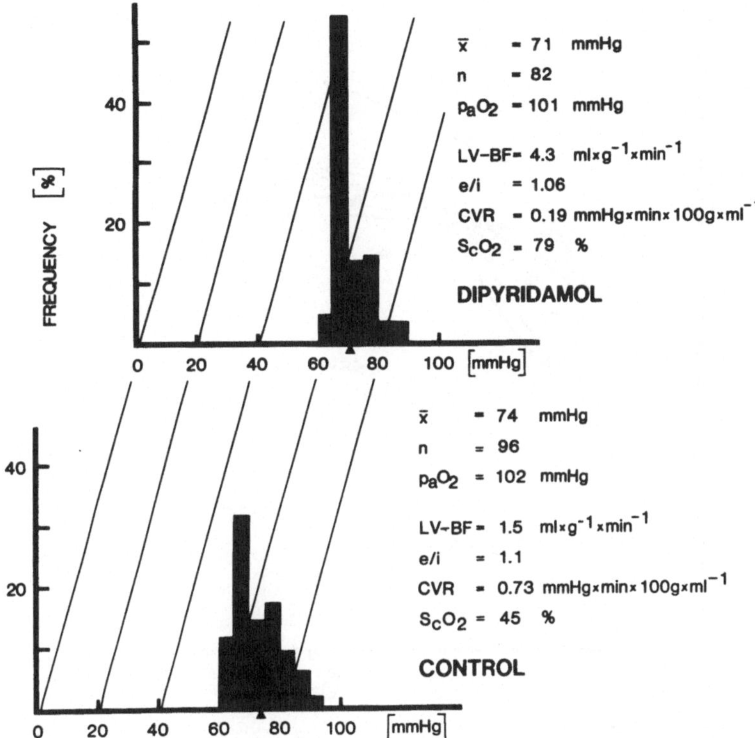

Abb. 9. Sauerstoffdruckverteilungskurven („pO$_2$-Histogramme") auf der Oberfläche des linken Ventrikels vor (C) und nach Injektion von 10 mg Dipyridamol. Zu jedem Meßzeitpunkt sind die mittleren Gewebe-pO$_2$-Werte, die Gesamtzahl der Einzelmessungen und der arterielle pO$_2$ aufgeführt. Ferner die linksventrikuläre Durchblutung (LV-BF), koronarer Gefäßwiderstand (CVR), das Verhältnis von subendokardialer zu subepikardialer Durchblutung (e/i) und koronar-venöse O$_2$-Sättigung (S$_c$O$_2$). Aus der Abbildung geht hervor, daß es unter Dipyridamol trotz einer erheblichen Zunahme der Myokarddurchblutung und einem massiven Anstieg der koronar-venösen O$_2$-Sättigung nicht zu einer Verbesserung des Gewebe-pO$_2$ kommt. Die Luxusperfusion des Myokards unter Dipyridamol führt somit nicht zu einer verbesserten nutritiven Kapillardurchströmung. Die hohe koronarvenöse O$_2$-Sättigung reflektiert lediglich nicht-nutritiven Fluß durch funktionelle kapilläre Shunts

Hund wurden langsam 10 mg Dipyridamol injiziert. Die wiederum mit 15-µ-Microspheres gemessene linksventrikuläre Durchblutung stieg bei unveränderter Endo/Epi-Ratio von 1,5 auf 4,3 ml/g min an. Simultan war die koronar-venöse O$_2$-Sättigung von 45 auf 79% erhöht. Der Oberflächen-pO$_2$ des Herzens blieb jedoch unverändert.

Die „Luxusperfusion des Myokards", insbesondere unter Isofluran und Dipyridamol, ist also nicht Ausdruck einer verbesserten nutritiven Kapillardurchströmung, sondern reflektiert lediglich nicht-nutritiven Fluß durch funktionelle kapilläre Shunts. Dem Auftreten derartiger Shunts kommt per se wahrscheinlich keine wesentliche pathologische Bedeutung zu. Entscheidend ist, ob die nutritive kapilläre Perfusion des Myokards beeinträchtigt wird.

Da die Gewebe-pO$_2$-Werte unter höheren Enfluran- und Isofluran-Konzentrationen abfallen, kann eine Abnahme der nutritiven Kapillardurchströmung unterstellt wer-

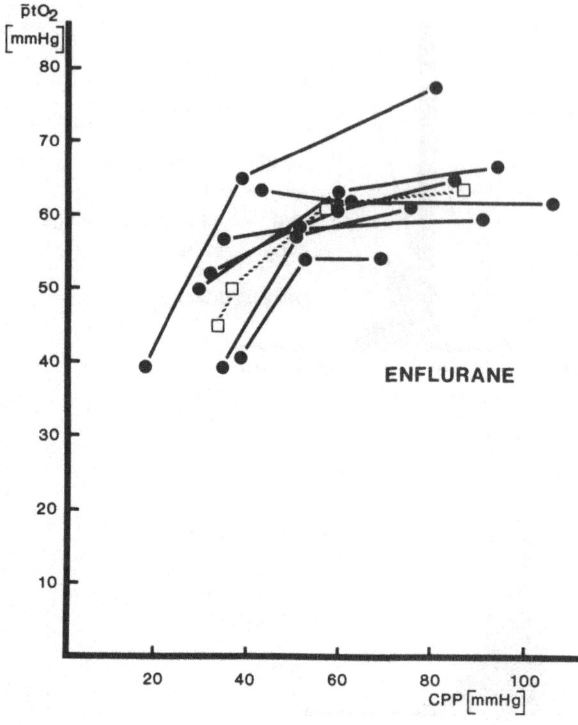

Abb. 10. Verhalten des mittleren Oberflächen-Gewebe-pO$_2$ in Abhängigkeit vom koronaren Perfusionsdruck unter Enfluran. Aufgetragen sind die individuellen Verläufe und die Mittelwertkurve (gestrichelte Linie)

den. Derzeit kann nicht entschieden werden, ob der Abnahme von nutritiver Kapillardurchströmung und Gewebe-pO$_2$ ein sich erst unter höheren Konzentrationen manifestierender *spezifischer* Anästhetika-Effekt zugrundeliegt, oder ob sich hinter der Abnahme des Gewebe-pO$_2$ nicht ein *unspezifischer* Effekt, wie z. B. die Abnahme des koronaren Perfusionsdruckes verbirgt. So zeigen die Abbildungen 10 und 11, daß unter beiden Anästhetika der mittlere Gewebe-pO$_2$ abfällt, sobald ein koronarer Perfusionsdruck von ca. 45 mmHg unterschritten wird. Vorstellbar wäre, daß bei koronaren Perfusionsdrucken von nur noch 20–45 mmHg die langen nutritiven Kapillaren – entsprechend dem Hagen-Poisseuille'schen Gesetz – weniger perfundiert werden, die kurzen nicht-nutritiven mit ihrem geringen Widerstand dagegen verstärkt durchströmt werden.

Die Frage, welche Bedeutung der koronar-dilatierenden Wirkung und der Durchblutungsumverteilung auf mikrozirkulatorischer Ebene – insbesondere unter Isofluran – zukommt, kann derzeit nur spekulativ beantwortet werden. Bei Vorliegen einer hochgradigen Koronarstenose könnten die poststenotisch niedrigen Gewebe-pO$_2$-Werte durch ein „coronary-steal-Phänomen" und/oder Umverteilungsvorgänge auf kapillärer Ebene auf u. U. kritische Werte gesenkt werden. Eine derartige Beeinträchtigung des poststenotischen Myokards könnte jedoch erst bei höheren Isofluran- bzw. Enfluran-Konzentrationen von Relevanz sein. Ob diese Annahmen richtig sind, kann allerdings erst durch Untersuchungen an einem Ischämie-Modell geklärt werden.

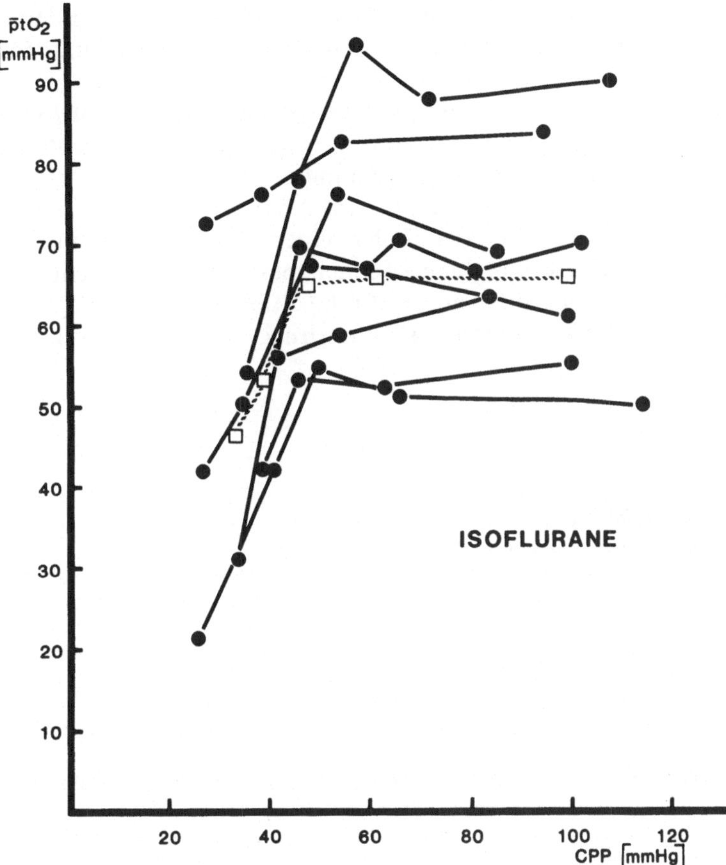

Abb. 11. Verhalten des mittleren Oberflächen-Gewebe-pO$_2$ in Abhängigkeit vom koronaren Perfusionsdruck unter Isofluran. Einzelkurven und Mittelwertkurve (gestrichelte Linie)

Zusammenfassung

1. Isofluran hat eine stark, Enfluran eine schwach koronar-dilatierende Wirkung. Beide Anästhetika führen in höheren Dosen zu einer Umverteilung der myokardialen Durchblutung zuungunsten des Endokards. Dieser Effekt tritt bei Isofluran erst in höheren Konzentrationen auf.
2. Insbesondere Isofluran führt zu einer Verbesserung der O$_2$-Bilanz und zu einem Anstieg der koronar-venösen O$_2$-Sättigung. Hieraus darf jedoch nicht auf eine Verbesserung der Gewebe-Oxygenation geschlossen werden, da die mit einer Platin-Mehrdraht-Oberflächenelektrode gemessenen Gewebe-pO$_2$-Werte konstant bleiben oder in höheren Dosisbereichen sogar abfallen. Dies wird erklärt durch die Eröffnung funktioneller kapillärer Shunts. Die „Luxusperfusion des Myokards", insbesondere unter Isofluran, ist somit nicht Ausdruck einer verbesserten nutritiven Kapillardurchströmung, sondern reflektiert lediglich nicht-nutritiven Fluß durch funk-

tionelle kapilläre Shunts. Qualitativ identische Veränderungen auf Mikrozirkulationsebene wurden auch für den starken Koronardilatator Dipyridamol nachgewiesen.

3. Aus dem unveränderten Gewebe-pO_2 unter niedrigen Enfluran- und bis zu mittleren Isofluran-Konzentrationen wird auf die Aufrechterhaltung einer adäquaten nutritiven Kapillardurchströmung geschlossen.

4. Der Abfall des Gewebe-pO_2 unter höheren Enfluran- und Isofluran-Konzentrationen ist wahrscheinlich Folge einer abnehmenden nutritiven Kapillardurchströmung. Dieser Abnahme könnten spezifische Anästhetika-Effekte auf die kapilläre Durchblutung oder unspezifische Effekte zugrundeliegen, wobei einem kritischen Abfall des koronaren Perfusionsdruckes Bedeutung zukommen könnte.

Literatur

1. Tarnow J, Eberlein HJ, Oser G, Patschke D, Schneider E, Schweichel E, Wilde J (1977) Hämodynamik, Myokardkontraktilität, Ventrikelvolumina und Sauerstoffversorgung des Herzens unter verschiedenen Inhalationsanästhetika. Anästhesist 26:220
2. Reiz S, Balfors E, Sorensen MB, Areola S, Friedman A, Truedsson H (1983) Isoflurane – a powerful coronary vasodilator in patients with coronary artery disease. Anesthesiology 59:91
3. Fitzal S (1984) Inhalationsanästhetika und Myokardfunktion, pharmakodynamische und pharmakokinetische Untersuchungen. In: Steinbereithner K (Hrsg) Beiträge zur Anästhesiologie und Intensivmedizin, Band 4. Bergmann, Maudrich
4. Vogel H, Günther H, Harrison DK, Kessler M, Peter K (1984) The influence of isoflurane and enflurane on tissue oxygenation and microcirculation of the dog myocardium. Anesthesiology 61:A5
5. Sybbert PE, Hickey RF, Hoar PF, Verrier ED, Bainton CR (1983) Effects of volatile anesthetics on the regulation of coronary blood flow. Anesthesiology 59:A24
6. Reiz S, Rydvall A, Häggmark S (1985) Coronary hemodynamic effects of surgery during enflurane-nitrous oxide anesthesia in patients with ischemic heart disease. Acta Anaesthesiol Scand 29:106
7. Belloni FL (1979) The local control of coronary blood flow. Cardiovasc Res 13:63
8. Feigel EO (1983) Coronary physiology. Physiol Rev 63:1
9. Van Ackern K, Mitmann U, Brückner UB, Vetter HO, Madler Ch, Victor H (1982) Vorgehen bei Patienten mit Hypertonie und koronarer Herzerkrankung – klinische und experimentelle Aspekte. In: Peter K, Jesch F (Hrsg) Inhalationsanästhesie heute und morgen. Anaesth Intensivmed 149:217. k Springer, Berlin Heidelberg New York
10. Larsen R, Hilfiker O, Merkel G, Sonntag H, Drobnik L. Myocardial oxygen balance during enflurane and isoflurane anesthesia for coronary artery surgery. Anesthesiology 61:A4
11. Kessler M, Lübbers DW (1966) Aufbau und Anwendungsmöglichkeiten verschiedener pO_2-Elektroden. Pflügers Arch Ges Physiol 291:R32
12. Koblin DD, Eger EI II, Johnson BH, Collins P, Harper MH, Terrell RC, Speers L (1981) Minimum alveolar concentrations and oil/gas-partitition coefficient of 4 anesthetic isomeres. Anesthesiology 54:314

Einfluß von Isofluran auf Hämodynamik und Katecholaminausschüttung während der extrakorporalen Zirkulation (ECC)

D. Balogh, H. Baumgartner und A. Benzer

Die extrakorporale Zirkulation (ECC) beeinflußt die Hämodynamik des Organismus entscheidend und führt dadurch zu Reaktionen des biochemischen Systems, das physiologischerweise die kardiovaskuläre Regulation vornimmt [11, 13]. Neben der geänderten Hämodynamik verursacht die gleichzeitige Hypothermie während ECC eine zusätzliche sympathoadrenale Aktivierung [18]. Diese Katecholaminausschüttung führt während der ECC zu einem unerwünschten Anstieg des peripheren Widerstandes (TPR) und in der Folge zu einer peripheren Minderperfusion [11, 12, 13, 16].

Bei steigendem Perfusionsdruck kann der periphere Widerstand einerseits durch Vasodilatatoren wie Natriumnitroprussid oder α-Rezeptoren-Blocker gesenkt werden, andererseits führt die Vertiefung der Anästhesie mit vasodilatatorischen Substanzen wie z. B. Dehydrobenzperidol (DHBP) zur Senkung des peripheren Widerstandes.

Isofluran erscheint uns auf Grund seiner guten vasodilatatorischen Wirkung, seiner kurzen Halbwertszeit sowie der geringen Metabolisierungsrate besonders geeignet für diesen Zweck [2, 4, 5, 6, 7, 9, 10].

Der halogenierte Kohlen-Wasserstoff Isofluran besitzt einige Eigenschaften, die speziell für Anästhesien in der Herzchirurgie von Interesse sind [2, 3, 4, 5, 7, 9, 14, 15]. So konnte unter Isofluran eine Senkung des myokardialen Sauerstoffverbrauches festgestellt werden [14, 15], des weiteren ist die Sensibilisierung des Herzens durch Katecholamine sehr gering und es kommt seltener als bei Halothan oder Ethran zu Arrhythmien [5, 6, 7]. Außerdem scheint die negativ inotrope Wirkung geringer zu sein als bei Halothan und Enfluran [3, 10, 17]; weiters kann Isofluran eine deutliche Blutdrucksenkung durch Veränderung der TPR bewirken [4, 5]. Diese Eigenschaft wird meist als Nachteil angesehen.

Wir wollten untersuchen, inwieweit diese blutdrucksenkende Wirkung gezielt genutzt werden kann, den Perfusionsdruck während der extrakorporalen Zirkulation konstant zu halten.

Die ECC eignet sich besonders, den Einfluß von Medikamenten auf den peripheren Widerstand zu studieren, da der Perfusionsdruck direkt vom peripheren Widerstand abhängig ist und das HZV mittels der Herzlungenmaschine konstant gehalten werden kann. Kardiale Faktoren wie Änderung des Schlagvolumens oder der Herzfrequenz müssen nicht berücksichtigt werden und auf ein invasives Monitoring (bzw. Thermodilutionskatheter zur Messung des HZV) kann verzichtet werden.

Material und Methode

Die Untersuchung wurde an 10 Patienten mit ACBP durchgeführt. Das Durchschnittsalter betrug 61 a ± 10. Nach Prämedikation mit Piritramid und Scopolamin wurde die
Anästhesie mit Diazepam eingeleitet, mit Alcuronium relaxiert und Fentanyl in einer
Dosierung von 20 µg/kg KG als Analgetikum verwendet. Bei der Sternotomie wurde
bei einigen Patienten Isofluran benötigt, um einen Blutdruckanstieg zu vermeiden.
Während der ECC war es unser Ziel, den Perfusionsdruck nicht über 70 mmHg ansteigen zu lassen; Isofluran wurde also nicht nach einem fixierten Schema, sondern entsprechend der individuellen Notwendigkeit bei jedem Patienten verwendet; sobald der
Perfusionsdruck über 70 mmHg anstieg, wurde zuerst 0,5% Isofluran, stieg der Druck
weiter, 1% Isofluran, über einen Verdampfer der in die Herzlungenmaschine montiert
war, verabreicht. Das HZV wurde bei jedem Patient entsprechend dem errechneten
Sollwert konstant gehalten. Der Perfusionsdruck wurde kontinuierlich registriert,
ebenso die venöse Temperatur.

Blutproben zur Bestimmung der Katecholamine wurden jeweils aus der A. radialis
sowie venöse etwa 80 cm hinter beiden Hohlvenen-Drains entnommen, bzw. nach Anästhesieeinleitung und nach bypass(BP)-Ende aus dem zentralvenösen Katheter. Die
Bestimmung der Katecholaminwerte erfolgte radioenzymatisch [1], für die Abbildungen wurden die venösen Werte, die durchschnittlich um 10% höher als die analogen
arteriellen Meßwerte waren, herangezogen.

Die Gesamt-BP-Zeit betrug durchschnittlich 83 min ± 22, die Aortenklemmzeit 36
min ± 12, die Reperfusionszeit 30 min ± 8.

Der totale periphere Widerstand (TPR) wurde nach einer modifizierten Hagen-Poisseuille'schen Gleichung errechnet $TPR = \dfrac{p \ (mm \ Hg)}{F \ (l/min)} \times 80$

Resultate

Um einen Überblick über den gesamten Bypass zu erhalten, haben wir zu zeitunab-
hängigen Fixpunkten, wie kurz nach Anästhesieeinleitung, bei Bypassbeginn (BP-O),
nach Aortenklemmen (A Cl), nach Öffnen der Aorta (AD Cl) sowie unmittelbar nach
Bypassende (BP-E) unsere Meßwerte aufgezeichnet (Abb. 1, Abb. 2). Die Ausgangs-
und Bezugswerte sind unmittelbar nach Anästhesieeinleitung bestimmt. TPR konnten
wir zu diesem Zeitpunkt nicht messen, da wir keinen Thermodilutionskatheter gelegt
haben.

Beim Abkühlen des Patienten zwischen Bypassbeginn und Aortenklemmen konnten
wir einen Anstieg des Perfusionsdruckes feststellen mit entsprechendem Anstieg des
TPR (Abb. 1). Sobald der Perfusionsdruck 70 mm Hg erreicht hatte, wurde Isofluran
0,5% eingeschaltet, meist gelang es schon bei dieser Konzentration, den Perfusionsdruck unter 70 mm Hg zu halten; nur bei wenigen Patienten war kurzfristig 1% Isofluran nötig. Die durchschnittlich höchste Isofluran-Konzentration wurde während der
Aortenklemmzeit benötigt, wobei hier auch die tiefsten Temperaturen verzeichnet wurden (Abb. 1). Die Katecholamine sind sowohl nach Einleitung als auch zu Beginn des
Bypass sehr niedrig, zwischen Abklemmen und Öffnen der Aorta zeigt sich ein deutli-

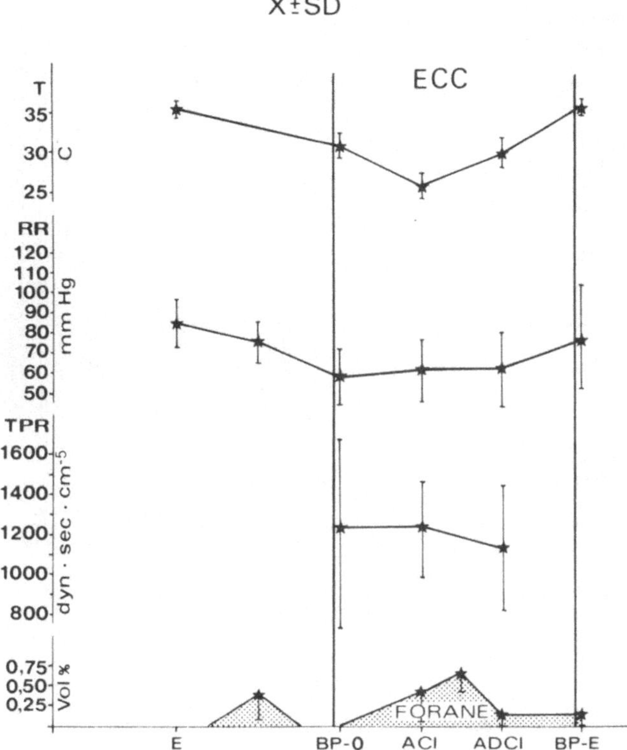

Abb. 1. Einfluß von Isofluran während extrakorporaler Zirkulation (ECC) auf Perfusionsdruck (RR in mm Hg) und totalen peripheren Widerstand (TPR in dyn · sec · cm^{-5}). Gleichzeitig ist auch die Oesophagustemperatur des Patienten (T in °C) angegeben.
E: unmittelbar nach Einleitung der Anästhesie; *BP-O:* bei Beginn der extrakorporalen Zirkulation (Bypass-Beginn); *ACl:* unmittelbar nach Abklemmen der Aorta (Aortenclamping); *ADCl:* unmittelbar nach Öffnen der Aorta (Aortendeclamping); *BP-E:* 2 min nach Ende der extrakorporalen Zirkulation (Bypass-Ende)

cher NA-Anstieg, der einerseits durch die Hypothermie verursacht sein dürfte [8, 13, 16], andererseits eine gegenregulatorische Antwort auf die Gefäßerweiterung durch Isofluran sein könnte (Abb. 2).

Die extrem hohen Serumspiegel nach BP-Ende sind durch die exogene Gabe von Katecholaminen verursacht, die bei 4 von 10 Patienten notwendig war, um einen ausreichend stabilen Druck zu bekommen. So erhielten 3 Patienten ¼ Ampullen Akrinor (Theoadrenalin + Cafedrin-Hydrochlorid), 1 Patient 0,8 µg/kg Adrenalin als einmalige Dosis (Abb. 2).

Um die Auswirkung von Isofluran auf Perfusionsdruck, TPR und Katecholaminspiegel zeigen zu können, haben wir diese Befunde in 5-min-Abständen vom Beginn bis 5 min nach Beendung der Isoflurangabe graphisch dargestellt (Abb. 3, Abb. 4). Bei fast allen Patienten mußte Isofluran nur während der Aortenklemmzeit gegeben werden. Wir sehen, daß mit zunehmender Gabe von Isofluran der TPR und dementsprechend der Perfusionsdruck abfallen, auch 5 min nach Abschalten des Isoflurans

38   D. Balogh et al.

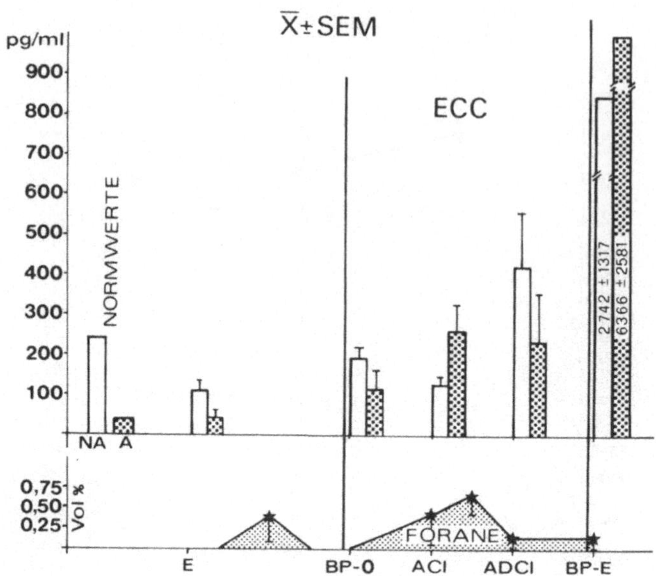

Abb. 2. Einfluß von Isofluran auf die Plasmaspiegel von Adrenalin (A) und Noradrenalin (NA) während extrakorporaler Zirkulation (ECC) und Hypothermie. (Abkürzungen wie Abb. 1)

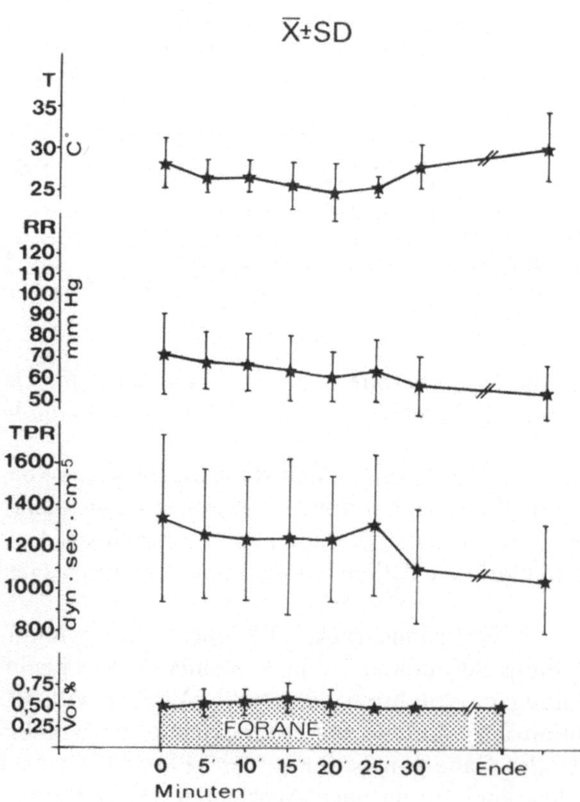

Abb. 3. Temperatur (T in °C). Perfusionsdruck (RR in mm Hg) sowie totaler peripherer Widerstand (TPR in $dyn \cdot sec \cdot cm^{-5}$) von Beginn (0) bis 5 min nach Beendigung (Ende) der Isofluran-Gabe, während ECC

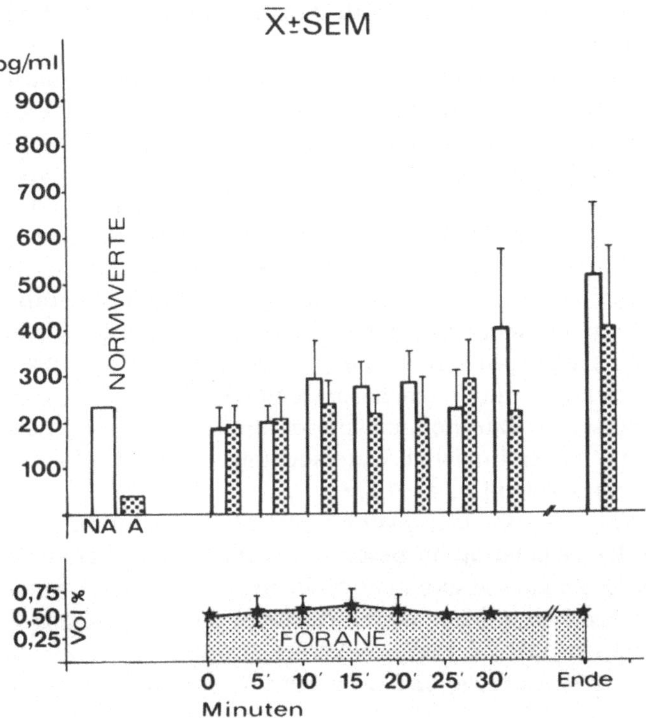

Abb. 4. Noradrenalin (NA) und Adrenalin (A) im Plasma von Beginn (0) bis 5 min nach Beendigung (Ende) der Isofluran-Gabe während ECC. Die Proben wurden in 5-min-Intervallen der A. radialis entnommen

kommt es zu keinem Anstieg des TPR und des Perfusionsdruckes. Gleichzeitig steigt NA kontinuierlich an, das A jedoch kaum. 5 min nach Ende der Isoflurangabe kommt es zu einem sprunghaften Anstieg beider Katecholamine.

Diskussion und Schlußfolgerung

Zusammenfassend kann gesagt werden, daß Isofluran den TPR während ECC senkt, was insbesondere während der hypothermen Phase genutzt werden kann. Bei ausreichender Analgesie sind dazu auch nur niedrige Isofluran-Konzentrationen notwendig. Die Steuerbarkeit ist, wie bei allen Inhalationsanästhetika, gegeben; wir konnten jedoch beobachten, daß die vasodilatatorische Wirkung bei den einzelnen Patienten unterschiedlich lang anhält und diesbezüglich große individuelle Unterschiede bestehen. Von besonderer Bedeutung kann das bei den kurzen Reperfusionszeiten, wie wir sie nach Klappenersatz sehen, sein. Rechtzeitiges Abschalten des Isofluranes vor BP-Ende ist sinnvoll, da sich möglicherweise die negative inotrope und vasodilatatorische Wirkung, sowie die Gefäßerweiterung beim Aufwärmen addieren und unnütze Probleme beim Abgehen vom BP verursachen. Bei 4 Patienten konnte so auch nur durch

Zufuhr von exogenen Katecholaminen ein stabiler Blutdruck bei BP-Ende erzielt werden.

Die hypothermiebedingte Katecholaminausschüttung wird durch Isofluran gebremst, aber in den von uns verwendeten Konzentrationen nicht zur Gänze verhindert. Ein weiterer Grund der niedrigen Katecholaminwerte könnte weiters in den niedrigen CO_2-Konzentrationen ($\bar{x}$ 25 $\pm$ 6) während der hypothermen Bypassphase gesehen werden [12]. So konnte von Schreiner-Hecheltjen [12] gezeigt werden, daß der Plasma-adrenalinspiegel sich während ECC, bei konstantem HZV und gleichbleibender Temperatur proportional zum arteriellen Kohlensäurepartialdruck ($PaCO_2$) verhält. Die Adrenalinausschüttung scheint weiters durch die größere Narkosetiefe, die durch Isofluran erreicht wird, stärker gemindert zu werden als die Noradrenalinfreisetzung. Bei der Gefäßerweiterung durch Isofluran ist eine indirekte Stimulation der Noradrenalinsekretion über den Barorezeptorreflex durchaus denkbar [4, 5, 10]. Die von uns gemessenen Katecholaminspiegel können keineswegs als besonders hoch gewertet werden, da bei ähnlichen Untersuchungen während ECC wesentlich höhere Werte festgestellt wurden [11, 12, 13].

Die Myokarddepression von Isofluran kann bei Verwendung während extrakorporaler Zirkulation, insbesondere während der Aortenklemmzeit, vernachlässigt werden und die gute vasodilatatorische Wirkung genutzt werden.

Ein wesentlicher Vorteil erscheint uns die gute und leichte Steuerbarkeit von Isofluran, so daß der Perfusionsdruck während ECC mit diesem Inhalationsanästhetikum auf sehr einfache und risikoarme Weise konstant gehalten werden kann.

Zusammenfassung

Bei 10 Patienten mit ACBP-Operationen wurde der Einfluß von Isofluran auf Perfusionsdruck, TPR und Katecholaminspiegel während der extrakorporalen Zirkulation bei konstantem HZV gemessen.

Bei den meisten Patienten konnte mit 0,5 Vol% Isofluran während der Aortenklemmzeit, bei Temperatur von (25°C $\pm$ 3,2) der Perfusionsdruck unter 70 mm Hg gehalten werden. Der TPR wurde durch Isofluran von Aortenklemmen 1220 $\pm$ 226 dyn $\cdot$ s $\cdot$ cm^{-5} bis auf 1112 $\pm$ 305 dyn $\cdot$ s $\cdot$ cm^{-5} bei Aortenöffnen gesenkt. Die Adrenalinwerte blieben während der gesamten Isofluranapplikation mit ca. 200 pg/ml im wesentlichen unverändert; das Noradrenalin stieg hingegen kontinuierlich von 187 $\pm$ 81 pg/ml auf 415 $\pm$ 166 pg/ml bei Aortenöffnen an. Ein weiterer sprunghafter Anstieg der Katecholamine, insbesondere des Adrenalins war nach Abschalten des Isoflurans zu verzeichnen. Es kann also angenommen werden, daß Isofluran durch Narkosevertiefung die Adrenalinausschüttung bremst, die Noradrenalinfreisetzung jedoch durch Aktivierung der Barorezeptoren kaum gehemmt wird.

Literatur

1. Baumgartner H, Ridl W, Klein G, Preindl S (1983) Improved radioenzymatic assay for the determination of catecholamines in plasma. Clin Chim Acta 132:111–116
2. Bastard OG, Carter JG, Mayer JR et al (1982) A comparison of the circulatory effects of isoflurane and halothane in patients with ischemic heart disease. Anesth Analg 61:170–171

3. Calverley RK, Smith NT, Prys-Roberts C (1978) Cardiovascular effects of enflurane anesthesia during controlled ventilation in man. Anesth Analg 57:619–628
4. Dolan WM, Stevens WC, Eger EJ, Cromwell ThH, Halsey MJ, Shakespeare ThF, Miller RD (1974) The Cardiovascular and Respiratory Effects of Isoflurane-Oxide Anesthesia. Canad Anaesth Soc J 21:557–568
5. Eger EJ II (1981) Isoflurane: A Review. Anesthesiology 55:559–576
6. Joas TA, Stevens WC (1971) Comparison of the arrhythmic doses of epinephrine during Forane, halothane and fluroxene anesthesia in dogs. Anesthesiology 35:48–53
7. Johnston RR, Eger EI, Wilson C (1976) A comparative interaction of epinephrine with enflurane, isoflurane and halothane in man. Anesth Analg 55:709–712
8. Lamke LO, Lennquist S, Liljedahl SO, Wedin B (1972) The Influence of Cold Stress on Catecholamine Excretion and Oxygen Uptake of Normal Persons. Scand J Clin Lab Invest 30:57–62
9. Mallow JE, White RD, Cucchiara RF (1976) Hemodynamic effects of isoflurane and halothane in patients with coronary artery disease. Anesth Analg 55:135–138
10. Perry LB, Van Dyke RA, They RA (1974) Sympathoadrenal and hemodynamic effects of isoflurane, halothane and cyclopropane in dogs. Anesthesiology 40:465–470
11. Reves JG, Karp RB, Buttner E, Tosone St, Smith R, Sammelson PN (1982) Neuronal and Adrenomedullary Catecholamine Release in Response to Cardiopulmonary Bypass in Man. Circulation 66:49–55
12. Schreiner-Hecheltjen J (1980) Der Einfluß der arteriellen Kohlensäurespannung und des arteriellen pH-Wertes auf die endogenen Katecholamine während der extrakorporalen Zirkulation unter dem Aspekt des Gesamtsauerstoffverbrauches. Anaesthesist 29:235–244
13. Tan CK, Glisson SN, El-Etr AA, Ramakrishnaiah KB (1976) Levels of circulatory norepinephrine and epinephrine before, during, and after cardiopulmonary bypass in man. J Thorac Cardiovasc Surg 71:928–933
14. Tarnow J, Bruckner JB, Eberlein J (1976) Haemodynamics and myocardial oxigen consumption during isoflurane anesthesia in geriatric patients. Br J Anaesth. 48:669–675
15. Theye RA, Michenfeldner JD (1975) Whole-body and organ VO_2 changes with enflurane, isoflurane and halothane. Br J Anaesth 47:813–816
16. Turley K, Roizen M, Vlahakes GJ, Graham B, Ebert PA (1980) Catecholamine Response to Deep Hypothermia and Total Circulatory Arrest in the Infant Lamb. Circulation 62 (Suppl I) 175–179
17. Wolfson B, Hetrik WD, Lake CL (1978) Anesthetic indices – further data. Anesthesiology 48:187–190

Myokardiale Effekte von Isofluran
bei chronischer Koronarstenose

M. Zimpfer, N. Mayer, H. Gilly und K. Steinbereithner

Die Untersuchung wurde durch Unterstützungen des Medizinisch-Wissenschaftlichen Fonds des Bürgermeisters der Bundeshauptstadt Wien, des Fonds zur Förderung der Wissenschaftlichen Forschung, der Hochschuljubiläumsstiftung der Stadt Wien, der Anton Dreher-Gedächtnisschenkung für Medizinische Forschung und durch ein Forschungsstipendium des Bundesministeriums für Wissenschaft und Forschung ermöglicht.

Überblick

Der Einfluß von Isofluran auf die regionale Funktion nicht ischämischen und chronisch ischämischen Myokards wurde vergleichend zum Wachzustand ohne Sedierung untersucht. Alle Untersuchungen wurden mittels direkter, kontinuierlicher Meßtechnik an chronisch instrumentierten Hunden durchgeführt. Bei eindeutiger Abnahme der systolischen Herzleistung kam es unter Isofluran zu einer milden Koronardilatation. Diese war weit geringer als unter Dipyridamol beobachtet und reichte unter den gegebenen Versuchsbedingungen nicht aus, im Vergleich zum normalen Herzmuskel, eine verstärkte oder permanente Dysfunktion chronisch ischämischen Myokardgewebes zu induzieren. Unter klinischen Bedingungen sollte jedoch auf die Sicherstellung eines adäquaten koronaren Perfusionsdruckes geachtet werden.

Einleitung

Obwohl im Gesamtgebiet der Anästhesiologe nur wenige absolute Kontraindikationen für die Auswahl eines bestimmten Anästhesieverfahrens bei einem gegebenen Krankheitsbild bestehen und vielmehr der vorsichtigen und facettenreichen Narkoseführung durch einen erfahrenen Anästhesisten die entscheidende Bedeutung zukommt, sind, im Gegensatz zu ursprünglichen Befunden [3], in einer Reihe jüngerer tierexperimenteller [7, 11] und klinischer Untersuchungen [15–19] Bedenken dahingehend geäußert worden, daß vor allem volatile Anästhetika das Ausmaß einer bestehenden Koronarischämie verstärken könnten. Während eine Aggravierung ischämischer Zustandsbilder vereinzelt auch bei intravenösen Anästhesieverfahren nachgewiesen wurde [5, 23] wurden diese Beobachtungen, in Übereinstimmung mit dem pathophysiologischen Konzept pharmakologischer Provokationsteste zur Diagnose der Koronarinsuffizienz [25], koronaren Steal-Phänomenen durch Induktion einer koronaren Vasodilatation zugeschrieben [15–19]. In der vorliegenden Studie sollten die Effekte steigender Konzentrationen von Isofluran, erstens, auf die Kontraktionseigenschaften ischämischen Myokards anhand der regionalen, besonders gefährdeten endokardialen linksventrikulären Myokardfunktion studiert werden. Zweitens, sollten die Effekte von Isofluran auf die Koronarzirkulation und die einer, pharmakologisch mit Dipyridamol induzierten, Koronardilatation erfaßt werden.

Da das Bestehen einer Basisanästhesie möglicherweise

1. eine Änderung der Kreislauf-Ausgangslage mit primärer oder sekundärer Neuadaptation der Koronarstrombahn bedingt [8, 13, 26, 31],
2. die neurale und neurohumorale Kreislaufregulation moduliert [1, 6, 11, 12, 28, 34–36],
3. die linksventrikuläre Schlagdynamik bei pharmakologisch induzierter Änderung der Myokardkontraktilität beeinflußt [29] und
4. das Studium höherer Isofluran-Konzentrationen (3%) unter steady-state-Bedingungen auch tierexperimentell nicht zuläßt [24],

wurden alle Untersuchungen mittels direkter, kontinuierlicher Meßtechnik an chronisch instrumentierten Tieren durchgeführt, deren vergleichsweise Vermessung sowohl wach als auch anästhesiert möglich ist.

Methodik

Chronische Instrumentierung

18 Bastardhunde beiderlei Geschlechts mit einem Gewicht von 17–26 kg wurden mit Thiopental und Halothan oder Enfluran narkotisiert und für spätere Kreislaufmessungen unter sterilen Bedingungen chronisch instrumentiert. Über eine linksseitige Thorakotomie im 5. Intercostalraum wurden Miniatur-Drucktransducer (Konigsberg P22) durch eine Stichincision an der Herzspitze in den linken Ventrikel eingesetzt und mit Heparin gefüllte Katheter in den linken Vorhof und in die Aorta thoracica eingebunden (Abb. 1). Zur Bestimmung der Koronardurchblutung wurde der Ramus circumflexus 2–2,5 cm von der Teilungsstelle entfernt auf eine Länge von etwa 1,5 cm freipräpariert und ein Doppler-Ultraschall-Flußmeßkopf sowie ein hydraulischer Okkluder auf das Gefäß aufgesetzt. Paare von Ultraschallkristallen wurden subendokardial, parallel zur kurzen Herzachse, in einem vom Ramus circumflexus und einem vom Ramus interventricularis anterior der Arteria coronaria sinistra versorgten Myokardbezirk implantiert. Nach Dokumentation einer der Anästhesietiefe und den Bedingungen der Thorakotomie entsprechenden Kontraktilität aller Myokardbezirke, wurde bei 9 Hunden der Ramus circumflexus intraoperativ, zwischen Flußmeßkopf und hydraulischem Okkluder, über eine Ligatur eingeengt. Katheter und Kabel wurden subcutan tunelliert und interskapulär ausgeleitet. Die Tiere wurden bis zum 3. postoperativen Tag antibiotisch abgeschirmt. Die korrekte subendokardiale Lage aller Kristalle wurde autoptisch gesichert.

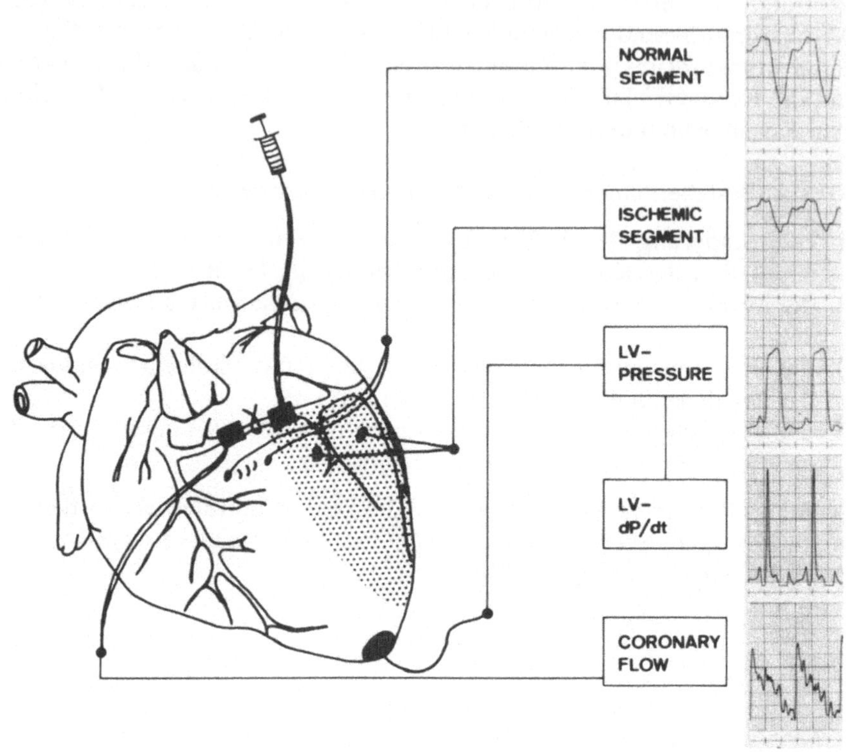

Abb. 1. Chronische Instrumentierung zur Erfassung der Isofluranwirkung auf Koronarfluß und regionale Funktion nicht ischämischen und chronisch ischämischen Myokards

Meßtechnik

Basierend auf Messungen der Laufzeit des Ultraschallimpulses wurde die regionale Myokardfunktion durch Aufzeichnungen der Segmentlänge zwischen jedem Kristallpaar erfaßt [14, 33].

Folgende Formeln wurden für die Ableitung der Durchmesser- und Längensignale verwendet:

1. Segmentale Verkürzung (ΔL)
   ΔL = EDSL – ESSL
   EDSL = enddiastolische Segmentlänge
   ESSL = endsystolische Segmentlänge
2. Prozentuelle segmentale Verkürzung (%$\Delta\Delta L$)
   %$\Delta\Delta L$ = ($\Delta L \cdot 100$) : EDSL
3. Segmentarbeit (SA)
   SA   = L·MAP
   MAP = mittlerer arterieller Druck

Die Koronardurchblutung wurde nach dem Doppler-Prinzip bestimmt [27, 30]. Der über den Ultraschall-Flußmeßkopf gemessene Frequenzunterschied ist proportional der Blutflußgeschwindigkeit und umgekehrt proportional dem Winkel zwischen Schallachse und Flußachse. Auf eine saubere telemetrische Übertragung der gemessenen Änderungen wurde durch oszilloskopische und akustische Darstellung des Flußsignales geachtet. Im Falle von Ungenauigkeiten aufgrund schlechter akustischer Koppelung zwischen Meßkopf und Blutgefäß oder dem Auftreten von Störsignalen wurden die Daten verworfen.

Der Koronarfluß im Ramus circumflexus (LCX) wurde nach folgenden Formeln berechnet:

1. Blutstromgeschwindigkeit (V)
   $V = (C \cdot \text{Fdiff}) : (2F \cdot \cos\alpha)$
   C = Schallgeschwindigkeit im Blut ($1{,}5 \cdot 10^6$ mm/sec)
   Fdiff = Frequenzunterschied zwischen dem ausgesendeten und reflektierten Ultraschallimpuls
   $\cos\alpha$ = Winkel zwischen Schallachse und Flußachse
2. Koronarfluß (CF)
   $CF = V \cdot A^2$
   A^2 = Gefäßquerschnitt der LCX
3. Koronare Leitfähigkeit (CC)
   $CC = CF : MAP$

Die Eichung der Flußmeßköpfe erfolgte bei der Obduktion der Tiere *in situ* durch Infusion definierter Blutvolumina in die LCX. Schließlich wurde bei einem Teil der Tiere unter den Bedingungen des künstlich eingestellten transmuralen Druckes auf 100 mm Hg der Durchmesser der LCX mit einer Schublehre gemessen.

Versuchsprotokoll

Die Versuche wurden in einem Zeitraum von 2–10 Wochen nach Instrumentierung durchgeführt. Keiner der Hunde zeigte Arrhythmien oder Zeichen einer systemischen Infektion. Bei den wachen, unsedierten Tieren wurden zunächst kontinuierliche Messungen der regionalen Myokardfunktion, der Koronardurchblutung, der Herzfrequenz, des linksventrikulären Druckes, des phasischen und mittleren Aortendruckes und der linksventrikulären Druckanstiegsgeschwindigkeit (dP/dt) durchgeführt. Bei Hunden ohne Koronarstenose wurde die reaktive Hyperämie nach kurzzeitiger Unterbrechung des Blutflusses im Ramus circumflexus der linken Koronararterie (Abb. 2) und die koronare Flußantwort nach systemischer Gabe von Dipyridamol (0,6 mg/kg i.v.), (Abb. 3), studiert. Bei den Tieren mit eingeengtem Ramus circumflexus, wurde das Ausbleiben einer reaktiven Hyperämie nach kurzfristiger Koronarokklusion entweder bestätigt oder durch schrittweise weitere Konstriktion des Gefäßes mit dem hydraulischen Okkluder gesichert, so daß die Effekte von Isofluran unter den Bedingungen einer kritischen Koronarstenose studiert werden konnten (Abb. 7). Eine längere Unterbrechung des Blutflusses im Ramus circumflexus bedingte ausnahmslos die Ausbildung einer globalen linksventrikulären Dysfunktion mit systolischer Erweiterung

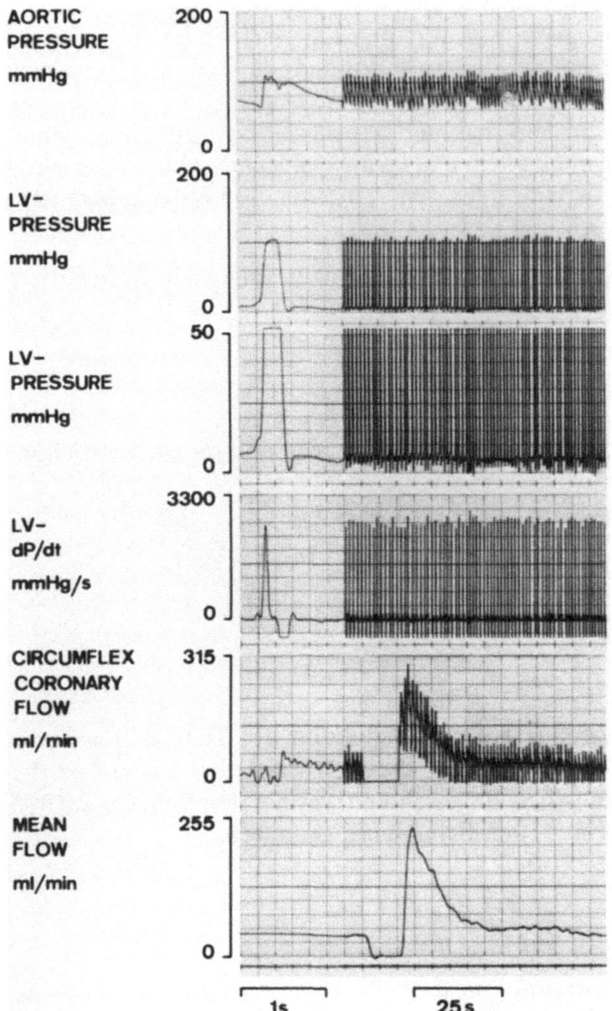

Abb. 2. Typische Änderungen nach kurzzeitiger Unterbrechung des Koronarflusses bei einem wachen Hund ohne Koronarischämie. Als Ausdruck der extrem effizienten metabolischen Autoregulation kommt es zu einer dramatischen Flußsteigerung mit vielfacher Rückzahlung der eingegangenen Sauerstoffschuld

der ischämischen Myokardbezirke. Anschließend erfolgte die Einleitung der Narkose entweder mit Thiopental (5 mg/kg i.v.) oder über Maske (bis 3,5 Vol% Isofluran, F_1O_2 = 50%). Die Tiere wurden mit einer Frequenz von 14 Atemzügen pro Minute mit einem Sauerstoff-Luft-Gemisch (F_1O_2 = 0.25) kontrolliert beatmet. Isofluran wurde in Konzentrationen von 1, 2 und 3 Vol% über einen in unserem Labor gaschromatographisch geeichten Verdampfer dem Atemgemisch zugesetzt. Die Reihenfolge der verabreichten Konzentrationen wurde variiert und zur Erlangung einer weitgehenden Äquilibrierung für mindestens 45 Minuten nach jeder Änderung der Verdampfereinstellung beibehalten. Die Daten wurden auf Analogband (Honeywell, Mod. 101) aufgenommen und auf einem Achtkanalschreiber (Gould recorder Mod 2800) und einem Vierkanalschreiber (Gould recorder Mod. 2400) kontinuierlich registriert.

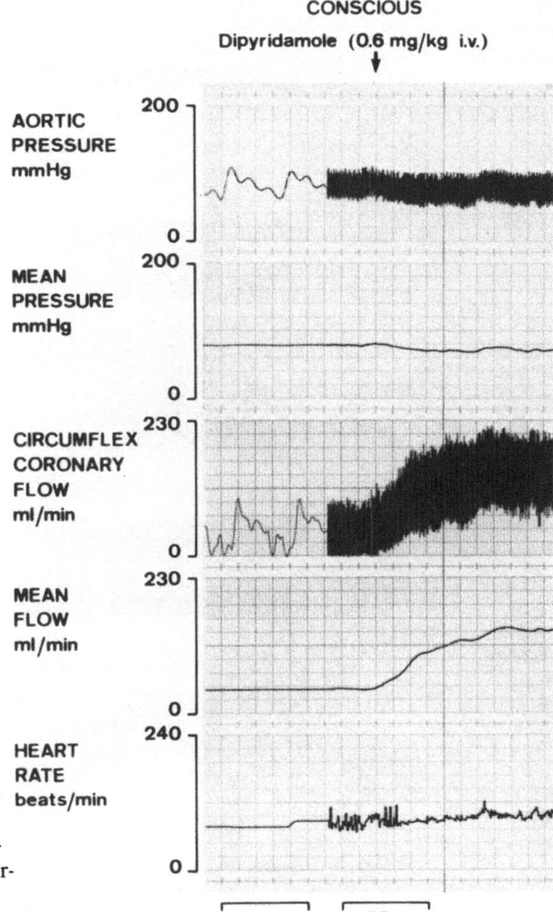

Abb. 3. Typische Reaktion des Koronarflusses nach Verabreichung von Dipyridamol bei einem wachen Tier. Die Dilatation der Koronarstrombahn ist viel stärker als unter Isofluran beobachtet (Abb. 5, Tabelle 1)

Statistische Datenerfassung

Alle Ergebnisse sind als Mittelwerte ± SEM ausgedrückt. Sequentielle Änderungen wurden mittels Varianzanalyse geprüft, die Ausgangslage der Segmentfunktion im Wachzustand wurde mit dem t-Test für ungepaarte Daten verglichen [22]. Es wurde ein Signifikanzniveau von 5% Irrtumswahrscheinlichkeit gewählt.

Ergebnisse

Arterielle Blutgase

Von einer geringfügigen, jedoch signifikanten Zunahme der arteriellen Sauerstoffspannung abgesehen, kam es bei keinem Versuchsprotokoll zu gesicherten Änderungen der arteriellen Blutgase und der arteriellen pH-Werte.

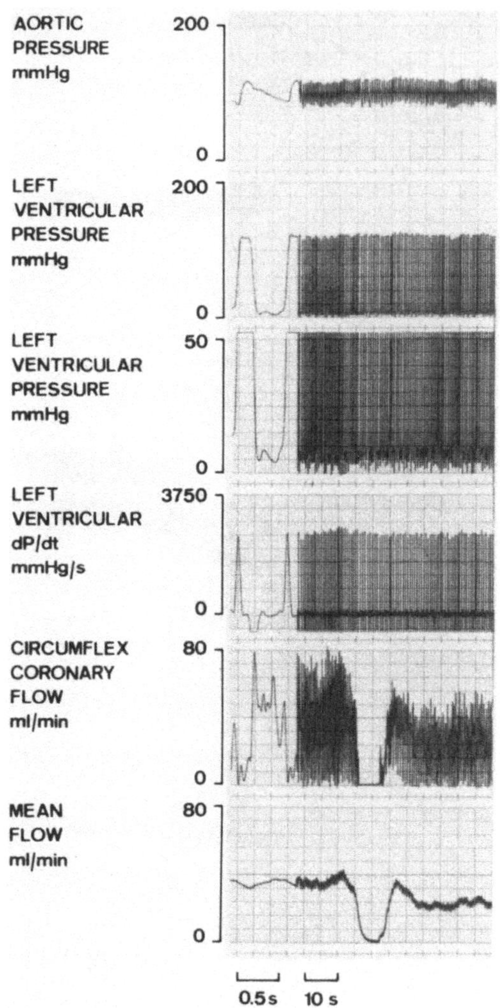

Abb. 4. Typische Verhältnisse bei einem Tier mit Myokardischämie. Zum Zeitpunkt der Versuche wird das Ausbleiben einer reaktiven Hyperämie, wie in Abb. 2 gezeigt, nach kurzfristiger Koronarokklusion gesichert, so daß die Effekte von Isofluran unter den Bedingungen einer chronisch kritischen Koronarstenose geprüft werden können

Koronardurchblutung

Nach kurzzeitiger Unterbrechung des Koronarflusses bei den wachen Tieren ohne proximale Koronarstenose zeigte sich, als Ausdruck der extrem effizienten Autoregulation, eine dramatische Flußsteigerung mit vielfacher Rückzahlung der eingegangenen Sauerstoffschuld (Abb. 2). Ebenso zeigte sich nach Gabe von Dipyridamol (0,6 mg/kg i.v.) eine starke Zunahme des Koronarflusses (Abb. 3). Im Gegensatz dazu war bei den Tieren mit intraoperativ eingeengtem Ramus circumflexus vor und während Isofluran-Verabreichung keine reaktive Hyperämie nachzuweisen (Abb. 4). Unter Isofluran kam es bei gleichbleibender Koronardurchblutung, als Ausdruck der synchronen Verminderung des arteriellen Druckes, zu einer dosisabhängigen Zunahme der koronaren Leitfähigkeit (Abb. 5, Tabelle 1).

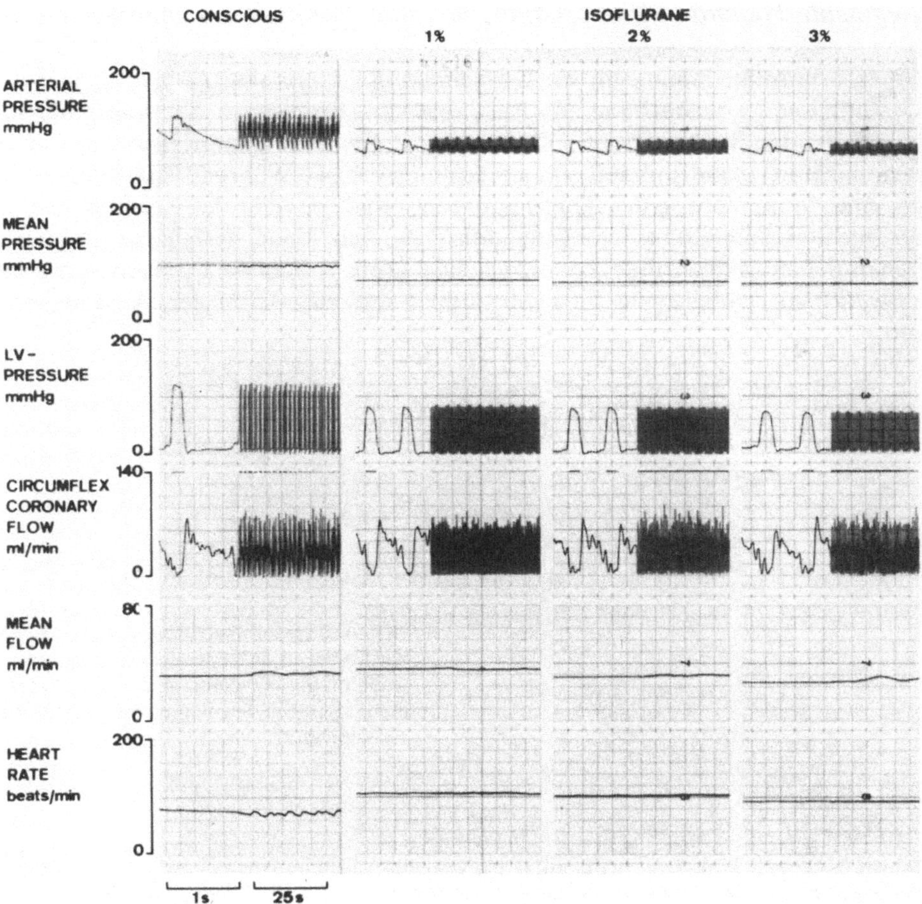

Abb. 5. Messungen des Koronarflusses bei einem wachen, nicht sedierten Tier während Inhalation steigender Isoflurankonzentrationen. Während des gesamten Versuches blieb der Koronarfluß praktisch unverändert

Tabelle 1. Effekte auf die Koronarzirkulation bei den Tieren ohne Koronarstenose. N = 9; Mittelwerte ± S.E.M.

	Wach	Isofluran 1%	2%	3%
Koronarfluß (ml/min)	37 ± 2	41 ± 2	46 ± 4	42 ± 4
Koronare Leitfähigkeit (ml/min/mmHg)	0,39 ± 0,03	0,51 ± 0,03[a]	0,68 ± 0,03[b]	0,66 ± 0,06[b]

[a] $p < 0,05$, [b] $p < 0,01$

Regionale Funktion nicht ischämischen und chronisch ischämischen Myokards

Unter Kontrollbedingungen war bei keinem der Tiere eine globale linksventrikuläre Dysfunktion zu beobachten. Als Ausdruck der chronischen Koronarischämie waren jedoch bei den wachen, nicht sedierten Tieren deutliche quantitative Unterschiede der regionalen Myokardfunktion zu beobachten (Abb. 6). Während Isofluran dosisabhängig eine Verminderung der Kontraktionsamplitude sowohl der ischämischen als auch der nicht ischämischen Segmente induzierte, war keine gesteigerte Depression der ischämischen Myokardbezirke festzustellen (Abb. 7, Tabelle 2). Nach Anästhesieende entsprach die globale und regionale Linksventrikelfunktion den Ausgangsbedingungen.

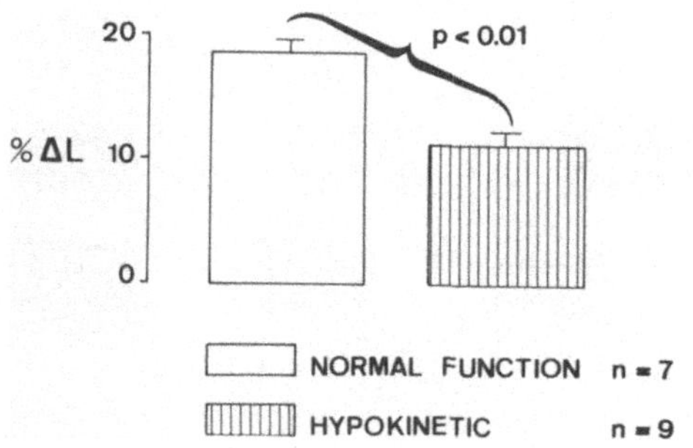

Abb. 6. Gegenüberstellung der regionalen Myokardfunktion unter Kontrollbedingungen, also wach ohne Sedierung, in den ischämischen Segmenten und in Segmenten mit verschiedenem Ischämiegrad

Tabelle 2. Globale Linksventrikelfunktion und systemische Hämodynamik der Tiere mit kritisch stenosiertem Ramus circumflexus der linken Koronararterie. N=8; Mittelwerte ±S.E.M.

	Wach	Isofluran 1%	2%	3%
Herzfrequenz (Schläge/min)	88±3	128±6[b]	131±8[b]	137±7[b]
Mittlerer Aortendruck (mmHg)	90±3	78±4[b]	72±4[b]	65±3[b]
Linksventrikeldruck (mmHg)	123±3	100±5[b]	98±6[b]	81±5[b]
Linksventrikulärer end-diastolischer Druck (mmHg)	12,6±0,7	8,1±0,4[b]	8,6±1,4[b]	12,3±1,0
Linksventrikuläres dP/dt (mmHg/s)	2663±123	1936±108[b]	1682±100	1357±68
Nicht ischämische Segmentarbeit (mm·mmHg)	438±52	289±34[b]	214±21[b]	159±19[b]

[a] $p < 0,05$, [b] $p < 0,01$

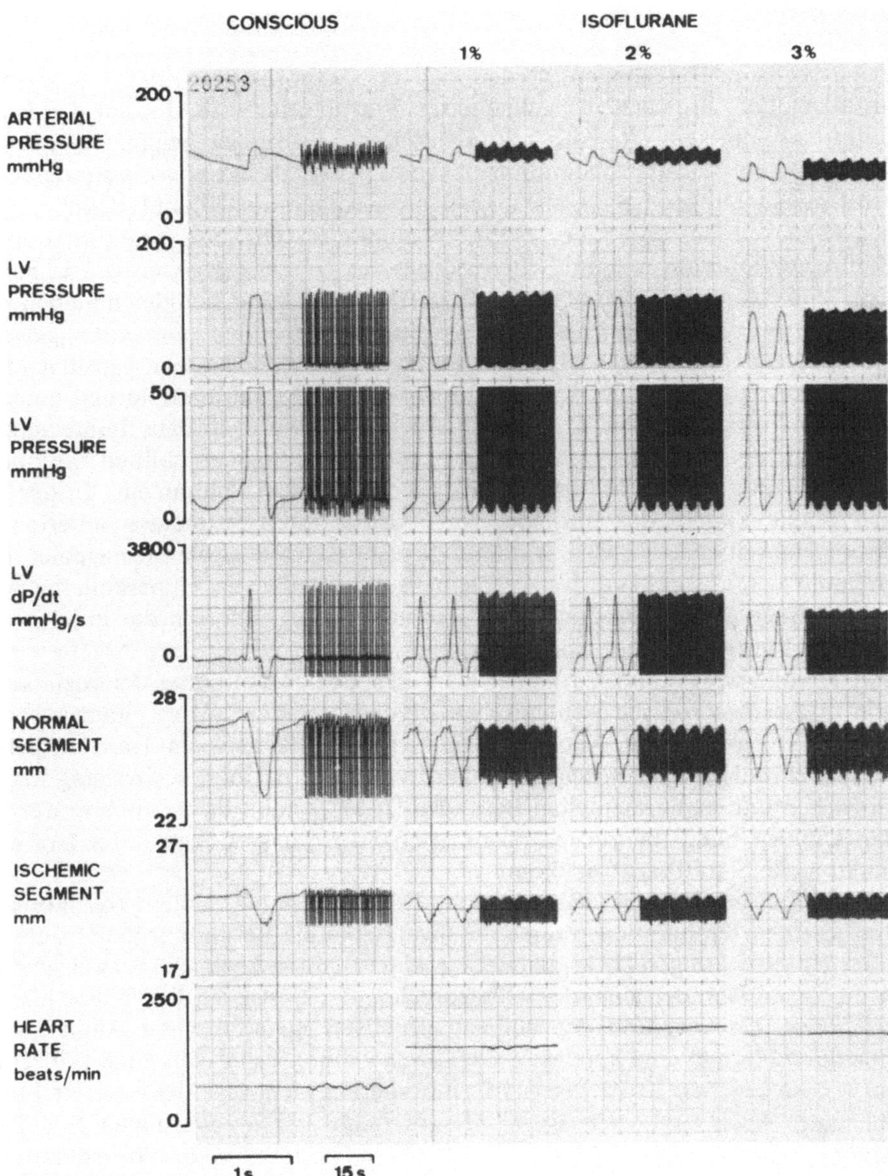

Abb. 7. Originalregistrierung der Kontraktionsabläufe des normalen und chronisch ischämischen Myokardsegmentes bei einem Hund wach und unter Inhalation steigender Isoflurankonzentrationen. Die Kontraktionsamplitude des ischämischen Segments ist erwartungsgemäß geringer als die des nicht ischämischen Segmentes. Isofluran bewirkt dosisabhängig eine Kontraktilitätsverminderung beider Segmente, wobei jedoch keine gesteigerte Depression der ischämischen Myokardbezirke festzustellen ist

Diskussion

Zunächst kann festgehalten werden, daß im Gegensatz zu früheren Untersuchungen an akut oder chronisch instrumentierten Versuchstieren [8, 13, 26] der Koronarfluß unter Isofluran keine statistisch zu sichernden Änderungen zeigte. Obwohl somit eine weit geringere Koronardilatation beobachtet wurde als in der vorliegenden oder früheren Untersuchungen nach Gabe eines Koronardilatators [20] muß dennoch davon ausgegangen werden, daß unter Isofluran zumindest teilweise eine Entkoppelung der Flußregulation vom metabolischen Bedarf des Herzens gegeben ist, da bei abfallendem myokardialem Sauerstoffbedarf eine Flußreduktion bei gleichbleibendem Koronarwiderstand oder aber einer leichten Zunahme desselben zu erwarten gewesen wäre. Messungen der regionalen Myokardverkürzung ermöglichen eine sensitive und quantitative Beurteilung der Qualität der regionalen Myokarddurchblutung unter ischämischen und nicht ischämischen Bedingungen [32]. Zwei Gefäßabschnitte verschiedener Leitfähigkeit mit einem gemeinsamen proximalen Segment bilden die anatomische Voraussetzung für die Induzierbarkeit koronarer Steal-Phänomene. In der vorliegenden Studie konnte das normale, vom Ramus interventricularis anterior versorgte Stromgebiet dilatiert werden, während das kritisch stenosierte Stromgebiet des Ramus circumflexus, wie anhand des Ausbleibens einer reaktiven Hyperämie nachzuweisen, bereits unter Ausgangsbedingungen eine maximale Dilatation der terminalen Gefäßabschnitte aufwies. Unter Isofluran kam es, trotz der gemessenen Abfälle von Blutfluß und Koronarwiderstand, zu keiner stärkeren Beeinträchtigung der regionalen Funktion in einem chronisch ischämischen Myokardsegment als in einem nicht ischämischen Myokardsegment. Auch entwickelte sich bei keinem der Tiere ein permanenter Verlust chronisch ischämischer Myokardfunktion. In Übereinstimmung mit neuesten klinischen und experimentellen Befunden [2, 37] scheint daher auch in der vorliegenden Untersuchung theoretisch postulierten Steal-Phänomenen unter Isofluran keine funktionelle Signifikanz zuzukommen.

Während die eingangs zitierten methodischen Imponderabilien von Basisanästhesie und rezentem Präparationstrauma die divergierenden Befunde früherer tierexperimenteller Untersuchungen [7, 11] teilweise erklären, müssen vor allem zwei Überlegungen in die Diskussion der einander widersprechenden klinischen Ergebnisse [2, 15–19] mit einfließen. Da aufgrund der äußerst effektiven metabolischen Autoregulation der Herzdurchblutung eine maximale Gefäßweitstellung distal von einer kritischen Koronarstenose gegeben ist, ist der Blutfluß in diesem Stenosegebiet in erster Linie druckabhängig. Auch bei gleichzeitiger Herabsetzung des myokardialen Energiebedarfes können daher Abfälle des koronaren Perfusionsdruckes nicht autoregulativ kompensiert werden. In diesem Zusammenhang ist es wichtig darauf hinzuweisen, daß in allen Untersuchungen von Reiz et al. [15–19] der arterielle Blutdruck, eine Variable die bei koronarkranken Patienten besonders sorgfältig kontrolliert werden muß, unter Enfluran und Isofluran stark abfiel. Dies könnte zum Teil auf eine inadäquate Flüssigkeitssubstitution zurückzuführen sein, da Patienten mit koronarer Herzkrankheit, auch ohne Diuretikamedikation, aus nicht ganz einsichtigen Gründen, präoperativ oft hypovoläme Zustandsbilder mit gleichzeitiger Steigerung des peripheren Gefäßwiderstandes aufweisen [4, 9]. So wurden auch von Reiz und Mitarbeitern nach Anästhesieeinleitung Abfälle von Indizes des linksventrikulären Füllungsdruckes beobachtet. Auch kann durch Anhebung des Perfusionsdruckes mit Phenylephrin [17] das Vorliegen einer koronaren Steal-Situation nicht bewiesen werden, da Phenylephrin wie andere sympathomimetische Amine [33] auch eine konstriktive Wirkung an der Koronarzirkulation entfalten könnte. Schließlich kann bei Herabsetzung der Myokardkontraktilität durch Steigerung des Austreibungswiderstandes eine globale linksventrikuläre Dysfunktion mit Zunahme extravasaler Faktoren des Koronarwiderstandes und einer zusätzlichen Gefährdung der Durchblutung endokardnaher Schichten verursacht werden [38, 39].

Zusammenfassend kann gesagt werden: bei eindeutiger Abnahme der systolischen Herzleistung kam es in der vorliegenden Untersuchung unter Isofluran zu einer milden Koronardilatation. Diese war weit geringer als nach Gabe von Dipyridamol beobachtet und reichte unter den gegebenen Versuchsbedingungen nicht aus, eine verstärkte oder permanente Dysfunktion chronisch ischämischen Myokardgewebes zu induzieren. Da intraoperative Hypotension ein hohes koronares Risiko bedeutet [21], sollte unter klinischen Bedingungen jedoch auf die Sicherstellung eines adäquaten koronaren Perfusionsdruckes geachtet werden [10].

Danksagung. Die Autoren möchten Frau E. Maurer, Frau E. Sailer, Herrn F. Netauschek und Herrn G. Dvoracek für die wertvolle technische Assistenz bei der Durchführung der Experimente herzlich danken. Isofluran wurde von der Firma Abbott-Österreich zur Verfügung gestellt.

Literatur

1. Beck A, Zimpfer M, Raberger G (1982) Inhibition of the carotid chemoreceptor reflex by enflurane in chronically instrumented dogs. Naunyn-Schmied. Arch Pharmacol 321:145
2. Benefield DJ, Smith JS, Cahalan MK, Roizen MF, Lampe GH, Sohn YJ, Lurz FW, Fong KS, Schiller NB (1985) Does isoflurane cause myocardial ischemia? Proceedings 7th annual meeting, Society of Cardiovascular Anesthesiologists, p 86.
3. Bland JHL, Lowenstein E (1976) Halothane-induced decrease in experimental myocardial ischemia in the non-failing canine heart. Anesthesiology 45:287
4. Cohn LH, Klovekorn P, Moore FD, Collins JJ Jr (1974) Intrinsic plasma volume deficits in patients with coronary artery disease. Arch Surg 108:57
5. Coriat P, Daloz M, Bousseau D, Fusciardi J, Echter E, Viars P (1984) Prevention of intraoperative myocardial ischemia during noncardiac surgery with intravenous nitroglycerin. Anesthesiology 61:193
6. Cox RH, Bagshaw FJ (1979) Influence of anesthesia on the response to carotid hypotension in dogs. Am J Physiol 237:H424
7. Francis CM, Foex P, Lowenstein E, Glazebrook CW, Davies WL, Ryder WA, Jones LA (1982) Interaction between regional myocardial ischaemia and left ventricular performance under halothane anaesthesia. Br J Anaesth 54:965
8. Gelman S, Fowler KC, Smith LR (1984) Regional blood flow during isoflurane and halothane anaesthesia. Anaesth Analg 63:557
9. Hanson EL, Kane PB, Askanazi J, Neville JF Jr, Webb WR (1976) Comparison of patients with coronary artery or valve disease: intraoperative differences in blood volume and observations of vasomotor response. Ann Thorac Surg 22:343
10. List WF, Ponhold H (1985) Die Myokardfunktion während der Anästhesieeinleitung mit Isofluran. Isofluran Standort und Perspektiven. Beiträge zur Anästhesthesiologie und Intensivmedizin 14:191. Wilhelm Maudrich, Wien München Berlin

11. Lowenstein E, Foex P, Francis CM, Davies LW, Yusuf S, Ryder AW (1981) Regional ischemic ventricular dysfunction in myocardium supplied by a narrowed coronary artery with increasing halothane concentrations in the dog. Anesthesiology 55:349
12. Mayer N, Kotai E, Placheta P, Steinbereithner K, Zimpfer M (1985) Enflurane alters compensatory humoral and hemodynamic responses to hermorrhage. Proceedings 7th Annual Meeting, Society of Cardiovascular Anesthesiologists p 111
13. Merin RG (1981) Are the myocardial function metabolic effects of isoflurane really different from those of halothane and enflurane? Anesthesiology 55:398
14. Patrick TA, Vatner SF, Kemper WS, Franklin D (1974) Telemetry of left ventricular diameter and pressure measurements from unrestrained animals. J Appl Physiol 37:276
15. Reiz S (1983) Effects of enflurane-nitrous oxide anesthesia and surgical stimulation on regional coronary haemodynamics in a patient with LAD bypass graft. Acta Anaesthesiol Scand 27:417
16. Reiz S (1983) Nitrous oxide augments the systemic and coronary haemodynamic effects of isoflurane in patients with ischaemic heart disease. Acta Anaesthesiol Scand 27:464
17. Reiz S, Balfors E, Sorensen MB, Ariola S, Friedman A, Truedsson H (1983) Isoflurane-a powerful coronary vasodilator in patients with coronary artery disease. Anesthesiology 59:91
18. Reiz S, Östman M (1985) Regional coronary hemodynamics during isoflurane-nitrous oxide anesthesia in patients with ischemic heart disease. Anesth Analg 64:570
19. Rydvall A, Häggmark S. Nyhman H, Reiz S (1984) Effects of enflurane on coronary haemodynamics in patients with ischaemic heart disease. Acta Anaesthesiol. Scand. 28:690
20. Schnaar RL, Sparks HV (1972) Response of large and small coronary arteries to nitroglycerin, NaNO2, and adenosine. Am J Physiol 223:223–228
21. Slogoff S, Keats AS (1985) Does perioperative myocardial ischemia lead to postoperative myocardial infarction? Anesthesiology 62:107
22. Snedecor GW, Cochran WG (1967) Statistical Methods. The Iowa State University Press, Ames, Iowa
23. Sonntag H, Larsen R, Hilfiker O, Kettler D, Brockschnieder B (1982) Myocardial blood flow and oxygen consumption during high-dose fentanyl anesthesia in patients with coronary artery disease. Anesthesiology 56:417
24. Steinbereithner K (1985) Isofluran Standort und Perspektiven. 5. Ludwig Boltzmann-Symposium Wien, Diskussionsbemerkung.
25. Tauchert M, Behrenbeck DW, Hötzel J, Hilger HH (1976) Ein neuer pharmakologischer Test zur Diagnose der Koronarinsuffizienz. Dtsch med Wschr 101:35
26. Van Ackern K, Adler M, Brückner UB, Buell U, Haller M, Ragaller M, Raithel E, Woellner W (1984) Effects of isoflurane on myocardial ischemia in dogs: regional changes of blood flow, contractility, and metabolism. Anesthesiology 61:A32
27. Vatner SF, Franklin D, Van Citters RL (1970) Simultaneous comparison and calibration of the Doppler and electromagnetic flowmeters. J Appl Physiol 29:907
28. Vatner SF, Franklin D, Braunwald E (1971) Effects of anesthesia and sleep on circulatory response to carotid sinus nerve stimulation. Am J Physiol 220:1249
29. Vatner SF, Higgins CB, Patrick T, Franklin D. Braunwald E (1971) Effects of cardiac depression and of anesthesia on the myocardial action of a cardiac glycoside. J Clin Invest 50:2585
30. Vatner SF, Franklin D, Higgins CB, White S, Van Citters RL (1973) Calibration of the ultrasonic Doppler flowmeter in situ. In: McCutcheon EP (ed) Chronically implanted cardiovascular instrumentation. Academic Press, New York-London, p 63
31. Vatner SF, Marsh JC, Swain JA (1975) Effects of morphine on coronary and left ventricular dynamics in conscious dogs. J Clin Invest 55:207
32. Vatner SF (1980) Correlation between acute reductions in myocardial blood flow and function in conscious dogs. Circ Res 47:201
33. Vatner SF, Pagani M, Manders WT, Pasipoularides AD (1980) Alpha adrenergic vasoconstriction and nitroglycerin vasodilatation of large coronary arteries in the conscious dog. J Clin Invest 65:5
34. Zimpfer M, Sit SP, Vatner SF (1981) Effects of anesthesia on the carotid chemoreceptor reflex. Circ Res 38:400
35. Zimpfer M, Manders WT, Barger AC, Vatner SF (1982) Pentobarbital alters compensatory neural and humoral mechanisms in response to hermorrhage. Am J Physiol 243:H713

36. Zimpfer M, Beck A, Mayer N, Raberger G, Steinbereithner K (1983) Einfluß von Morphium auf die Kontrolle des kardiovaskulären Systems durch den Carotis-Sinus-Reflex und den Carotis-Chemoreflex. Anaesthesist 32:60
37. Zimpfer M, Gilly H, Mayer N, Steinbereithner K (1983) Effects of isoflurane on global and segmental left ventricular function in intact dogs with chronic myocardial ischemia. Anesthesiology 59:A32
38. Zimpfer M, Gilly H, Krösl P, Schlag G, Steinbereithner K (1983) Importance of myocardial loading conditions in determining the effects of enflurane on left ventricular function in the intact and isolated canine heart. Anesthesiology 58:159
39. Zimpfer M, Gilly H, Mayer N (1984) Kardiodynamik und systemische Hämodynamik chronisch instrumentierter Hunde im Wachzustand und in Isofluran-Narkose. In: Isofluran, experimentelle und klinische Aspekte. Excerpta Medica: 45

Koronare Herzerkrankung und volatile Anästhetika

K. van Ackern, M. Adler und M. Haller

Die koronare Herzerkrankung ist definiert als ein Mißverhältnis zwischen Sauerstoffverbrauch des Herzens und Sauerstoffantransport an das Herz. Was auch immer für eine Form der Narkose bei Patienten mit koronarer Herzerkrankung gewählt wird – entscheidend ist, daß der Sauerstoffverbrauch des Herzens vermindert wird oder zumindest nicht ansteigt. Die Hauptdeterminanten des myokardialen Sauerstoffverbrauchs sind:

1. Wandspannung,
2. Kontraktilität, und
3. Herzfrequenz.

Die volatilen Anästhetika Enfluran und Isofluran führen dosisabhängig zu einer peripheren Vasodilatation und daraus folgend zu einer Minderung der Wandspannung des Myokards, sowie zu einer mäßigen Depression der Myokardkontraktilität. Die Herzfrequenz bleibt bei beiden Substanzen weitgehend unverändert. Des weiteren bieten die Inhalationsanästhetika den allgemeinen Vorteil, daß sie gut steuerbar sind, weil sie über die In- und Exspiration sehr schnell an- und abfluten. Diese gute Steuerbarkeit erlaubt eine Anpassung der Narkosetiefe an die jeweilige operative Situation und den individuellen Zustand des Patienten. Diese Eigenschaften – die allgemeinen einer guten Steuerbarkeit sowie die speziellen einer günstigen Beeinflussung des myokardialen Sauerstoffverbrauches – lassen die Mitverwendung von diesen Substanzen bei Patienten mit koronarer Herzerkrankung sinnvoll erscheinen.

Ein solches Beispiel der Anpassung einer unter Mitverwendung von Enfluran durchgeführten Anästhesie bei Patienten mit koronarer Herzerkrankung und Hypertonie in der Vorgeschichte soll anhand einer Untersuchung, die von uns durchgeführt wurde, dargestellt werden [5]: Nach Prämedikation wurde die Anästhesie bei diesen Patienten mit 0,2 mg/kg KG Etomidat, 0,01 mg/kg KG Fentanyl und 0,1 mg/kg KG Pancuroniumbromid eingeleitet. Die Beatmung wurde nach Intubation mit einem Servoventilator im halboffenem System mit einem Gasgemisch von 50% O_2:N_2O durchgeführt. Unmittelbar vor der Operation erhielten die Patienten 10 mg Droperidol und 0,5 mg Fentanyl i.v. Wenn bei diesen Patienten vor Anschluß der Herz-Lungen-Maschine der systolische Blutdruck 150 mmHg überschritt, wurden erneut 0,5 mg Fentanyl i.v. gegeben, um sicherzustellen, daß die Analgesie ausreichend war. Da die Patienten alle postoperativ routinemäßig beatmet wurden, spielte eine etwaige postoperative Atemdepression keine entscheidende Rolle. Fiel der Blutdruck nach dieser Therapie nicht ab, wurde Enfluran in einer Konzentration von 1,2–1,8 Vol.% zusätzlich appliziert. Die Gabe von Enfluran wurde solange fortgesetzt, bis ein systolischer Blutdruck von ca. 120 mmHg erreicht war. Während dieser Zeit wurde der pulmonal-kapilläre Ver-

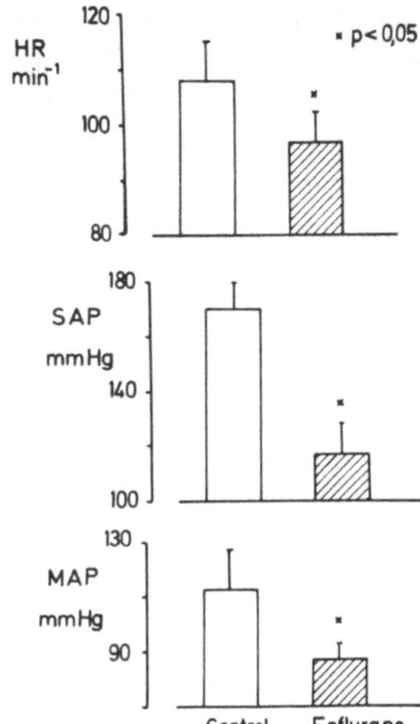

Abb. 1. Veränderungen von Herzfrequenz (HR), systolischem Druck (SAP), mittlerem Druck (MAP) vor C (control) und nach Enfluran (Ethran) bei Patienten mit hypertoner Reaktion

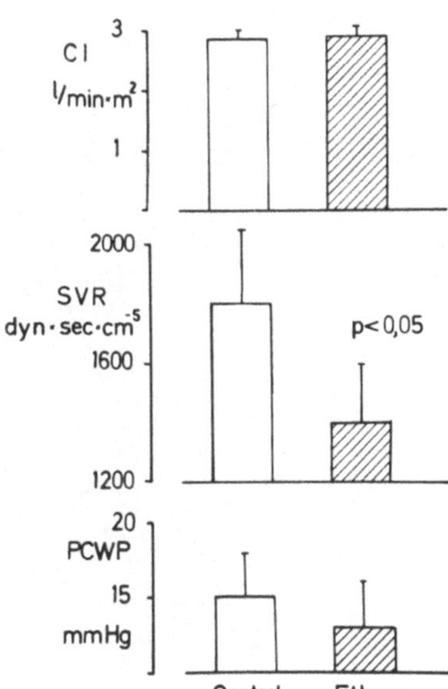

Abb. 2. Cardiac Index (CI), peripherer Widerstand (SVR) und pulmonal-kapillärer Verschlußdruck (PCWP) vor und nach Enfluran-Applikation

schlußdruck in kurzfristigen Intervallen gemessen. Erreichte der Blutdruck vor Beginn der Therapie extrem hohe Werte oder ließ er sich nicht schnell durch Applikation von Enfluran vermindern, wurde eine Blutdrucksenkung durch Vasodilatatoren durchgeführt. Diese Patienten sind in der Studie nicht enthalten. Die hämodynamischen Veränderungen sind in der Abbildung 1 und 2 aufgeführt. Die Herzfrequenz fällt um 15% ab, wohl als Ausdruck eines zentral sedierenden Effektes von Enfluran. Der systolische Blutdruck sinkt, wie erwünscht, von 170 ± 11 auf 115 ± 9 mmHg ab. Der pulmonal-kapilläre Verschlußdruck ändert sich nicht signifikant. Ebenso bleibt der Cardiac-Index mit 2,7 ± 0,3 vor Enfluran und mit 2,8 ± 0,3 1/min·m² nach Enfluranapplikation unverändert. Der gesamtperiphere Widerstand fällt wie erwünscht ab. Der Abfall beträgt 21%. Bei 5 Patienten wurde Blut aus dem Sinus coronaris entnommen, der

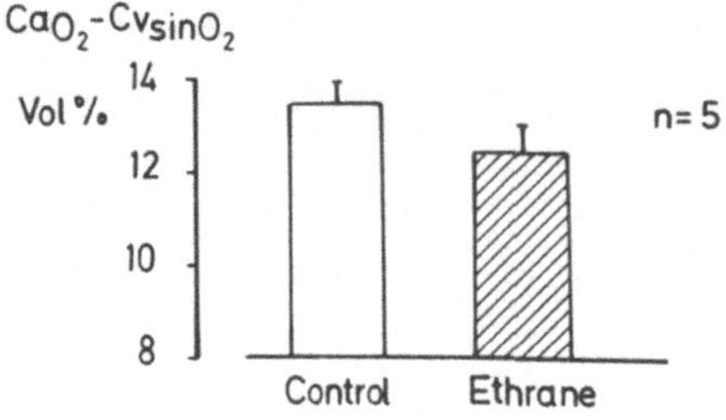

Abb. 3. Das Verhalten der Sauerstoff-Gehaltsdifferenz zwischen arteriellem Blut und Blut aus dem Sinus coronarius (Ca O_2-CVO_2) vor und nach Enfluran-Applikation

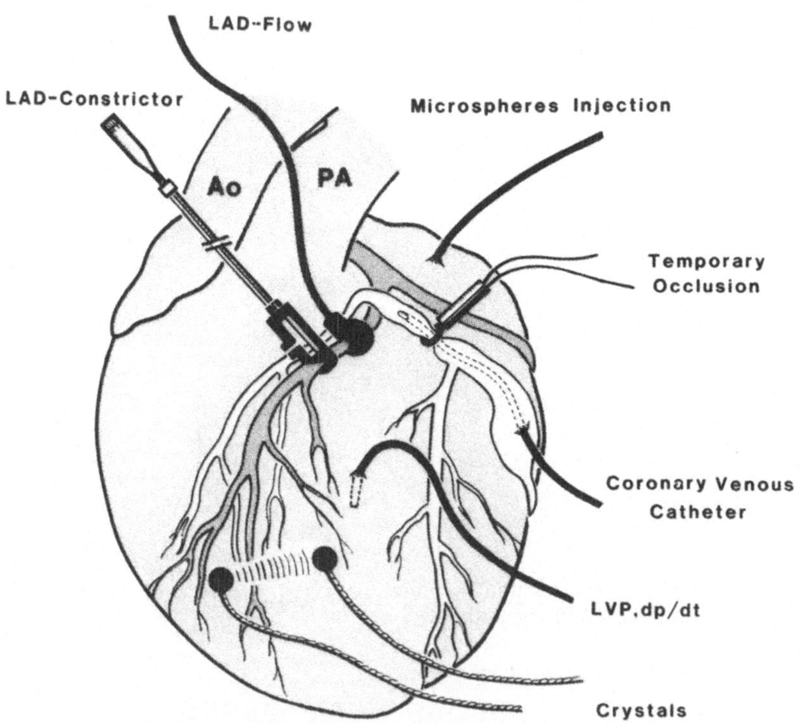

Abb. 4. Schematische Darstellung des experimentellen Situs: Der Ramus descendens (LAD) der linken Koronararterie wird mit Hilfe einer speziell konstruierten Mikrometerschraube so verengt, daß die mit dem elektromagnetischen Flowmeter gemessene Durchblutung auf 20% des Ausgangswertes reduziert wird. Die regionale Myokardfunktion wird im ischämischen Gebiet mit zwei Ultraschallkristallen gemessen; die myokardiale Durchblutung im ischämischen und nichtischämischen Myokardbezirk wird mit Hilfe von radioaktiv markierten Partikeln (Mikrospheres) bestimmt. Als wichtigster Stoffwechselparameter wird der Laktatspiegel selektiv im ischämischen Gebiet bestimmt

O_2-Gehalt bestimmt und die Sauerstoff-Differenz zwischen arteriellem und koronar-venösen Blut errechnet. Die Sauerstoff-Differenz fiel bei jedem der Patienten um ca. 1 Vol% ab (Abb. 3). Dieses sind jedoch Befunde, die am globalen Myokard bei Ischämie und begleitender Hypertonie erhoben wurden. Eine wesentliche Schwierigkeit bei der anästhesiologischen Betreuung von Koronarpatienten liegt darin, daß zwar zahlreiche Ergebnisse über die Wirkung von Anästhetika auf die *globale* Myokardfunktion vorliegen, Aussagen aber über die globale Myokardfunktion sind bei koronarer Herzerkrankung nicht ausreichend, denn die koronare Herzerkrankung ist in der Regel ein regionales Geschehen. Wichtig wären also Erkenntnisse über die regionalen Wandverände-rungen bei Myokardischämie. Hierüber besteht eine entscheidende Wissenslücke. Wir haben deshalb versucht, die regionalen Veränderungen im ischämischen Myokardbe-zirk unter Einfluß von Enfluran und Isofluran zu messen [6]. Die Erfassung regionaler Veränderungen in ischämischen oder ischämie-bedrohten Myokardbezirken ist unter klinischen Bedingungen nur beschränkt möglich, weil eine solche Messung notwendi-gerweise invasiv ist. Deshalb haben wir ein tierexperimentelles Modell entwickelt, daß standardisiert und reproduzierbar die klinische Situation einer Koronarstenose nach-ahmt (Abb. 4). Als Versuchstiere wurden Hunde mit einem mittleren Gewicht von 25–28 kg gewählt. Es wurden folgende regionale Veränderungen gemessen: Die regio-nale Durchblutung in den verschiedenen Myokardschichten, die regionale Myokard-funktion und der regionale Myokardstoffwechsel direkt im ischämischen Gebiet. Die Versuchstiere wurden nach Setzen der Stenose für 20 Minuten entweder mit 2,2 Vol% Enfluran oder in der anderen Gruppe mit 1,4 Vol% Isofluran in der Einatmungsluft beatmet. Dieses entspricht einer gemessenen endexspiratorischen Konzentration von 1,5 Vol% Enfluran und 1,0 Vol% Isofluran. Es wurden die bekannten hämodynami-schen Veränderungen gemessen, im wesentlichen die Abnahme des peripheren Wider-standes bei mäßiger Verminderung der Auswurfleistung des Herzens sowie eine ge-ringe Abnahme der Kontraktilität. Wenn nun einerseits der periphere Kreislaufwider-stand, gegen den sich der linke Ventrikel entleeren muß, abfällt, und wenn andererseits die Kontraktionskraft, sowohl die globale, wie vor allem auch die regionale, im isch-ämischen Gebiet gemessene, vermindert ist, müßte dieses bei ausreichendem Perfu-sionsdruck zu einer Reduzierung des myokardialen Sauerstoffverbrauches auch im ischämischen Gebiet führen und damit das Ausmaß der Ischämie vermindert werden. In Abbildung 5 und 6 ist die Laktatextraktion, direkt gemessen im ischämischen Ge-biet, unter Anwendung von Enfluran und Isofluran sowie bei der jeweiligen Kontroll-gruppe, die kein volatiles Anästhetikum bekam, dargestellt [1, 6]. Unter Stenosebedin-gungen fällt zunächst die Laktatextraktion ab. Unter Enfluran und Isofluran steigt die Laktatextraktion jedoch wieder an, als Zeichen einer verbesserten metabolischen Si-tuation. Im Gegensatz zu den jeweiligen Kontrollgruppen, in denen die Laktatextrak-tion zu diesem Zeitpunkt weiterhin kontinuierlich abfällt, ist das Ausmaß der Ischämie unter Enfluran und Isofluran vermindert.

Reiz und Mitarbeiter [3] untersuchten Patienten, die sich einer koronaren Bypass-operation unterziehen mußten und als Narkose 1 Vol% Isofluran, endexspiratorisch ge-messen, bekamen. Sie konnten bei diesen Patienten im Sinus coronarius unter Isoflu-ran einen vermehrten Durchfluß und einen erhöhten Sauerstoffgehalt des Blutes mes-sen. Das heißt, die Durchblutung des Herzens richtet sich unter Isofluran nicht mehr streng nach dem Sauerstoffverbrauch, weil Isofluran die Koronargefäße dilatieren kann. Wenn Isofluran die Koronargefäße allgemein, also auch im gesunden Myokard-

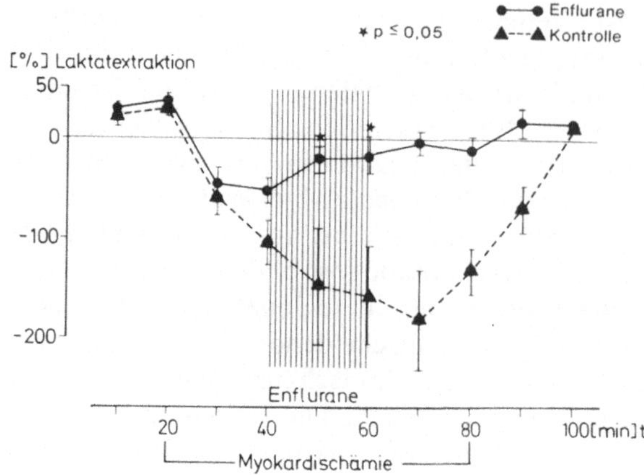

Abb. 5. Verlauf der Laktatextraktion während Enfluranapplikation unter experimenteller Koronarstenose

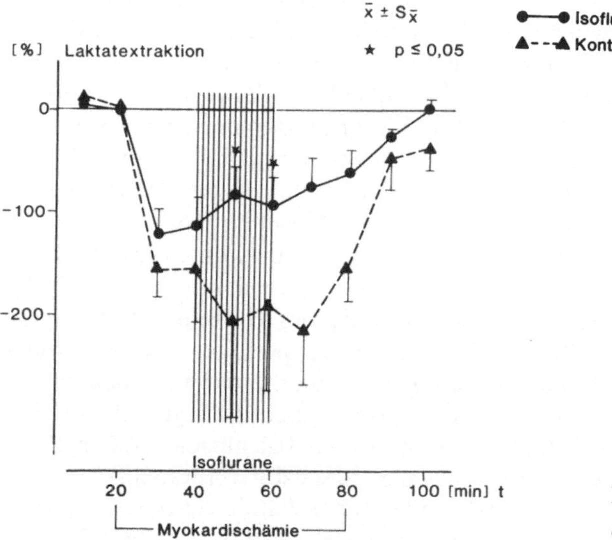

Abb. 6. Verlauf der Laktatextraktion während Isofluranapplikation unter experimenteller Koronarstenose

bezirk, erweitert, dann fließt koronares Blut entsprechend dem erniedrigten koronaren Widerstand vermehrt in dieses gesunde Gebiet und wird damit dem ischämischen Bereich entzogen. Es kommt zu einer Umverteilung des Blutes. Die Arbeitsgruppen Vogel und Mitarbeiter [7] sowie Hobbhahn und Mitarbeiter [2] finden am nichtstenosierten Herzen des Hundes folgende Ergebnisse: Unter Enfluran nimmt die Herzarbeit ab. Entsprechend vermindert sich die myokardiale Durchblutung, der PO_2 im Sinus coronarius bleibt unverändert. Unter Isofluran vermindert sich ebenfalls die Herzarbeit. Die Koronardurchblutung steigt dagegen an, der PO_2 im Sinus coronarius ist erhöht. Dieses ist ein Zeichen dafür, daß die enge Koppelung zwischen Sauerstoffverbrauch des Herzens und Durchblutung durch Isofluran gestört ist.

Im eingangs beschriebenen Tierexperiment mit einer Koronarstenose haben wir den Einfluß einer höheren Isoflurankonzentration unter gleichen Versuchsbedingungen untersucht. In den Abbildungen 7 und 8 sind die Ergebnisse der Laktat- und O_2-Extraktion dargestellt. Die Dosierung von 2,1 Vol% inspiratorisch (1,5 endexspiratorisch) führt im Gegensatz zu der niedrigen Dosierung von Isofluran zu einer Zunahme der Laktatextraktion. Auch die Sauerstoffextraktion, ebenfalls direkt gemessen im ischämischen Gebiet, nimmt unter der höheren Dosierung von Isofluran zu. Dieses ist ein Zeichen dafür, daß unter der höheren Dosierung das Ausmaß der Ischämie im Gegensatz zur geringeren Dosierung vergrößert wird. Es kommt also dosisabhängig zu einem unterschiedlichen Einfluß von Isofluran auf die Myokardischämie: Die geringere Dosierung führt zu einer Verminderung des Ausmaßes der Ischämie, die höhere

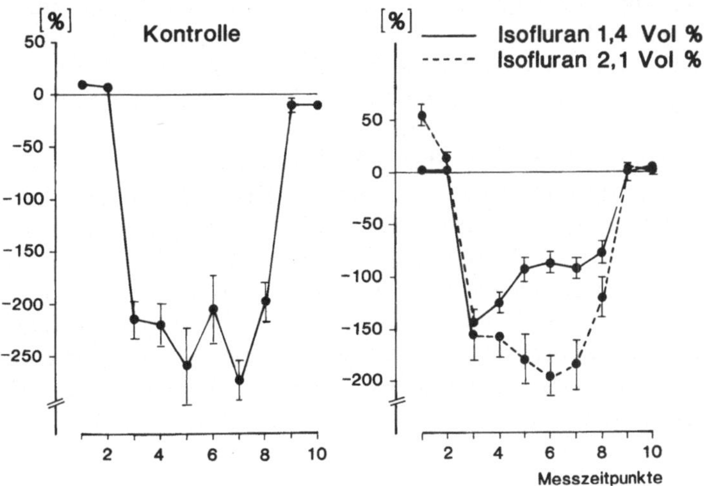

Abb. 7. Verlauf von Laktatextraktion bei Kontrollbedingungen sowie bei einer niedrigen und einer hohen Isoflurankonzentration direkt gemessen im Ischämiegebiet

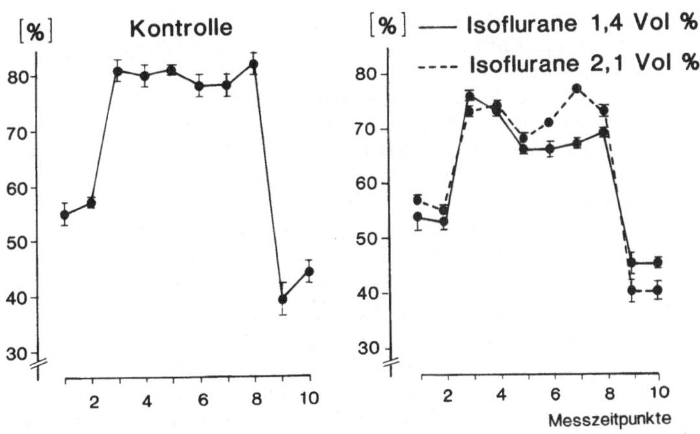

Abb. 8. Verlauf der O_2-Extraktion, direkt im Ischämiegebiet gemessen, für Kontrollbedingungen sowie bei einer niedrigen und einer höheren Isoflurankonzentration

Dosierung zu einer Vergrößerung des Ausmaßes der Ischämie. Diese Befunde sind dosisabhängig. Als Grund für diese Zunahme der Ischämie werden 2 Mechanismen diskutiert:

Das eben geschilderte Umverteilungsphänomen, sowie eine Abnahme des Perfusionsdruckes. In den von uns durchgeführten Untersuchungen lag der Perfusionsdruck im Mittel bei ca. 40 mmHg. Einige Tiere lagen darunter. Deshalb ist anhand dieser Untersuchungen nicht zu unterscheiden, ob diesen Veränderungen neben der Verminderung des Perfusionsdrucks ein Umverteilungsphänomen zugrunde liegt.

Welche klinischen Folgerungen ergeben sich hieraus bezüglich der Anwendung volatiler Anästhetika bei Patienten mit koronarer Herzerkrankung?

Bei aller Vorsicht, experimentelle Ergebnisse auf die Klinik zu übertragen, ist Enfluran eine Substanz, die durchaus sinnvoll bei Patienten mit koronarer Herzerkrankung angewandt werden kann. Auch Isofluran hat wegen seiner allgemeinen hämodynamischen Eigenschaften Vorteile. Solange jedoch nicht eindeutig geklärt ist, bzw. klärbar ist, ab welcher Dosierung das beschriebene Umverteilungsphänomen eintritt, sind höhere Dosierungen zu vermeiden.

Allgemein gilt, daß die Nebenwirkungen ebenso wie die Hauptwirkungen dosisabhängig sind. Deshalb bietet sich das Konzept an, beide Substanzen – bis zur endgültigen Klärung des Umverteilungsphänomens von Isofluran – bevorzugt Enfluran mit Lachgas in der Kombination mit dem Analgetikum Fentanyl als „balancierte" Anästhesie bei Patienten mit koronarer Herzerkrankung anzuwenden. Fentanyl in geringer Dosierung bewirkt keinen Anstieg des myokardialen Sauerstoffverbrauchs [4]. Eine solche „balancierte" Anästhesie kann die eingangs gestellte Forderung an eine Anästhesiemethode, die möglichst den myokardialen Sauerstoffverbrauch nicht vermehrt, erfüllen.

Literatur

1. Haller M, van Ackern K, Adler M, Ragaller M, Wöllner W, Brückner UB, Raithel E, Büll U (1986) Regionale Veränderungen von Durchblutung, Kontraktion und Stoffwechsel durch Isoflurane bei experimenteller Myokard-Ischämie. ZAK 1985, Graz
2. Hobbhahn J, Conzen P, Goetz A, Granetzny T, Habazettl H, Brendel W, Peter K (1986) Effekte von Isoflurane und Enflurane auf Durchblutung und Sauerstoffversorgung des Myokards bei Hunden. ZAK 1985, Graz
3. Reiz S, Balfors E, Sorensen MB, Ariola S, Friedmann A, Tondsson H (1982) Isofluran – a powerfull coronary vasodilator in patients with coronary artery disease. Anesthesiology 59:91
4. Sonntag H, Larsen R, Hilfiker O, Kettler D, Brockschneider M (1982) Myocardial blood flow and oxygen consumption during high-dose Fentanyl anesthesia in patients with coronary artery disease. Anesthesiology 56:417
5. Van Ackern K, Franke K, Peter K, Schmucker P (1979) Enflurane in patients with coronary artery disease. Act Anaesth Scand Suppl 71:71
6. Van Ackern K, Vetter HO, Brückner UB, Madler CH, Mittmann U, Peter K (1985) The effects of enflurane on myocardial ischemia in the dog. Regional changes in contractility, blood flow and metabolism in severe coronary stenosis. Brit J Anaesth 57:497
7. Vogel H, Günter H, Harrison DK, Höper J, Ellermann E, Brunner M, Kessler M, Peter K (1984) Sauerstoffversorgung und Mikrozirkulation des Myokards unter Isoflurane-, Enflurane-/Fentanyl-Analgesie. In: Peter K (Hrsg) Isoflurane, experimentelle und klinische Aspekte. Excerp Med, p 56

Volatile Anästhetika – Mehr Vorteile als Nachteile?

J. Tarnow

Mit dem Versuch, eine Antwort auf die o.g. Frage zu finden, ist nicht die Absicht verbunden, erneut die schon wiederholt geführte Debatte darüber zu entfachen, ob die Zukunft der Inhalationsanästhesie oder der totalen intravenösen Anästhesie gehört. Soweit heute zu erkennen ist, wird sich die künftige Entwicklung nicht in dieser Ausschließlichkeit vollziehen. Die Vor- und Nachteile beider Verfahren sind z.T. nur relativer, mitunter auch allzu subjektiver Natur. Nicht zuletzt hängen Bedeutung und Bewertung der Vor- und Nachteile von Pharmaka in der praktischen Medizin entscheidend davon ab, wie der Benutzer sie anwendet. In Kenntnis dieser Vorbehalte gegenüber einem starren Bewertungsschema lassen sich für die volatilen Anästhetika die folgenden Vorteile formulieren (Tabelle 1):

Tabelle 1. Potentielle Vorteile volatiler Anästhetika

- Geringe Metabolisierung, fast vollständige Elimination über die Lungen (Enfluran, Isofluran)
- Gute Steuerbarkeit
- Gute muskelrelaxierende Wirkung (Enfluran, Isofluran), Einsparung von Muskelrelaxantien
- Größere Sicherheit in der postoperativen Phase
- Keine anaphylaktoide Potenz
- Abschwächung adrenerger Reaktionen auf anästhesistische und chirurgische Stimuli
- Bronchodilatation bei Patienten mit obstruktiven Lungenerkrankungen (Halothan, Enfluran? Isofluran?)
- Bewußtseinsverlust während der Operation sichergestellt

Zumindest die neueren Inhalationsanästhetika Enfluran und Isofluran haben den theoretischen Vorteil, kaum metabolisiert und fast vollständig über die Lungen eliminiert zu werden. Einschränkend muß allerdings hinzugefügt werden, daß es nicht so sehr auf die prozentuale Biotransformation ankommt, sondern vielmehr darauf, welche Stoffwechselprodukte entstehen, was mit ihnen im Organismus geschieht (z.B. kovalente Bindung) und wie diese Intermediärprodukte auf den Organismus wirken. Unser Kenntnisstand ist auf diesem Gebiet jedoch noch lückenhaft.

Inhalationsanästhetika sind verhältnismäßig gut steuerbar, es sollte aber nicht übersehen werden, daß nach längerer Exposition erhebliche Mengen im Fettgewebe deponiert sind, die erst im Verlauf von Stunden oder gar Tagen den Organismus verlassen.

Bei der Verwendung von Enfluran oder Isofluran ist eine gute muskelrelaxierende Wirkung zu erwarten, so daß Muskelrelaxanzien eingespart werden können oder ein

Verzicht auf Curarederivate möglich ist. Hierdurch läßt sich die frühpostoperative Gefährdung des Patienten durch Ateminsuffizienz verringern, die Applikation von Cholinesterasehemmern wird seltener notwendig.

Volatile Anästhetika besitzen keine anaphylaktoide Potenz im Sinne einer Histaminliberation, zugleich muß aber an die noch nicht abgeschlossene Diskussion erinnert werden, daß z. B. bei der Genese der sogenannten Halothanhepatitis möglicherweise eine Antigen- bzw. Haptenbildung aus reaktiven Intermediärprodukten und Zellproteinen mit nachfolgender Antikörperreaktion beteiligt ist.

Unter der Voraussetzung, daß eine ausreichende Analgesie z. B. durch Fentanyl sichergestellt ist, vermögen volatile Anästhetika adrenerge Blutdruckreaktionen auf anästhesistische und chirurgische Stimuli abzuschwächen.

Bei Patienten mit obstruktiven Lungenerkrankungen bzw. Asthma gilt Halothan nach wie vor als Inhalationsanästhetikum der Wahl. Unter experimentellen Bedingungen wirken zwar auch Enfluran und Isofluran bronchodilatatorisch, bislang fehlen allerdings entsprechende Untersuchungsbefunde bei Patienten mit hohem Atemwegswiderstand.

Die Anwendung volatiler Anästhetika stellt sicher, daß der Patient während des Eingriffes bewußtlos ist. Dieser Gesichtspunkt scheint im Hinblick auf die in den USA vielfach praktizierte hochdosierte Mono-„Anästhesie" mit Opiaten der Erwähnung wert.

Als potentielle Nachteile volatiler Anästhetika sind zu nennen (Tabelle 2):

Tabelle 2. Potentielle Nachteile volatiler Anästhetika

- Einleitung einer reinen Inhalationsanästhesie vergleichsweise langsam
- Reizung der Atemwege (Isofluran)
- Geringe analgetische Wirkung, postoperativ häufig Schmerzen
- Organnebenwirkungen unter bestimmten Voraussetzungen häufiger als nach intravenösen Anästhetika:
    Herz und Kreislauf
    Gehirn (bei erhöhtem intrakraniellen Druck)
    Leber (Halothan, Enfluran?)
    Niere (Enfluran)
    Uterus (unmittelbar nach Entbindung)
- Triggersubstanzen der MH
- Verunreinigung der Luft
- Chronische Toxizität (erhöhte Spontanabortrate bei weiblichem Op-Personal). Begünstigung von Mißbildungen? Karzinogenität? Mutagenizität?

Die Einleitung einer reinen Inhalationsanästhesie, wie sie bei Kleinkindern üblich ist, dauert vergleichsweise lange. Nicht alle Kinder tolerieren eine Maske, Abwehrbewegungen, Husten und gelegentlich auch Laryngospasmus können Stör- und Risikofaktoren darstellen. In dieser Hinsicht scheint Isofluran wegen seines stechenden Geruches Nachteile gegenüber Halothan und Enfluran zu besitzen. In der Erwachsenenanästhesie, die zumeist intravenös eingeleitet wird, haben diese Gesichtspunkte kaum eine Bedeutung.

Volatile Anästhetika besitzen nur geringe analgetische Wirkungen. Nach einer mit Hypnotika intravenös eingeleiteten und mit Inhalationsanästhetika weitergeführten Anästhesie klagen viele Patienten bereits unmittelbar postoperativ über Schmerzen.

Unter bestimmten Voraussetzungen sind Organnebenwirkungen häufiger als nach intravenösen Anästhetika:

In bezug auf das Herz ist die Sensibilisierung gegenüber Adrenalin zu nennen, die jedoch nur bei einer Halothananästhesie praktisch ins Gewicht fällt. Unter höheren Konzentrationen von Enfluran und Isofluran (1,0 MAC und mehr) kommt es zu einer Koronardilatation, die bei Patienten mit koronarer Herzkrankheit zu einer Umverteilung der Durchblutung zuungunsten ischämiegefährdeter Myokardbezirke führen kann („coronary steal"). Nach Halothan (auch nach Enfluran?) ist unter bestimmten jedoch nicht vorhersehbaren Voraussetzungen (Enzyminduktion, Hypoxie, wiederholte Exposition in kurzen Zeitabständen) eine Schädigung des Leberparenchyms möglich.

Enfluran kann bei langer Applikationsdauer zu Serumfluoridkonzentrationen führen, die hoch genug sind, um eine leichte Einschränkung der renalen Konzentrationsfähigkeit zu bewirken. Obwohl Enfluran auch bei Patienten mit Niereninsuffizienz ohne erkennbare Nebenwirkungen eingesetzt worden ist, erscheint es, zumindest aus forensischen Gründen, ratsam, auf dieses Inhalationsanästhetikum zu verzichten, wenn eine erhebliche Nierenfunktionsstörung besteht oder eine Nierentransplantation vorgesehen ist.

Alle volatilen Anästhetika erhöhen den intrakraniellen Druck, diese Substanzen sollten deshalb bei Patienten, bei denen bereits ein erhöhter Hirndruck besteht oder zu vermuten ist, nicht eingesetzt werden. Offenbar kann nicht nur Enfluran, sondern – wie kürzlich berichtet – auch Isofluran gelegentlich die Entstehung einer elektroencephalographischen und klinischen Krampfsymptomatik begünstigen.

Die uterusrelaxierenden Wirkungen der volatilen Anästhetika können, wenn sie in höheren Konzentrationen angewendet werden, postpartale Blutungen verstärken. Andererseits sind ihre tokolytischen Eigenschaften für die Anästhesie bei Eingriffen zur Behandlung eines drohenden Abortes (Cerclage) vorteilhaft.

Volatile Anästhetika sind Triggersubstanzen der Malignen Hyperthermie. Dieses Manko hat jedoch in Anbetracht der Seltenheit der MH kein größeres Gewicht.

Gesichert erscheint, daß Schwangere, die chronisch geringen Konzentrationen von Inhalationsanästhetika ausgesetzt waren (OP-Personal), zu einer erhöhten Spontanabortrate neigen. Andere teratogene Wirkungen (Mißbildungen) sowie karzinogene oder mutagene Effekte sind beim Menschen bisher nicht nachgewiesen worden.

In den meisten Einleitungsräumen und Operationssälen existieren heute zwar Absaugevorrichtungen für Narkosegase, die dann aber in die Außenluft gelangen. Die Verunreinigung der Luft durch Narkosegase erscheint allerdings, ohne daß ich diesen Gesichtspunkt bagatellisieren möchte, derzeit nicht zu den vordringlich zu lösenden Umweltproblemen zu gehören.

Eine rein numerische Gegenüberstellung erlaubt verständlicherweise keine überzeugende Antwort auf die Frage, ob nun die Vorteile oder die Nachteile volatiler Anästhetika überwiegen. Der Versuch einer qualitativen Gewichtung dürfte ebenso wenig zu einem eindeutigen und allgemein akzeptierten Ergebnis führen, da die Klassifizierung Vorteil/Nachteil davon abhängig gemacht werden muß, welcher Patient welches Anästhetikum erhält und wie es angewendet wird. Dies gilt für jedes Anästhetikum

und jedes Anästhesieverfahren. Inhalationsanästhetika werden meiner Einschätzung
nach auf absehbare Zeit auch weiterhin zum Instrumentarium der Allgemeinanästhesie gehören und zwar vorzugsweise als Adjuvantien einer Kombinationsanästhesie mit
intravenösen Anästhesiepharmaka.

Local Scavenging – A New Method to Reduce Occupational Exposure to Anaesthetic Gases

P. Carlsson

The evacuation of anaesthetic gases from the expiratory valve of the breathing system will reduce occupational exposure to anaesthetic gases by more than 90% if a cuffed endotracheal tube is used.

Anaesthesia with uncuffed tube or face mask may however cause heavy contamination of the operating room air due to leakage of anaesthetic gases, and these gases are only slowly evacuated by the general ventilation system due to the complexity of the aerodynamics in the room. In order to reduce contamination of the room air it therefore is necessary to evacuate the leaking gases before they are dispersed in the operating room. The conditions for and the efficiency of a local air exhaust system applied to anaesthetic use, a local scavenger, have been evaluated.

In a room without general ventilation the scavenging range was found to be less than 0.3 m at an evacuation flow of 100 m^3/hour, 0.4 m at 150 m^3/h and more than 0.5 m at 200 m^3/h.

In a ventilated room and during working conditions the scavenging range was halved. This was confirmed by the practical experiences. Thus an evacuation flow of 150 m^3 of air/hour is necessary if the scavenger is to be placed 0.20 m from the patients face; in order to reduce the noise within the evacuating tube its diameter must be 80 mm. The efficiency of the air-exhaust system is increased by the use of a conically shaped nozzle with a perforated front.

The efficiency of the local scavenger was evaluated in a small operating theatre without general ventilation. The occupational exposure to nitrous oxide during paediatric inhalation anaesthesia, administered by face mask, was studied. The concentration of nitrous oxide was measured with infrared spectrophotometry. The scavenger at the expiratory valve of the breathing system was also in use. A significant reduction in exposure (p < 0.01; Mann-Whitney) was found:

	Occupational exposure to nitrous oxide (ppm) (mean; range)	Percentage of time with N20 > 100 ppm
No local scavenging (n = 7)	210; 33–253	71%
Local scavenging (n = 21)	51; 21– 79	10%

The local scavenger can also be used to evacuate vapours formed during refilling of vaporizers or during preparation of plastic bone-cements and to evacuate the unpleasant smelling smoke generated by laser surgery.

Conclusion

Local scavenging at a flow-rate of 150 m³/hour and a working distance of 0.20 m will reduce occupational exposure to anaesthetic gases by 75% during mask anaesthesia. This type of scavenging is recommended for mask-anaesthesia and when uncuffed tubes are used. It does not interfere with patient safety or anaesthetic work, it can be used with all types of anaesthetic circuits and it is an alternative to costly, high-flow rate room ventilation systems.

Reference

Carlsson P, Lundqvist B, Hallén B (1983) The effect of local scavenging on occupational exposure to nitrous oxide. Acta Anaesthesiol Scand 27:470–475

Aktuelle Fragen der Inhalationsanästhesie

R. Dudziak

Workshops oder Symposien über das Thema „Aktuelle Fragen der Inhalationsanästhesie" gibt es schon, solange die modernen Inhalationsanästhetika existieren. Sichtet man alle Programme der vergangenen ZAKs, so stellt man fest, daß auf keinem dieser Kongresse vergessen wurde, dieses Thema abzuhandeln. Darüber hinaus lassen sich auch verhältnismäßig leicht innerhalb des Komplexes „Inhalationsanästhesie" diejenigen Fragen sichten und reihen, die in den vergangenen zwei Jahrzehnten immer wieder abgehandelt worden sind. Es sind dies:

1. Inhalationsanästhetika und ihre kardiovaskuläre Wirkung,
2. Inhalationsanästhetika und ihre Wirkung auf den Stoffwechsel und die Durchblutung des Gehirns,
3. Metabolismus und Organtoxizität der Inhalationsanästhetika,
4. Luftverschmutzung und chronische Intoxikation des Personals.

Die regelmäßigen Wiederholungen dieser Themen zeigen, daß immer noch neue Erkenntnisse gewonnen werden können, die helfen, die Frage, wie es nun wirklich mit dieser oder jener speziellen Wirkung eines Anästhetikums bestellt ist, zu beantworten.

Wenn die Frage nach der Wirkung von Inhalationsanästhetika auf das kardiovaskuläre System ein Dauerbrenner ist, und wohl auch bleiben wird, so liegt das in der Natur der Sache begründet. Sind doch sehr viele der von uns anästhesierten Patienten entweder herzkrank oder leiden unter Durchblutungsstörungen, welcher Art auch immer. Es existiert auch eine Einigkeit unter den Teilnehmern der Symposien darüber, daß die zwar sehr verallgemeinernd klingende Feststellung „Alle von uns benutzten modernen Inhalationsanästhetika wirken negativ inotrop" letztlich stimmt.

Bei dieser Pauschalfeststellung endet aber die Einigkeit und es beginnt eine Kontroverse, die nur dann zu einem Konsens führt, wenn sich die Teilnehmer auf die Plattform der Spezifität der Versuchsanordnung oder die Besonderheiten des untersuchten Patientengutes oder, bei tierexperimentellen Untersuchungen, die Besonderheiten der Spezies zurückziehen dürfen. Die Biovariabilität, die Inhomogenität und auch andere sonst kaum bekannte Eigenschaften der untersuchten Spezies lassen es selten zu, daß der eine Autor den anderen Autor tatsächlich voll bestätigen kann. Das führt zu Problemen bei denjenigen, die nun das Veröffentlichte in die eigene Praxis umsetzen sollen oder wollen.

Auch das heutige Symposion brachte Beispiele für kontroverse Befunde und uneinheitliche Interpretationen bestimmter Wirkungen von Inhalationsanästhetika mit sich.

So hat z. B. Herr van Aken bei Untersuchungen an Pavianen, die er heute vorgestellt hat, eine Konzentration von nur 1,4 Vol% Isofluran benötigt, um den mittleren arteriellen Druck der Tiere auf die Hälfte zu senken. Das überrascht, weil bisher das Zweifache oder das 2,5-fache dieser endexspiratorischen Konzentration für Hunde, aber auch bei Menschen, angegeben wurde, um das Ziel der 50%igen Senkung des mittleren Druckes zu erreichen. Auch das Verhalten der Zerebraldurchblutung ist ein neuer Befund. Isoflurankonzentrationen ab 0,95% und höher führen in diesen Untersuchungen zu einem Wiederanstieg der zerebralen Durchblutung und des zerebralen Sauerstoffverbrauches. Newberg et al. untersuchten im Jahre 1984 einen Teil dieser Fragen an Hunden. Bei diesen Untersuchungen fiel die Gehirndurchblutung der Hunde kontinuierlich um 60–62% der Ausgangswerte, selbst bei einer Konzentration von 2,9% Isofluran, ab.

Ein anderes Beispiel sind die vorgetragenen Befunde zur koronaren Durchblutung des Myokards und ihrer Verteilung unter der Wirkung von Isofluran. Die Runde wäre freilich kompletter gewesen, hätten wir uns heute auch mit Herrn Reiz zusammensetzen und diskutieren können. Dann nämlich wäre noch deutlicher geworden, wieviele unterschiedliche Reaktionen des Koronarsystems, kenntlich an Veränderungen des EKG, der koronaren $AVDO_2$, dem Verhalten der Milchsäurekonzentration und anderen Parametern, während der Isofluran-Anästhesie gefunden werden und wie verschieden sie interpretiert werden können.

Es sind auch Fragen offen geblieben. Ist es tatsächlich das sog. „Coronary Steal Phenomenon" oder handelt es sich um eine durch Senkung des diastolischen und mittleren arteriellen Druckes bedingte Ischämie einiger Myokardbezirke, wenn während der Narkose Senkungen der ST-Strecke oder Inversal-T beobachtet werden? Man sollte in diesem Zusammenhang daran erinnern, daß 1980 Waltier, später Bussmann, darauf hingewiesen haben, daß Nitroglycerin in der Lage ist, immer dann, wenn der diastolische Druck durch Steigerung der Nitroglycerinkonzentration stark abgefallen war, Ischämiezeichen beim Herzinfarkt zu verstärken und die Infarktzone zu vergrößern. Es ist deshalb eine ernste Frage, ob wir in Zukunft uns nicht etwas weniger Gedanken darüber machen sollten, ob ein bestimmtes Inhalationsanästhetikum ein starker oder weniger starker Koronardilatator ist oder nicht, sondern mehr darauf achten, unter welchen Narkosemethoden auch immer, daß der koronare Perfusionsdruck möglichst hoch erhalten bleibt und nicht mehr als 20–30% gesenkt wird. Dieser Punkt dürfte schon entscheidend sein, zumal Untersuchungen einer durch Isofluran erzielten Hypotension bei Herzgesunden mit keiner Veränderung im EKG verbunden waren. Es ließen sich weitere Beispiele nennen, hierfür fehlt jedoch die Zeit. Wenn für die Zukunft einige Verbesserungsvorschläge für die Besprechung eines so wichtigen Thema gemacht werden dürfen, so drängt sich als erstes die Bitte auf, einmal nur über Befunde, die an Menschen unter klinischen Bedingungen und üblichen Dosierungen von Anästhetika gewonnen werden, zu sprechen. Es ist meine Überzeugung, daß das Vermischen von tierexperimentellen und an Menschen gewonnenen Ergebnissen die Interpretation sowie die Erkundung der wahren Wirkung eines Medikamentes sehr erschwert, zumal wir das Stadium der Entwicklung erreicht haben, indem wir mit Stolz sagen können, gemeinsam Erfahrungen mit vielen hunderttausend Narkosen mit einem bestimmten Anästhetikum gemacht zu haben.

Damit möchte ich die Sitzung schließen und mich bei Herrn Peter für die nette Führung der Verhandlung sowie bei Ihnen, meine Damen und Herren, für die durchaus rege Beteiligung sehr herzlich bedanken.

Literatur

Bussmann WD (1983) Nitroglycerin Therapy in Acute Myocardial Infarction – An Overview. Z Kardiol 72 Suppl 3, 137–140
Newberg LA, Milde JH, Michenfelder JD (1984) Systemic and Cerebral Effects of Isoflurane-induced Hypotension in Dogs. Anesthesiology 60:541
Schulz W, Jost S, Kober G, Kaltenbach M (1985) Relation of Antianginal Efficacy of Nifedipine to Degree of Coronary Arterial Narrowing and to Presence of Coronary Collateral Vessels. Am J Cardiol 55:26–32
Waltier DC, Gross GJ, Brooks HL (1980) Coronary steal-induced increase in myocardial infarct size after pharmacologic coronary vasodilation. Am J Cardiol 46:83–90.

II Neue intravenöse Anästhetika – Pro und Contra

Leitung: A. Doenicke und M. Gemperle

Einleitung: Neue intravenöse Anästhetika
– Pro und Contra

A. Doenicke

In ihrem Einführungsreferat haben J. Schüttler und H. Stoeckel mit Hilfe der Pharmakokinetik und -dynamik das Propofol als echte Neuentwicklung hervorgehoben. H. Sonntag und A. Doenicke ergänzen klinisch experimentelle Befunde durch erste Erfahrungen am Patienten. Ohne Prämedikation d.h. ohne Benzodiazepine und ohne Analgetika zeigt das Propofol zur Einleitung einer Allgemeinanästhesie geringere Nebenwirkungen (Injektionsschmerz, Myokloni) als Etomidat (Doenicke).

Einen breiten Raum nimmt die Diskussion um die Suppression der Nebennierenrindenfunktion ein. Inzwischen sind hierüber zahlreiche Ergebnisse veröffentlicht, so daß die Arbeitsgruppen Hempelmann, Doenicke klar zu den Etomidat-Cortisol-Befunden Stellung nehmen können. Nach einer Etomidat-Bolusinjektion wird das Cortisol aufgrund einer Synthesehemmung über 4 bis 6 Stunden gesenkt, das ACTH steigt sehr stark an. Propofol verhält sich deutlich anders. Das Cortisol wird bis zur 90. Minute gesenkt, steigt dann wieder an und unterliegt im weiteren Verlauf etwa dem Tagesrhythmus; ACTH bleibt unbeeinflußbar. Ein gesetzter physischer Streß verursacht einen signifikanten Anstieg des Cortisols.

Unter den neueren Benzodiazepinen zeichnet sich das Midazolam als stark hypnotisch wirksam aus, beim Lormetazepam überwiegt die anxiolytische Komponente und hat sich besonders zur Prämedikation bewährt. Mit dem Benzodiazepin-Antagonisten Ro 15-1788 ist eine Benzodiazepin-Wirkung sofort aufzuheben. Da jedoch die Eliminationshalbwertszeit von Ro 15-1788 mit $1,5 \pm 0,14$ Stunden deutlich kürzer ist als die der Benzodiazepine, muß dennoch mit Nachschlafstadien gerechnet werden.

Die richtige Anwendung des Alfentanils mit einer Prämedikation von Atropin verringert cholergische Nebenwirkungen, wie Schenck an über 500 Narkosen feststellen konnte. Trotz guter Vigilanz ist auch nach Alfentanil eine Überwachung zu fordern.

Prinzipien der klinischen Pharmakologie als Grundlage der optimierten Anwendung neuer intravenöser Anästhetika

J. Schüttler und H. Stoeckel

Bei der Entwicklung neuer intravenöser Anästhetika sind einerseits die erwünschten vorteilhaften Wirkungen der bisher im Gebrauch befindlichen Pharmaka zu berücksichtigen. Andererseits gilt es deren unerwünschte und nachteiligen Effekte zu vermeiden. Mit Hilfe der Pharmakokinetik und -dynamik ist man in der Lage, sowohl den zeitlichen Blutspiegelverlauf eines neuen Anästhetikums nach definierten Dosen und Dosierungsschemata zu berechnen, als auch das davon abhängige zeitliche und quantitative Ausmaß der pharmakodynamischen Effekte vorherzusagen. Unter Berücksichtigung pharmakokinetischer und -dynamischer Aspekte war man in den letzten Jahren bestrebt, intravenöse Anästhetika zu entwickeln, deren Anwendung eine der guten Steuerbarkeit der Inhalationsanästhesie vergleichbare Narkoseführung erlauben sollte. Bei den Hypnotika kann lediglich das Propofol (Disoprivan) als potentielle Neuentwicklung betrachtet werden und Etomidat (Hypnomidat) nur als *relativ* neues Pharmakon. Bei den Analgetika hat für den Bereich der intraoperativen Analgesie lediglich das Alfentanil (Rapifen) als neu zu nennendes Pharmakon klinische Bedeutung erlangt. Die Benzodiazepine sind für den anästhesiologischen Bereich durch die klinischen Einführung von Midazolam (Dormikum) und Lormetazepam (Noctamid) erweitert worden, wobei letzteres primär Bedeutung für die Prämedikation besitzt. Bei der Erarbeitung von Dosierungskonzepten für die optimierte Anwendung dieser neuentwickelten Pharmaka erfüllen die Hypnotika Propofol und Etomidat nahezu ideale Voraussetzungen im Hinblick auf eine gute Steuerbarkeit des pharmakodynamischen Effektes. Die äußerst große Gesamtkörperclearance beider Pharmaka (Etomidat: ca. 1600 -; Propofol: ca. 2500 ml/min) gestattet eine schnelle Änderung der jeweils erwünschten Blutspiegel. Die geringe pharmakodynamische Hysterese der beiden Substanzen führt dazu, daß der erwünschte Effekt ohne relevante Zeitverzögerung nahezu unmittelbar nach Änderung der Blutspiegel zu verzeichnen ist. Bei Vorliegen solcher kinetischer und dynamischer Eigenschaften kommt für eine optimierte Dosierung nur die Anwendung mittels Infusionsschemata in Betracht. Bei Alfentanil ist aufgrund der geringeren Gesamtkörperclearance von ca. 300 ml/min eine repetitive Bolusdosierung möglich, jedoch bewegt man sich damit bei längerdauernden Eingriffen aufgrund kurzer Injektionsintervalle vielfach am Rande der Praktikabilität, so daß auch hier eine Infusionsdosierung vorzuziehen ist. Bei den Benzodiazepinen ist Midazolam durch seine für diese Gruppe relativ hohe Clearance von ca. 450 ml/min zu einer Bereicherung für den intraoperativen Einsatz geworden. Der bei diesem Pharmakon bisher jedoch nur unbefriedigend zu quantifizierende pharmakodynamische Effekt läßt den Einsatz von interaktiven Dosierungstechniken wenig sinnvoll erscheinen.

Eine befriedigende Dosierungstechnik, die nahezu allen Erfordernissen der intravenösen Narkoseführung gerecht wird, ist am ehesten durch den Einsatz mikroprozessorgesteuerter Infusionssysteme zu erreichen. Dabei kann ein geeigneter EEG-Parameter, neben den sonst üblichen Indikatoren, zur Steuerung der für den operativen Eingriff notwendigen adäquaten Narkosetiefe benutzt werden.

Etomidat: Ein sicheres Narkoseeinleitungsmittel?

T. Crozier

Für viele Patienten stellt die Narkoseeinleitung oft die größte Gefährdung während der perioperativen Phase dar, und nur durch sorgfältige Wahl des Einleitungsmittels kann das Risiko auf ein Minimum reduziert werden. In dem Bemühen, das ideale Einleitungsmittel zu finden, sind in den letzten Jahrzehnten eine ganze Reihe neuer Hypnotika entwickelt worden, die die Erwartungen in einzelnen Aspekten erfüllten, jedoch auch gravierende Nachteile aufwiesen. Der Steckbrief der „Wunderdroge", nach der so intensiv gefahndet wird, zählt die Eigenschaften auf, die erwartet werden (Abb. 1).

Das vor fast 15 Jahren eingeführte Imidazolderivat, Etomidat, erfüllt die gestellten Anforderungen nahezu vollständig [3, 9]. Es ist natürlich nicht *das* ideale Hypnotikum – ein solches wird es vielleicht nie geben – aber von allen zur Zeit verfügbaren Hypnotika kommt Etomidat dem angestrebten Ideal doch am nächsten. Man erkennt das am ehesten, wenn man die einzelnen Punkte nacheinander durchgeht.

Schnelles Einschlafen

Mit Etomidat in einer Einleitungsdosis von 0,3 mg/kg KG schlafen die Patienten schnell ein. Kugler und Mitarbeiter [13] haben in einer Versuchsreihe anhand von Narkogrammen nachgewiesen, daß die Patienten rasch ein tiefes Schlafstadium erreichen

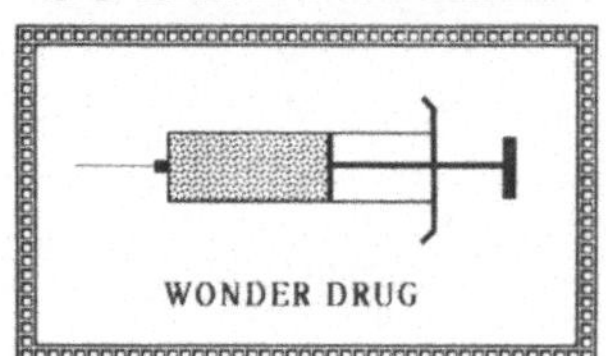

Abb. 1. Steckbrief des idealen Narkoseeinleitungsmittels

und nach etwa 8 Minuten wieder erwachen. Durch Nachinjektionen kann die Schlafdauer verlängert werden, ohne daß es dabei zu einer Kumulation kommt. Weitere Untersuchungen von Schüttler et al. zeigten, daß das EEG-Power Spectrum durch Etomidat zu langsameren Frequenzen hin verschoben wird. Beim Aufwachen treten wieder
die normalen, schnelleren Frequenzen in den Vordergrund [22].

Gute Steuerbarkeit

Durch Untersuchungen der Plasmaspiegelverläufe nach einmaliger Injektion und kontinuierlicher Infusion wiesen Van Hamme und Mitarbeiter [24] und Schüttler und Mitarbeiter [21] nach, daß Etomidate eine schnelle Verteilung vom zentralen ins periphere
Kompartiment aufweist. Die endgültige Elimination verläuft sehr schnell: mit etwa
1600 ml/min ist die Plasmaclearance ebenso hoch wie die Leberdurchblutung, von der
sie wahrscheinlich auch abhängig ist. Bei dieser Eliminationsrate ist mit einer Kumulation nach Repetitionsdosen nicht zu rechnen. Allerdings wird die Frage der repetitiven Verabreichung weiter unten in einem anderen Zusammenhang noch einmal zur
Sprache kommen.

Große therapeutische Breite

Die therapeutische Breite von Etomidat ist groß; sie beträgt 26, d. h. eine letale Dosis
wird erst bei der 26-fachen Effektivdosis erreicht. Im Vergleich dazu seien die entsprechenden Werte für zwei häufig verwendete Hypnotika genannt: 9,5 für Methohexital
und für Thiopental nur 4,6. Die beiden Barbiturate können deshalb wesentlich leichter
zum Nachteil des Patienten überdosiert werden [9, 20].

Kardiovaskuläre Stabilität

In der Praxis ist man häufig mit kardialen Risikopatienten konfrontiert, bei denen
Koronardurchblutung und Myokardfunktion schwer gestört sind. Bei diesen Patienten
darf die kardiovaskuläre Funktion nicht noch weiter beeinträchtigt werden. Myokardialer Sauerstoffverbrauch und Kontraktilität müssen durch das verwendete Hypnotikum weitestgehend unbeeinflußt bleiben.

Im Tierversuch wurden die kardiovaskulären Wirkungen aller gebräuchlichen Hypnotika vergleichend untersucht. Gegenüber Methohexital, Thiopental, Althesin und
Propanidid wies Etomidat die geringsten Auswirkungen auf die myokardiale Funktion
auf. Insbesondere ist die negativ inotrope Wirkung, gemessen als Veränderung von
dp/dt_{max}, um ein Vielfaches geringer als die von Methohexital [18].

Kettler und Sonntag [11] untersuchten den Einfluß von Etomidat auf myokardiale
Parameter beim Menschen und konnten die Ergebnisse der tierexperimentellen Untersuchungen bestätigen. Sie fanden eine Zunahme der Koronardurchblutung und des
myokardialen Sauerstoffverbrauches nach 0,3 mg/kg KG Etomidat um ca. 4% (Abb.
2). Unter gleichen Bedingungen führte Methohexital zu einer Zunahme des O_2-Ver-
brauchs um 50%. Die deletären Folgen für Patienten mit koronarer Herzkrankheit lie-

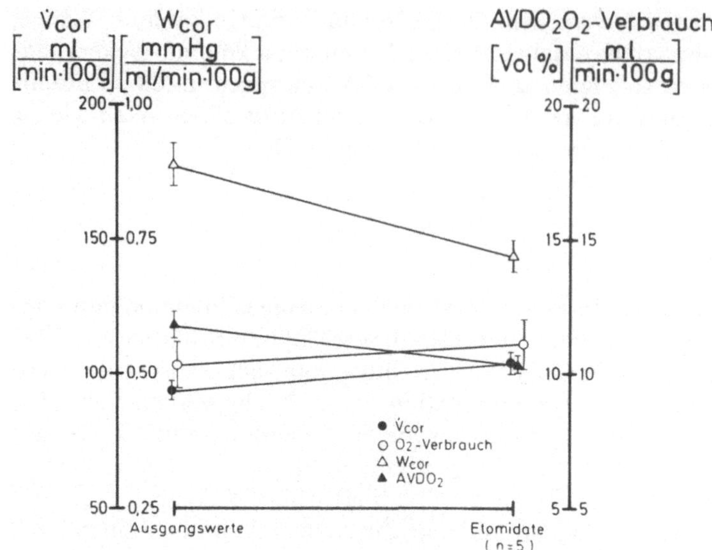

Abb. 2. Einfluß von 0,3 mg/kg Etomidat auf myokardiale Parameter beim Menschen. Die Abkürzungen bedeuten: V_{cor} Koronardurchblutung, W_{cor} koronarer Gefäßwiderstand, $AVDO_2$ arterio-koronarvenöse Sauerstoffdifferenz. (Aus: [11])

gen auf der Hand. Hempelmann und Mitarbeiter [7] wiesen in ihren Untersuchungen nach, daß 0,3 mg/kg KG Etomidat bei myokardial vorgeschädigten Patienten einen nur geringen Abfall des systolischen Druckes und des Herzindexes um ca. 8% verursachte.

Keine Histaminfreisetzung

Ein großer Nachteil einiger Hypnotika war die durch ihnen verursachte Histaminfreisetzung, die mit hämodynamischen und respiratorischen Komplikationen verbunden war [16]. Die ersten Untersuchungen ergaben, daß Etomidat nicht zu einem Histaminanstieg führt [4]. In späteren Untersuchungen konnten Histaminanstiege bei Verwendung von Etomidat zusammen mit Lormetazepam, Succinylcholin oder Pancuronium doch nachgewiesen werden, die allerdings wesentlich seltener und von geringerem Ausmaß waren [17]. In jüngster Zeit sind allerdings Fälle von klinisch manifesten, allergischen Reaktionen nach Etomidat dokumentiert worden [12, 23]. Dennoch ist Etomidat auch in dieser Hinsicht sicherer als andere Hypnotika.

Keine Myoklonien bei prämedizierten Patienten

Es gibt eine Reihe von Berichten über Myoklonien und Dyskinesien nach der Gabe von Etomidat [13, 26]. Übereinstimmend stellen die Autoren fest, daß es sich dabei nicht um ein epileptiformes Geschehen mit entsprechenden EEG-Veränderungen handelt, sondern daß es durch Enthemmung auf subkortikaler Ebene verursacht wird. Solche Bewegungsabläufe werden auch im normalen Schlaf beobachtet. Diese Bewegungen können durch Benzodiazepine und Opiate verhindert werden; sie werden nicht bei prämedizierten Patienten gesehen.

Kurzfristige, reversible Steroidsynthesehemmung

Die zur Zeit schwerwiegendsten Bedenken, die gegen die Anwendung von Etomidat zur Narkoseeinleitung vorgebracht werden, hängen damit zusammen, daß es über eine Inhibition der adrenokortikalen Steroidsynthese zu niedrigen Cortisol- und Aldosteronspiegeln führt [10, 19, 25]. In einer Reihe von Publikationen aus den Jahren 1982 und 1983 wurde der Verdacht geäußert, daß Etomidat als Langzeitsedativum, d. h. in Dosen von ca. 30–80 mg/h über Tage und Wochen hinweg, die Mortalität von Intensivpatienten erhöhen könnte [14], und zwar aufgrund der gestörten Steroidsynthese [6]. Obwohl die Kausalität zwischen Etomidatanwendung und erhöhter Mortalität durch die unkontrollierte, retrospektive Studie nicht stringent bewiesen ist, war der vorgebrachte Verdacht ausreichend, um Etomidat zur Dauersedierung nicht mehr einzusetzen.

Die Situation der langzeitsedierten Intensivpatienten kann sowohl bezüglich des Patientengutes als auch bezüglich der Dosierung kaum mit der Situation bei der Narkoseeinleitung verglichen werden, dennoch gibt es ernstzunehmende Stimmen, die auch von der Anwendung von Etomidat als Einleitungsmittel abraten [15]. Diese Unsicherheit liegt daran, daß Ausmaß und Dauer der Cortisolsynthesehemmung nach einer normalen Einleitungsdosis unzureichend bekannt waren. Darüber hinaus herrscht Unklarheit über die biologische Bedeutung und den klinischen Stellenwert der Inhibition. Zur Zeit ist es auch nicht möglich den Effekt abzuschätzen, den Etomidat auf die Steroidsynthese im Ovar, in der Plazenta oder in der fötalen Nebennierenrinde ausübt.

In eigenen Untersuchungen konnten Ausmaß und Dauer der Cortisolsynthesehemmung nach hohen Etomidatdosen, die zur Sedierung während Herzoperationen in der Phase der extrakorporalen Zirkulation angewandt werden, bestimmt werden [2]. Durch mehrfache Stimulation mit exogenem, synthetischem ACTH 1-24 (Synacthen) wurde die Syntheseleistung der NNR qualitativ untersucht. Die Abbildungen 3 und 4 zeigen Cortisol- und ACTH-Verläufe nach Etomidat in einer Dosierung von etwa 60–80 mg, also in der 3–4-fachen Einleitungsdosis (nähere Daten zu Patienten und Medikation s. Tabelle 1). Bei Patienten in der Orthopädiegruppe (Arthroskopien) mit geringem Trauma kommt es zu einem Abfall des Serumcortisols, der sich nach spätestens 6 Stunden normalisiert. Die Cortisolwerte sind aber nicht niedriger als bei den Patienten, die Midazolam bekamen. Bei den Koronarbypasspatienten (ACVB-Gruppe), die unter größerem Streß stehen, wird kein Cortisolabfall gesehen. Ganz im Einklang mit der unterbrochenen Cortisolrückkopplung sieht man deutlich höhere ACTH-Werte in der Gruppe mit großem Streß. Hiermit haben wir einen Hinweis, daß die Steroidsyntheserate erniedrigt ist.

Abbildung 5 zeigt die Ergebnisse nach Stimulation mit Synacthen. In der Orthopädiegruppe ist die Stimulierbarkeit niedrig aber noch erhalten, wohingegen exogenes ACTH in der ACVB-Gruppe zu keinem weiteren Anstieg der ohnehin hohen Cortisol-

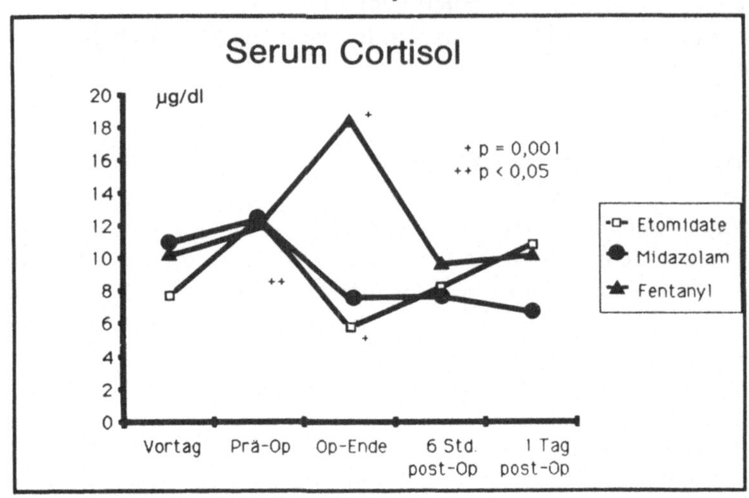

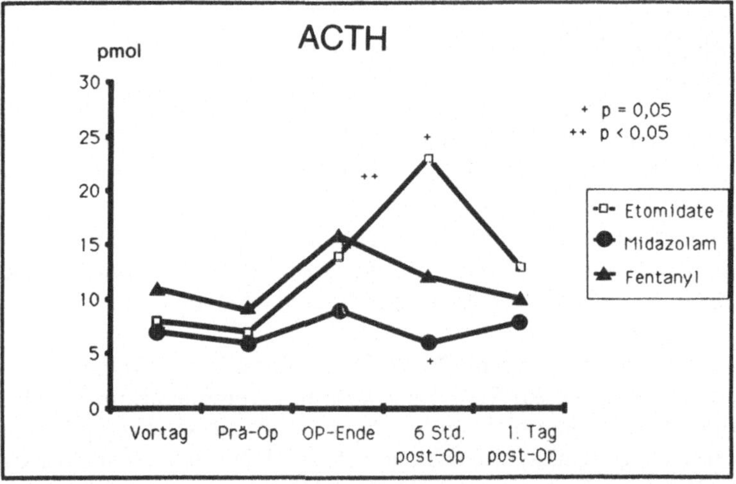

Abb. 3. Plasmacortisol- und ACTH-Verläufe unter Fentanylnarkose mit Etomidat oder Midazolam (junge, ASA I Männer zur Arthroskopie). Einzelheiten siehe Tabelle 1

werte führt. Allerdings bedeutet die Injektion von 0,25 mg Synacthen angesichts der hohen endogenen ACTH-Werte eine nur geringe Erhöhung der ACTH-Plasmaspiegel.

Der gleichzeitige Aldosteronabfall ist ausgeprägter. Auch unter Streß bleiben die Aldosteronspiegel supprimiert. Dennoch haben wir keine Verschiebungen im Elektrolythaushalt beobachten können. Vermutlich wird der Aldosteronausfall durch die Vorstufe 11-Desoxycorticosteron kompensiert, der selbst mineralocorticoide Wirkungen hat, und dessen Plasmaspiegel aufgrund der gehemmten weiteren Umwandlung ansteigen [5, 10].

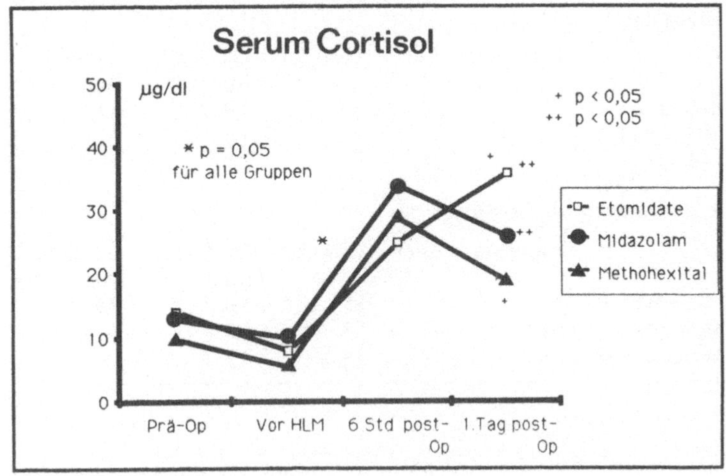

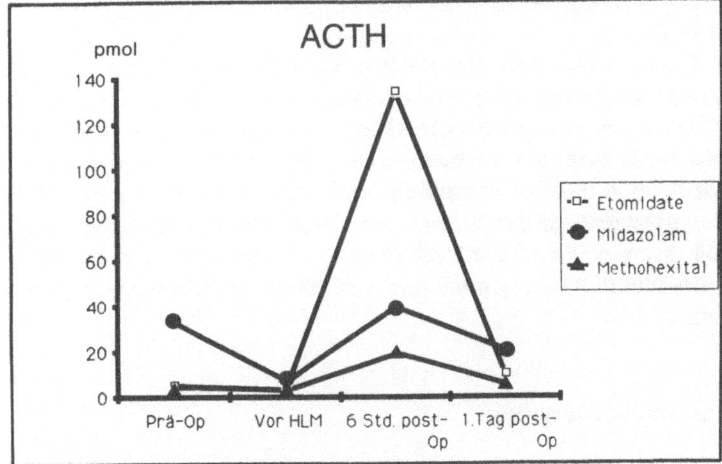

Abb. 4. Plasmacortisol- und ACTH-Verläufe bei Patienten zum aorto-koronaren Venenbypass. Näheres in Tabelle 1

Man muß grundsätzlich davon ausgehen, daß phylogenetisch entstandene Regulationsmechanismen, wie z. B. streßbedingte Veränderungen des hypothalamo-hypophsären-adrenokortikalen Systems, sinnvolle Reaktionen auf Milieuveränderungen darstellen. Dennoch kann man nicht apodiktisch behaupten, daß eine kurzfristige Beeinträchtigung der Cortisolsynthese negative Folgen haben muß. Durch Supplementierung von Fentanylnarkosen mit Benzodiazepinen konnten wir bei großen Bauchoperationen ebenso niedrige Cortisolspiegel erreichen wie sie unter Etomidat gemessen wurden. Ausschlaggebend sind also möglicherweise nicht die Cortisolwerte per se, sondern die Intensität der hypothalamischen Stimulation, die notwendig ist, um einen

Tabelle 1. Demographische Daten und Medikamentenverbrauch

Orthopädie-Gruppe:

	Patienten	Alter	Gewicht	Op-Dauer (h)	Etomidat (mg)	Midazolam (mg)	Fentanyl mg	µg/kg/h
Etomidat	12	28	79	1,4	63	—	0,49	4,8
Midazolam	8	23	75	1,7	—	23	0,43	3,8
Fentanyl	9	27	77	2,0	—	—	0,79	5,7

Aorto-Koronare Bypass-Gruppe:

	Patienten	Alter	Gewicht	Op-Dauer (h)	Etomidat (mg)	Midazolam (mg)	Fentanyl mg	µg/kg/h
Etomidat	7	57	85	3,6	94	—	3,3	9,3
Midazolam	8	62	83	3,9	—	28	3,0	9,1
Methohexital	8	61	79	3,7	—	—	3,2	10,5

bestimmten Cortisolspiegel zu erreichen, da das verantwortliche Hormon, Corticotropin-Releasing Factor, neben der ACTH-Freisetzung auch andere Funktionskreise beeinflußt [1].

Es ist wahr, daß die genaue Signifikanz einer kurzfristigen, partiellen Einschränkung der Nebennierenrindenfunktion unbekannt ist – man hat noch nicht bewiesen, daß sie absolut unbedeutend ist. Genausowenig ist aber das Gegenteil bewiesen. Da die Inhibition der Nebennierenrinde durch Etomidat auch noch dosisabhängig ist, wird sie nach einer normalen Narkoseeinleitungsdosis noch geringer ausfallen als hier demonstriert. In der Konsequenz bedeutet das, daß die Langzeitsedierung mit Etomidat nach wie vor kontraindiziert ist, aber daß die Narkoseeinleitung mit Etomidat unbedenklich ist, wobei die Situation bei Schwangeren noch als ungeklärt gelten muß.

Zusammenfassung

Zusammenfassend kann man feststellen, daß Etomidat dem Ideal eines Narkoseeinleitungsmittels sehr nahe kommt:

- Die Patienten schlafen schnell ein!
- Die Schlafdauer ist kurz und gut steuerbar!
- Die Sicherheitsbreite ist groß!
- Die Patienten sind unter der Einleitung hämodynamisch stabil!
- Es kommt nicht zu einer Histaminfreisetzung!
- Die tatsächlich verminderte Steroidsynthese ist nur vorübergehend und ohne klinische Konsequenzen!

Ich möchte meine Pro-Stellungnahme mit einem Zitat von Prof. Hempelmann beenden: „Aufgrund dieser Ergebnisse läßt sich sagen, daß Etomidat nur geringfügige Veränderungen der arteriellen Blutgasparameter und der Hämodynamik hervorruft; es scheint – insbesondere bei Risikopatienten – das Mittel der Wahl zur Narkoseeinleitung zu sein" [8].

Orthopädie

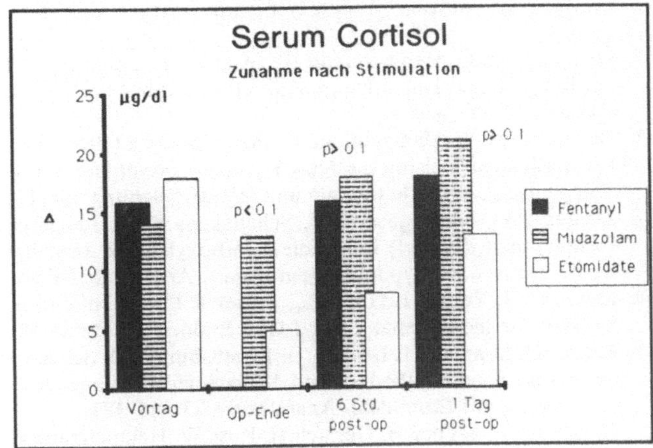

ACVB

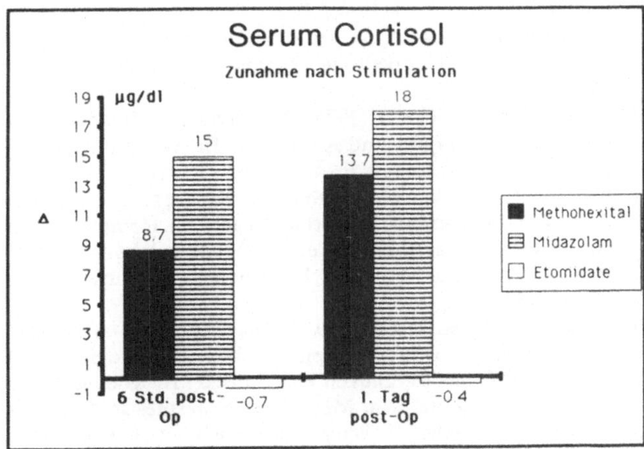

Abb. 5. Cortisolanstiege 30 Minuten nach Stimulation mit 0,25 mg ACTH 1-24 (Synacthen) i.v.

Literaturverzeichnis

1. Brown MR, Fisher LA, Spiess J, Rivier C, Rivier J, Vale W (1982) Corticotropin-Releasing Factor: Actions on the Sympathetic Nervous System and Metabolism. Endocrinology 111:928–931
2. Crozier T, Schlaeger M, Beck D, Kettler D (1985) Etomidate: A Safe Agent for Anesthesia. Tagung der European Society of Anaesthesiology, Basel
3. Doenicke A (1973) Klinisch-experimentelle Untersuchungen und erster klinischer Erfahrungsbericht über ein neues i.v. Hypnotikum. 6. Internationaler Fortbildungskurs für klinische Anaesthesiologie, Wien
4. Doenicke A, Lorenz W, Beigl R, Bezecny H, Uhlig G et al (1973) Histamine Release after Intravenous Application of Short-Acting Hypnotics: A Comparison of Etomidate, Althesin (T 1341) and Propanidid. Br J Anaesth 45:1097–1104

5. Duthie DJR, Fraser R, Nimmo WS (1985) Effect of Induction of Anaesthesia with Etomidate on Corticosteroid Synthesis in Man. Br J Anaesth 57:156–159

6. Finley WEI, McKee JI (1982) Serum Cortisol Levels in Severely Stressed Patients. Lancet 1:1414

7. Hempelmann G, Hempelmann W, Oster W, Piepenbrock S, Karliczek G (1974) Die Beeinflussung der Blutgase und Hämodynamik durch Etomidate bei myokardial vorgeschädigten Patienten. Anaesthesist 23:423–429

8. Hempelmann W, Hempelmann G, Piepenbrock S (1977) A Comparative Study of Blood Gases and Haemodynamics Using the New Hypnotic Etomidate, CT 1341, Methohexitone, Propanidid, and Thiopentone. Anaesthesiologie und Wiederbelebung 106:119–129

9. Janssen PAJ, Niemegeers CJE, Schellekens KHL, Lenaerts FM (1971) Etomidate, R-(+)-Ethyl-1-(alpha-methylbenzyl) imidazole-5-carboxylate (R 16659), a potent, short-acting and relatively atoxic intravenous hypnotic agent in rats. Arzneimittel-Forsch 21:1234–1243

10. Kenyon CJ, Young J, Gray CE, Fraser R (1984) Inhibition by Etomidate of Steroidogenesis in Isolated Bovine Adrenal Cells. J Clin Endocrinol Metab 58:947–949

11. Kettler D, Sonntag H, Donath U, Regensburger D, Schenk HD (1974) Hämodynamik, Myokardmechanik, Sauerstoffbedarf und Sauerstoffversorgung des menschlichen Herzens unter Narkoseeinleitung mit Etomidate. Anaesthesist 23:116–121

12. Krumholz W, Müller H, Gerlach H, Russ W, Hempelmann G (1984) Ein Fall von anaphylaktoider Reaktion nach Gabe von Etomidate. Anaesthesist 33:161–162

13. Kugler J, Doenicke A, Laub M (1977) The EEG after Etomidate. Anaesthesiologie und Wiederbelebung 106:31–48

14. Ledingham IMcA, Watt I (1983) Influence of sedation on mortality in critically ill multiple trauma patients. Lancet 1:1270

15. Longnecker DE (1984) Stress Free: To Be or Not to Be? Anesthesiology 61:643–644

16. Lorenz W, Doenicke A, Meyer R, Reimann HJ, Kusche J et al (1972) Histamine Release in Man by Propanidid and Thiopentone: Pharmacological Effects and Clinical Consequences. Br J Anaesth 44:355–369

17. Lorenz W, Doenicke A (1978) Anaphylactoid Reactions and Histamine Release by Intravenous Drugs used in Surgery and Anesthesia. In: Watkins J, Ward MA (eds) Adverse Reactions to Intravenous Drugs. Academic Press, London 83–112

18. Patschke D, Brückner JB, Gethmann JW, Tarnow J, Weymar A (1977) A Comparison of the Acute Effects of Intravenous Induction Agents on Hemodynamics and Myocardial Oxygen Consumption in Dogs. Anaesthesiologie und Wiederbelebung 106:49–71

19. Preziosi P, Vacca M (1982) Etomidate and Corticotropic Axis. Arch Int Pharmacodyn Ther 256:308–310

20. Reneman RS, Janssen PA (1977) The Experimental Pharmacology of Etomidate, A New Potent, Short-Acting Intravenous Hypnotic. Anaesthesiologie und Wiederbelebung 106:1–5

21. Schüttler J, Wilms M, Lauven PM, Stoeckel H, Koenig A (1980) Pharmakokinetische Untersuchungen über Etomidate beim Menschen. Anaesthesist 29:658–661

22. Schüttler J, Stoeckel H, Wilms M, Schwilden H, Lauven PM (1980) Eine pharmakokinetisch begründetes Infusionsmodell für Etomidat zur Aufrechterhaltung von Steady-State-Plasmaspiegeln. Anaesthesist 29:662–666

23. Sold M, Rothhammer A (1985) Lebensbedrohliche anaphylaktoide Reaktion nach Etomidate. Anaesthesist 34:208–210

24. Van Hamme MJ, Ghoneim MM, Ambre JJ (1978) Pharmacokinetics of Etomidate, a New Intravenous Anesthetic. Anesthesiology 49:274–277

25. Wagner RL, White PF, Kan PB, Rosenthal MH, Feldman D (1984) Inhibition of Adrenal Steroidogenesis by the Anesthetic Etomidate. N Engl J Med 310:1415–1421

26. Zacharias M, Clark RSJ, Dundee JW (1978) Evaluation of three preparations of etomidate. Br J Anaesth 50:925–929

Propofol

A. Doenicke, B. Ulsamer, O. A. Müller, H. Suttmann, R. Raps
und W. Wuttke

In den letzten 6 Jahren wurden von uns neben einigen Benzodiazepinen zwei neue kurzwirkende Hypnotika, nämlich Minaxolon und Diprivan, klinisch experimentell untersucht.

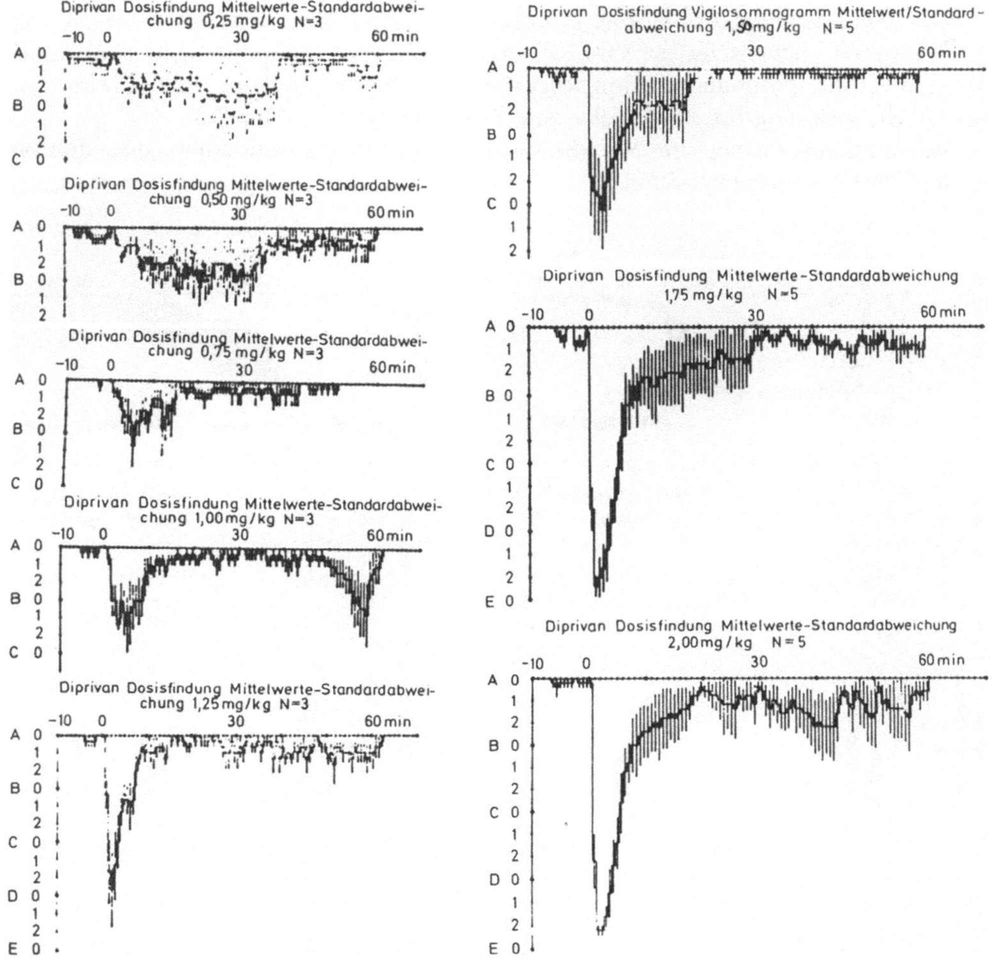

Abb. 1. Dosiswirkung nach Diprivan. Bei den niedrigen Dosierungen waren kaum Schlafstadien nachweisbar. Erst ab 1,5 mg/kg KG wurde das Schlafstadium C_0 im Mittel erreicht. Die Standardabweichung nach 2,0 mg/kg war im Bereich der maximalen Schlaftiefe gering

Minaxolon, ein wasserlösliches Steroid, mit einigen klinisch interessanten Eigenschaften, stellten wir vor zwei Jahren in Zürich vor [5]. Nach vielversprechender klinischer Erfahrung am Patienten wurde die Substanz im November 1983 vom Hersteller (Glaxo) aus der klinischen Prüfung zurückgezogen, da sie an einer Rattenspezies karzinogene Schäden verursachte. Um den Verdacht dieser Schädigung zu entkräften, hätten jahrelange toxikologische Tieruntersuchungen vorgenommen werden müssen. Aufgrund dieser noch erforderlichen Vorklinik verzichtete der Hersteller auf die spätere Einführung.

Der zweiten Substanz, Diprivan, wäre fast ein ähnliches Schicksal widerfahren. Das 2,6 Diisopropylphenol – jetzt als Propofol kurz vor der Zulassung stehend – war anfangs in Cremophor gelöst.

1979 wurden Dosiswirkungs-Vigolosomnogramme erstellt und dabei eine gute hypnotische Wirkung ab 1,75 mg/kg KG mit kurzer Wirkung ohne hang over nachgewiesen (Abb. 1) [3].

Eine fehlende analgetische Potenz wurde mit einer Infusionsstudie bewiesen (Abb. 2), denn ohne Lachgaszusatz (Abb. 2b) wachten die Probanden bei liegendem Intubationstubus trotz Diprivan-Infusion schon nach 20–25 Minuten auf, während mit Lachgas 60 Minuten lang die Probanden den Tubus tolerierten (Abb. 2a).

Der deutliche Anstieg von Noradrenalen kurz nach der Intubation zeigt, daß eine analgetische Komponente fehlt.

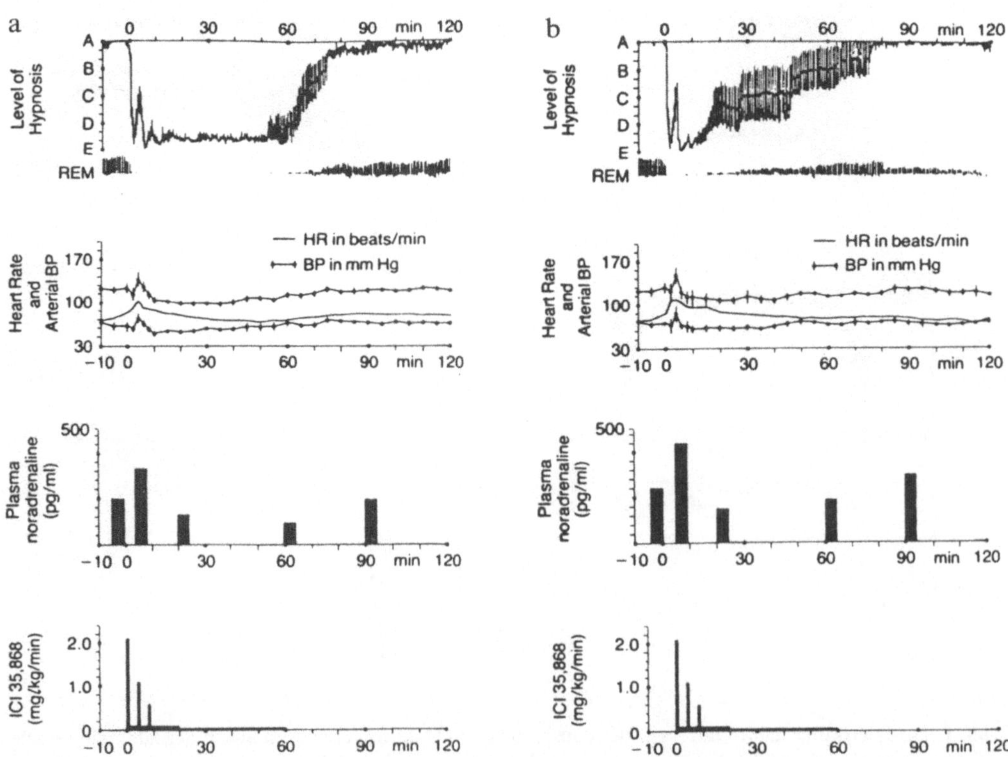

Abb. 2a, b. Infusionsstudie mit ICI 35.868 (n = 6/Gruppe) **a** mit N_2O/O_2, **b** ohne N_2O-Zusatz

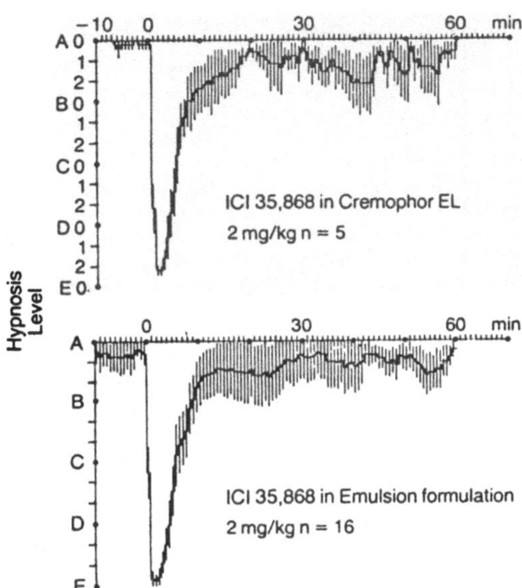

Abb. 3. Das obere Vigilosomnogramm nach Diprivan 2 mg/kg KG ist aus einer Dosiswirkungsstudie 1979 entnommen; das untere Vigilosomnogramm stammt aus dem Jahre 1983. Bei der Studie 1979 wurde über eine Atemmaske das Atemminutenvolumen und Atemgase kontrolliert. 1983 fiel dieser Weckreiz fort, daher sind ab der 10. Minute mehr Schläfrigkeitsstadien aufgetreten

Da bei einigen Prüfern in England und auch bei einem unserer Probanden anaphylaktoide Reaktionen beobachtet wurden, entschloß sich der Hersteller 1981, die klinische Prüfung von Diprivan mit Cremophor El einzustellen und ab Juli 1983 die Substanz gelöst in Intralipid uns erneut anzubieten [7].

Bei unserer ersten Studie mit Diprivan, in Intralipid gelöst, wurden folgende Parameter untersucht: EEG, Plasmahistamin, Katecholamine, Cortisol, Immunglobuline, Complement C 3, Hämatologie.

Über die EEG-Befunde wurde ausführlich in Zürich berichtet und festgestellt, daß die Formulierung als Emulsion in der hypnotischen Wirkung keine Veränderung zur früheren Charge zeigte (Abb. 3).

Außer den Cortisol-Ergebnissen sind die anderen Parameter im Brit. Med. Postgraduate Journal veröffentlicht worden [4], so daß es angebracht erscheint, ausführlich auf das Verhalten des Cortisol nach Propofol einzugehen.

Da zur Zeit unserer ersten Untersuchung mit Propofol die Cortisolsynthese-Hemmung mit Etomidat noch nicht bekannt war, bestimmten wir das Cortisol nach Propofol (2 mg/kg KG, n = 15) nur bis zur 90. Minute. Bei allen Probanden nahm das Cortisol im Serum bis zu diesem Zeitpunkt deutlich ab.

Die Cortisol-Ergebnisse nach Etomidat [1, 6] haben uns jedoch angeregt, auch nach Propofol eine erneute Untersuchung endokrinologischer Parameter an Probanden, jedoch bis zur 6. Stunde, vorzunehmen und diese anschließend auf eine klinische Studie an Patienten auszudehnen.

Ergebnisse

Probanden: Nach Propofol sinkt im Mittel das Cortisol nicht unter 12 µg/dl (Abb. 4a), während nach Etomidat (n = 19) zwischen der 90. und 240. Minute Cortisol-Konzentrationen (Abb. 4b) um 6 µg/dl gemessen wurden [6]. Ab der 90. Minute steigt das

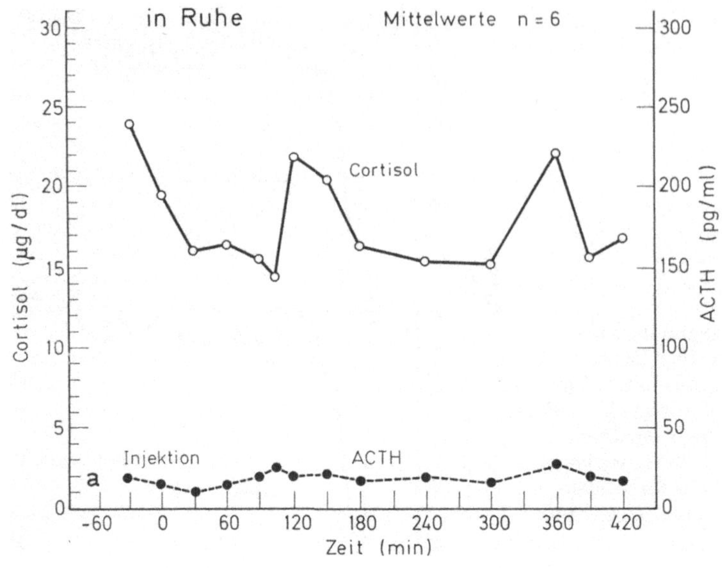

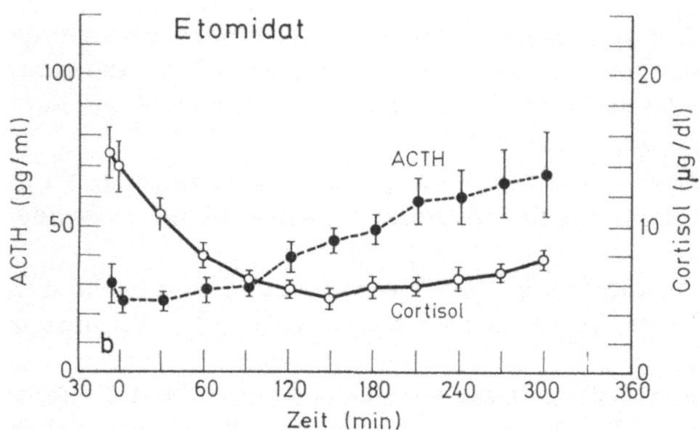

Abb. 4a, b. ACTH und Cortisol im Serum nach Disoprofol

ACTH nach Etomidat kontinuierlich bis zu 70 pg/ml an, nach Propofol bleibt das ATCH unverändert tief um 20–30 pg/ml.

Testosteron und Aldosteron zeigten nach Propofol keine signifikanten Veränderungen.

Diese Ergebnisse können als Beweis gewertet werden, daß nach Propofol im Vergleich zu Etomidat die Nebennierenrinden-Funktion nicht beeinflußt wird [8, 9, 10].

Patienten: In der klinischen Studie wurden Patienten der ASA-Gruppe I und II nach Aufklärung und Einwilligung entsprechend einer Randomisierung der Narkoseeinleitung mit Propofol 2,5 mg/kg KG oder mit Etomidat 0,3 mg/kg KG (n = 12/Gruppe) zugeführt. Die Patienten erhielten außer Atropin 15 Minuten vor der Einleitung der Anästhesie mit dem entsprechenden Hypnotikum – Injektionszeit 60 Sekunden –,

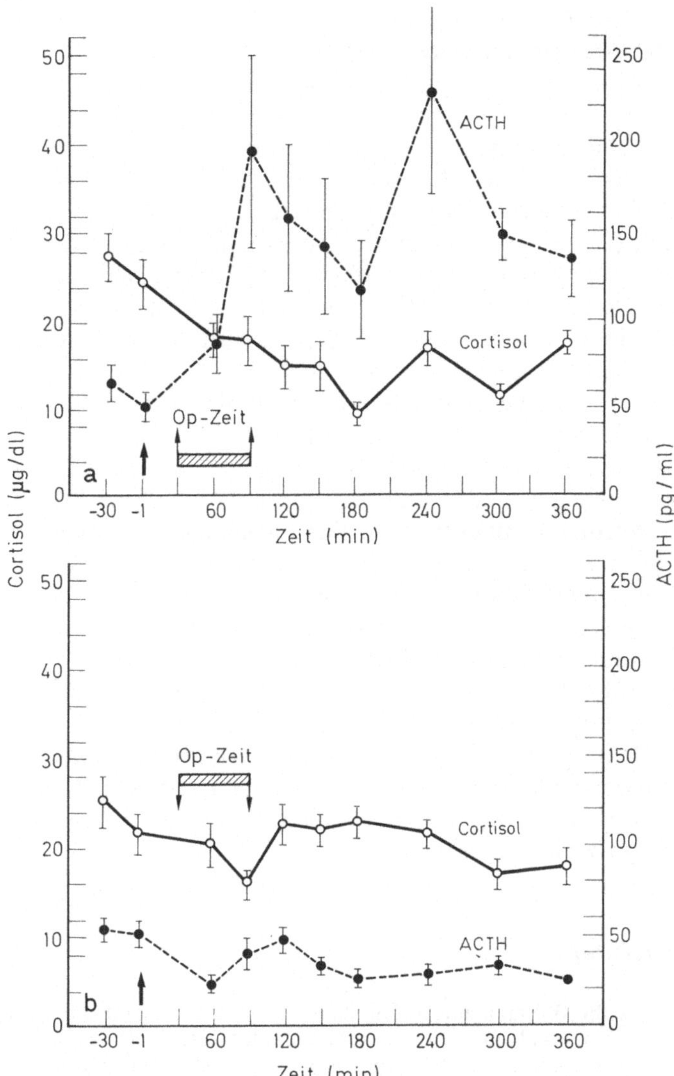

Abb. 5. a Etomidat N$_2$O/O$_2$
– Halothan (n = 6), b Propofol
N$_2$O/O$_2$ – Halothan (n = 6)

keine Prämedikation, kein Fentanyl, kein Benzodiazepin. Die Aufrechterhaltung der Anästhesie wurde mit N$_2$O/O$_2$ + Halothan durchgeführt, die Intubation erfolgte nach Vecuronium.

Auch bei den Patienten blieb nach Propofol das Cortisol im Normbereich und zeigte nach der Operation steigende Tendenz (Abb. 5b). Das ACTH stieg nach der Operation, d. h. während der Aufwachphase, oftmals an, entsprechend folgte ein Cortisol-Anstieg. Nach Etomidat hingegen fielen die Cortisol-Spiegel bei einigen Patienten sogar auf Werte unter 10 µg/dl trotz sehr hohem ACTH (Abb. 5a).

In jeder Gruppe erhielten jeweils 6 Patienten in der postoperativen Phase wegen starker Schmerzen ein Analgetikum. Bei den Patienten nach Propofol war schon unter der Operation das Cortisol oftmals auf über 20 µg/dl angestiegen. Nach Operationsende stieg unter dem Schmerzreiz das ACTH teilweise auf über 100 pg/ml stark an. Das Analgetikum Pentazocin führte zur schnellen ACTH-Sekretionsabnahme und das Cortisol fiel entsprechend ab. Steigende Tendenzen waren nach 4 Stunden nachweisbar.

Ähnlich verhielten sich Cortisol und ACTH bei den Patienten, die mit Etomidat eingeleitet wurden. Es kam jedoch neben der starken ACTH-Abnahme zu einer noch stärkeren Cortisol-Senkung, so daß z. B. bei einem Patienten 3 Stunden nach Buprenorphin das Cortisol auf nicht mehr nachweisbare Konzentrationen (unter 1) abgesunken war. Vergleichsweise war bei der Probandenstudie die ACTH-Konzentration zu diesem Zeitpunkt auf 70 pg/ml und das Cortisol auf über 6 µg/ml angestiegen.

Mit den Ergebnissen an Patienten wird die Erwiderung [2], daß „nicht nur Etomidat die Cortisol-Konzentration verändert" – auf die Bemerkung von Stuttmann und Allolio [11] bestätigt: wörtlich „im Gegensatz zu Etomidat weisen unsere Befunde bei den Opioiden auf einen zentralen Mechanismus hin, denn das ACTH wird schon nach 30 Minuten um ⅔ des Ausgangswertes gesenkt und zeigte nach 5 Stunden noch keinen Wiederanstieg" (Wirkung von Buprenopin auf ACTH und Cortisol).

Wörtlich heißt es weiter: „Der physiologische Regelkreis von Cortisol wird peripher durch Etomidat, zentral über eine Senkung der ACTH-Sekretion durch Morphium oder andere Opioide unterbrochen."

Im Gegensatz zu Propofol kommt es nach Etomidat mit der peripheren Cortisol-Synthesehemmung in Kombination mit Opioiden zur Ausschaltung des zentralen ACTH-Effektes, der jedoch bei Etomidat zur Ankurbelung der Cortisol-Synthese notwendig ist.

Da nach Propofol keine Störung der Nebennierenrinden Funktion vorliegt, dürfte es sich bei der Cortisol- und ACTH-Abnahme in Kombination mit Analgetika postoperativ um einen reinen Opioideffekt gehandelt haben, der mit der Ausschaltung des Schmerzreizes einhergeht.

Literatur

1. Allolio B, Stuttmann R, Leonhard U, Fischer H, Winkelmann W (1984) Adrenocortical suppression by single induction dose of etomidat. Klin Wochenschr 62:1014
2. Doenicke A (1985) Nicht nur Etomidat verändert die Cortisolkonzentration. Erwiderung auf die Bemerkungen von R. Stuttmann und B. Allolio. Anaesthesist 34:139
3. Doenicke A, Kugler J, Suttmann H, Bretz Ch, Haegler H, Wörschhauser J (1981) Ausblick über weitere Entwicklungen von i.v. Hypnotika. In: Ahnefeld et al (Hrsg) Die intravenöse Narkose. Klin Anästhesiologie und Intensivtherapie 23:309
4. Doenicke A, Lorenz W, Stanworth D, Duka Th (1985) Effects of propofol (Diprivan) on histamine release immunoglobulin levels and activation of complement in healthy volunteers. Postgraduate Medical Journ.
5. Doenicke A, Suttmann H, Kugler J, Duka Th, Laub M, Platz M (1983) Minaxolon, Dosisfindung. Vergleich von 15 Sek. u. 60 Sek. Injektionszeit. Anaesthesist 32, Abstracts P 26
6. Engelhard D, Doenicke A, Suttmann H, Küpper FJ, Braun S, Müller OA (1984) Der Einfluß von Etomidat und Thiopental auf ACTH- und Cortisolspiegel im Serum. Anaesthesist 33:583
7. Glen JB, Hunter SC (1984) Pharmacology of an emulsion formulation of ICI 35, 868. Br J Anaesth 56:617
8. Kay NH, Uppington J, Sear JW, Allen MC (1985) Use of an emulsion of ICI 35, 868 (Propofol) for the induction and maintenance of anaesthesia. Br J Anaesth 57:736

9. Kenyon CJ, McNeil LM, Fraser R (1985) Comparison of the effects of etomidate, thiopentone and propofol on cortisol synthesis. Br J Anaesth 57:509
10. Lambert A, Mitchell R, Robertson WR (1985) Effect of propofol, thiopentone and etomidate on adrenal steroidogenesis in vitro. Br J Anaesth 57:505
11. Stuttmann R, Allolio B (1985) Verunsichert eine Cortisolstory den Anaesthesisten? Leserbrief zu dieser Arbeit. Anaesthesist 34:137

Midazolam: Eine geeignete Substanz zur Supplementierung einer intravenösen Anästhesie

O. Hilfiker

Als intravenöse Anästhetika werden neben den Barbituraten vor allem die zur Anästhesie verwendeten Opioide bezeichnet. Die folgenden Darstellungen beziehen sich hauptsächlich auf das am meisten verwendete Fentanyl. Sinngemäß sind die dargestellten Ergebnisse auch auf andere Opioide und unter gewissen Einschränkungen auch auf Ketamin zu übertragen.

Fentanyl wird zur Anästhesie in drei Dosierungsgruppen verwendet (Tabelle 1). Die höchste Fentanyldosierung, bei der von den Befürwortern ein echter anästhetischer Effekt postuliert wurde, wird allerdings in Europa eher selten angewendet [1]. Fentanyl führt zwar in hohen Dosen zu einer vollkommenen Analgesie, aber eine Amnesie und eine sichere Hypnose ist nicht immer gewährleistet [2]. Es kommt dabei lediglich zu einer sehr starken Vigilanzdämpfung. Durch äußere Reize und starke chirurgische Stimuli kann deshalb ein Weckeffekt entstehen.

Benzodiazepine selbst sind keine Anästhetika sondern sie haben lediglich die den Benzodiazepinen innewohnenden Qualitäten, nämlich eine sedativ-hypnotische Wirkung, eine amnestische Wirkung, eine antikonvulsive Wirkung und eine Wirkungsverstärkung anderer zentralwirksamen Substanzen.

Es war deshalb naheliegend, die amnestische und die sedativ-hypnotische Wirkung der Benzodiazepine auszunützen und mit Fentanyl zu kombinieren.

Die bisher verwendeten Benzodiazepine hatten jedoch den Nachteil der langen Wirksamkeit. Dadurch wurde die atemdepressive Wirkung von Fentanyl in der postoperativen Phase verlängert, so daß fast immer eine Nachbeatmung erforderlich war. Midazolam hat insbesondere wegen der kürzeren Halbwertzeit einige Vorteile zu bieten. Midazolam darf aber nicht als kurzwirksames Benzodiazepin bezeichnet werden, beträgt doch die Halbwertzeit gemessen an der β-Phase noch 1½–3 Stunden.

Tabelle 1. Anästhesie-Technik mit Fentanyl

1. Moderate Dosis 2–20 µg/kg KG mit N_2O/O_2
2. Hohe Dosis   20–50 µg/kg KG meist mit N_2O/O_2
3. „Anästhetische" Dosis 50–150 µg/kg KG mit O_2 oder Luft O_2

Vergleichende Untersuchungen zwischen einer „Fentanyl-Anästhesie" und einer Kombination Midazolam/Fentanyl

Wir haben den Einfluß einer Fentanyl-Anästhesie (100 mg/kg KG) und einer Kombination Midazolam/Fentanyl auf die allgemeine Hämodynamik, die Koronardurchblutung, den myokardialen Sauerstoffverbrauch und den myokardialen Metabolismus untersucht. Die Untersuchungen wurden an Koronarkranken während einer Koronarbypass-Operation durchgeführt. Dabei sollte insbesondere auch der Einfluß der chirurgischen Stimulation (Sternotomie) und die Aufwachphase unter dem jeweiligen Anästhesieverfahren untersucht werden.

Die Untersuchungen wurden im Wachzustand (I), nach Narkoseeinleitung (II), während der Sternotomie (III) und in der Aufwachphase kurz vor Erreichen der normalen Körpertemperatur (IV) durchgeführt. Die Patienten der Fentanyl-Gruppe erhielten die Gesamtdosis Fentanyl (100 mg/kg KG) zur Einleitung. Die Patienten der Midazolam/Fentanyl-Gruppe erhielten Midazolam 0,2 mg/kg KG und Fentanyl 6 mg/kg KG zur Einleitung und anschließend Midazolam 2–3 mg/kg KG als Dauertropf sowie eine Kurzinfusion von 30 mg/kg KG Fentanyl bis zur Sternotomie. Die Gesamtdosis Midazolam lag zwischen 45 und 55 mg.

Das Verhalten von Herzfrequenz und systolischem Blutdruck ist in Abbildung 1 und 2 dargestellt. Die Narkoseeinleitung mit hohen Dosen Fentanyl führte zu einem geringen Anstieg der Herzfrequenz sowie zu einer leichten Abnahme des systolischen Blutdruckes. Durch die Sternotomie kam es jedoch in der Fentanyl-Gruppe zu einem deutlichen Anstieg der Herzfrequenz und des systolischen Blutdruckes. Herzfrequenzan-

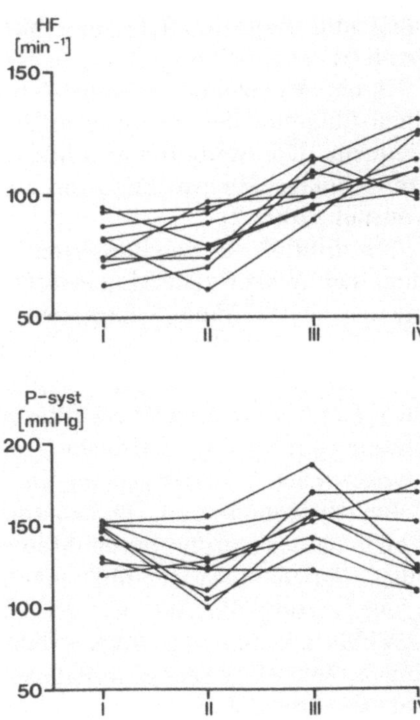

Abb. 1. Herzfrequenz (HF) und systolischer Blutdruck (P-syst) unter hochdosierter „Fentanylanästhesie". *I* = Wachzustand; *II* = nach Narkoseeinleitung; *III* = Sternotomie; *IV* = Aufwachphase

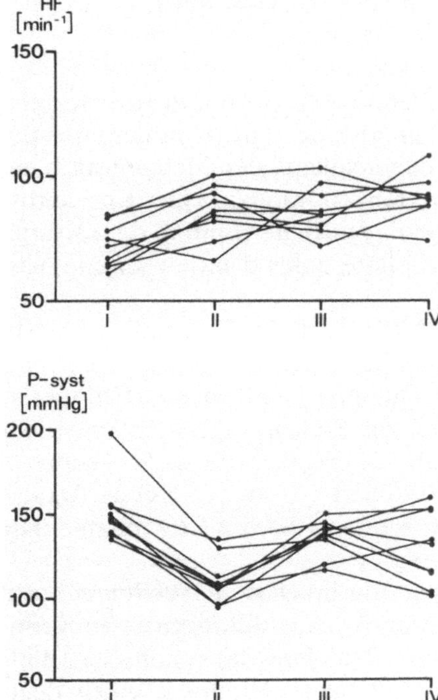

Abb. 2. Herzfrequenz (HF) und systolischer Blutdruck (P-syst) unter Midazolam-Anästhesie. (Erläuterungen s. Abb. 1)

stieg und Blutdrucksteigerung blieben auch in der postoperativen Phase erhalten (Abb. 1).

In der Midazolam/Fentanyl-Gruppe führte die Narkoseeinleitung zu einer deutlichen Abnahme des systolischen Blutdrucks und zu einer leichten Zunahme der Herzfrequenz. Die Sternotomie führte zu keiner Blutdrucksteigerung über die Ausgangswerte hinaus. Ebenso blieb die Herzfrequenz bis in die postoperative Phase relativ konstant (Abb. 2).

Der Einfluß der hochdosierten „Fentanyl-Anästhesie" auf die Myokarddurchblutung, den myokardialen Sauerstoffverbrauch und den myokardialen Laktatmetabolismus ist in Abbildung 3 dargestellt. Die Narkoseeinleitung führte zu einer Abnahme der Koronardurchblutung und des myokardialen Sauerstoffverbrauchs. Bei 4 Patienten zeigte sich trotzdem eine negative myokardiale Laktatbilanz. Die Sternotomie und auch die postoperative Phase führten zu einer deutlichen Zunahme der Koronardurchblutung und des myokardialen Sauerstoffverbrauches, verbunden mit einer deutlich myokardialen Laktatfreisetzung bei 6 von 9 Patienten (Abb. 3).

Bei der Kombination Midazolam/Fentanyl kam es nach Narkoseeinleitung zu einer Abnahme der Koronardurchblutung und des myokardialen Sauerstoffverbrauchs. Bei einem Patienten trat ebenfalls eine myokardiale Laktatfreisetzung auf.

Die Sternotomie und die Aufwachphase führten zu keiner Steigerung der Koronardurchblutung und des myokardialen Sauerstoffverbrauchs über die Ausgangswerte hinaus. Allerdings zeigte ein Patient während der Sternotomie Zeichen einer Myokardischämie (Abb. 4).

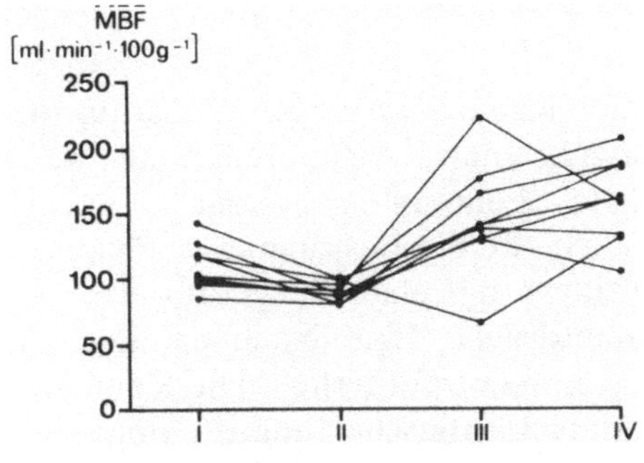
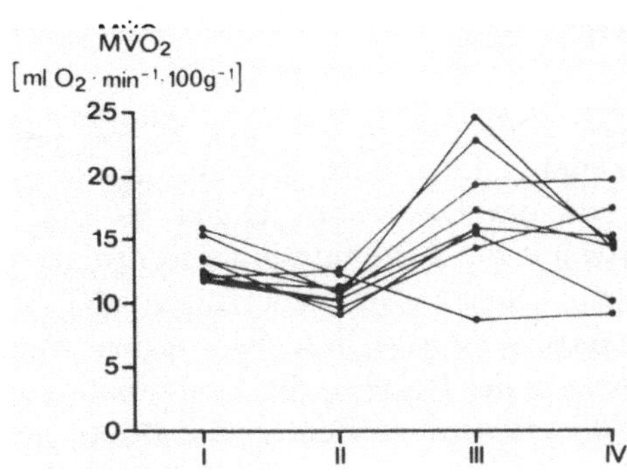
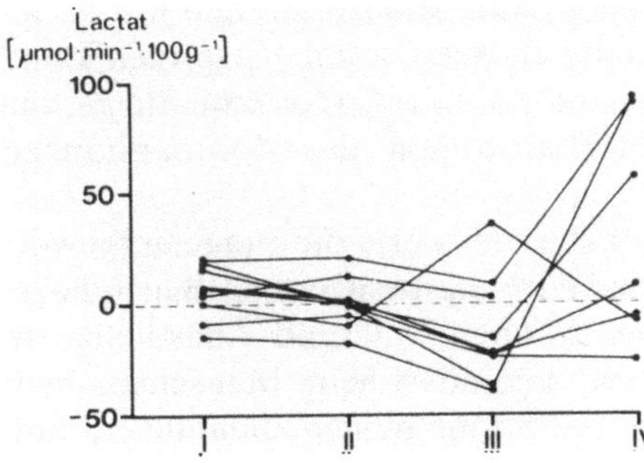

Abb. 3. Koronare Durchblutung (MBF), myokardialer Sauerstoffverbrauch ($M\dot{V}O_2$) und myokardialer Laktatmetabolismus (Laktat) unter hoch dosierter Fentanyl-Anästhesie. (Erläuterungen s. Abb. 1)

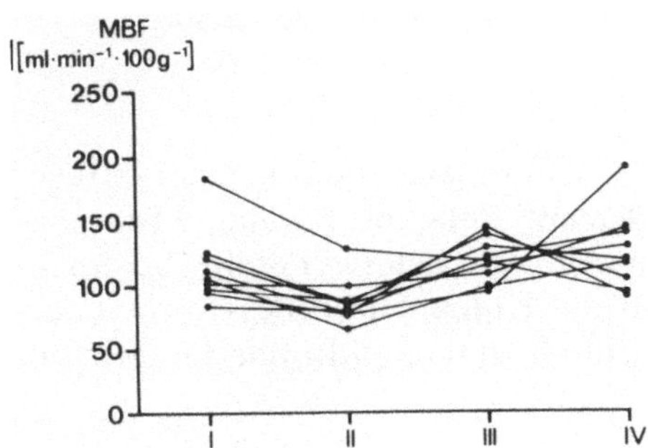
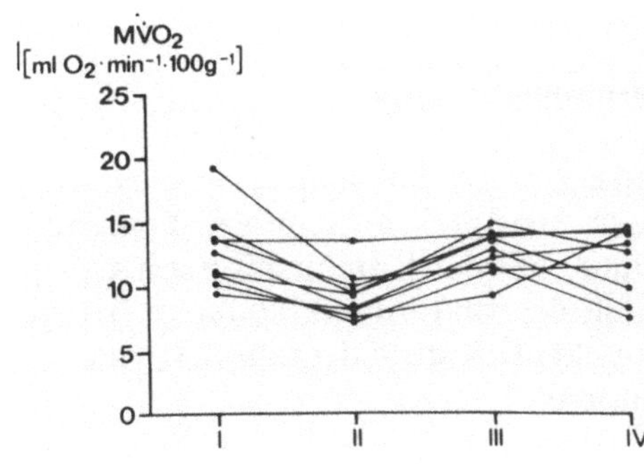
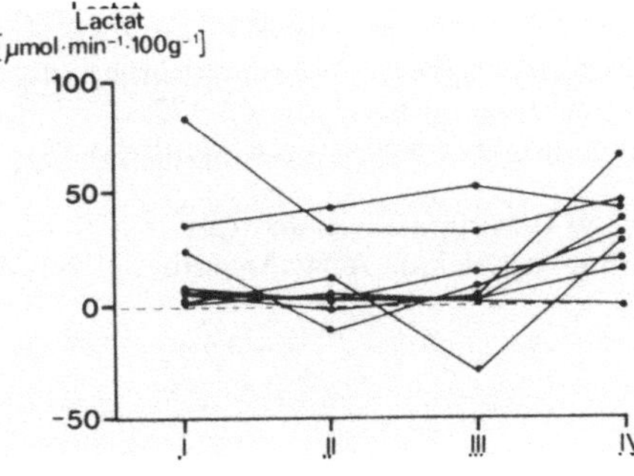

Abb. 4. Koronare Durchblutung (MBF), myokardialer Sauerstoffverbrauch ($M\dot{V}O_2$) und myokardialer Laktatmetabolismus (Laktat) unter Midazolam/Fentanyl-Anästhesie. (Erläuterungen s. Abb. 1)

Diskussion

Die vorliegenden Befunde deuten darauf hin, daß Midazolam in Kombination mit Fentanyl tatsächlich die Patienten besser vor unerwünschten Kreislaufreaktionen während der Operation schützt als eine hochdosierte „Fentanyl-Anästhesie". Günstig scheint die Kombination Midazolam/Fentanyl auch für die postoperative Phase zu sein. Tachykardie, Blutdruckanstieg und Muskelzittern mit einer Steigerung des Gesamtsauerstoffverbrauchs werden weitgehend unterdrückt. Eine Nachbeatmung ist aber in der Regel in der Kombination mit Fentanyl immer erforderlich. Die Kombination Midazolam/Fentanyl, z. B. auf große abdominalchirurgische Eingriffe angewendet, ergab an unserer Klinik lediglich eine Nachbeatmungszeit von 1–2 Stunden.

Die dargelegten Untersuchungen zeigen aber auch, daß Midazolam den nur geringen blutdrucksenkenden Effekt von Fentanyl durch venöses Pooling verstärken kann. Durch Senkung des koronaren Perfusionsdruckes und durch reflektorische Steigerung der Herzfrequenz kann die myokardiale Sauerstoffversorgung des Koronarkranken damit gefährdet werden (Abb. 3).

Tierexperimente und klinische Beobachtungen haben teilweise die Frage aufgeworfen, ob Benzodiazepine nicht eine antianalgetische Wirkung besitzen, da Benzodiazepine absteigende inhibitorische Neurone hemmen können, während Anästhetika in der Regel diese Neurone aktivieren. Diese Frage ist, zumindest beim Menschen, noch nicht eindeutig zu beantworten. Ebenfalls ist nicht geklärt, ob es sich allenfalls nur um eine Dosisfrage handelt. Die bisherigen klinischen Erfahrungen sprechen jedenfalls nicht gegen die Verwendung von Midazolam zur Supplementierung einer intravenösen Anästhesie.

Zusammenfassung

Midazolam scheint somit eine geeignete Substanz zur Supplementierung einer intravenösen Anästhesie zu sein. Die Eignung zur Supplementierung mit Ketamine ist unbestritten. Bei der Kombination mit Opioiden kann es durch venöses Pooling zu einem Abfall des Blutdruckes kommen. Hingegen kann die Kombination besser vor unerwünschten Kreislaufreaktionen, hervorgerufen durch starke chirurgische Stimuli, schützen.

Literatur

1. Stanley TH, Philbin DM, Coggins CH (1979) Fentanyl-oxygen anesthesia for coronary artery surgery, cardiovascular and antidiuretic hormone response. Cand Anaesth Soc J 26:168–172
2. Hilgenberg JC (1981) Intraoperative awareness during high-dose fentanyl-oxygen anesthesia. Anesthesiology 54:341–343
3. Heikkilä H, Jalonen J, Arola M, Kanto J, Laaksonen V (1984) Midazolam as adjuvant to high-dose fentanyl anaesthesia for coronary artery bypass grafting operation. Acta Anaesthesiol Scand 28:683–689

Vor- und Nachteile einer Narkoseeinleitung mit Lormetazepam/Etomidat oder Midazolam und einer Ergänzung mit Fentanyl/Alfentanil zur kurzdauernden Analgesie

B. Löffler

Einleitung

Kurznarkosen werden in ihren Risiken häufig unterschätzt. Die Voruntersuchung der Patienten ist meist mangelhaft, Risikofaktoren wie Herzerkrankungen, Lungenfunktions- und Elektrolytstörungen können im Routinebetrieb leicht übersehen werden. Die zur Anästhesie verwendeten Medikamente sollten deshalb keine Kontraindikationen haben, rasch und sicher wirken und auch keine Wirkungsverlängerung durch aktive Metabolite oder Rückverteilung aufweisen.

Zwei neuere Benzodiazepine, Midazolam und Lormetazepam, wurden in mehreren Studien auf ihre Verwendbarkeit zur Narkoseeinleitung und Sedierung untersucht. Während Midazolam zur Schlafinduktion geeignet erscheint [1, 4, 6, 7, 19, 20], muß Lormetazepam mit einem Hypnotikum ergänzt werden [3, 15]. Da sich für Kurznarkosen Alfentanil als brauchbares Analgetikum erwiesen hat [2, 8, 16, 24], wurde in der vorliegenden Untersuchung die Kombination von Alfentanil mit den beiden Benzodiazepinen bei Kurzeingriffen eingesetzt. Dabei interessierte, ob sich für Alfentanil im direkten Vergleich zu Fentanyl für den Routinebetrieb Vorteile ergeben.

Tabelle 1. Narkoseeinleitung bei Eingriffen bis zu 30 min Dauer

Gruppe I:	0,1–0,2 mg Fentanyl/70 kg KG
(M – F)	0,15 mg Midazolam/kg KG
Gruppe II:	1–2 mg Alfentanil/70 kg KG
(M – A)	0,15 mg Midazolam/kg KG
Gruppe III:	0,2–0,5 mg Lormetazepam/70 kg KG
(E – F – L)	0,1–0,2 mg Fentanyl/70 kg KG
	0,3 mg Etomidat/kg KG
Gruppe IV:	0,2–0,5 mg Lormetazepam/70 kg KG
(E – A – L)	1–2 mg Alfentanil/70 kg KG
	0,3 mg Etomidat/kg KG
Vergleichsgruppe V:	1–2 mg Alfentanil/70 kg KG
(E – A)	0,3 mg Etomidat/kg KG

Patienten und Methodik

120 Patienten der Risikogruppen I–II wurden in die Untersuchung einbezogen und in 4 Gruppen zu je 30 Patienten eingeteilt. Die Prämedikation war bei den stationären Patienten einheitlich: 0,5 mg Atropin, 50–75 mg Dolantin und 25–50 mg Atosil i.m. 60 min vor OP Beginn, ambulante Patienten erhielten 0,5 mg Atropin 5 min vorher i.v.

Die Schlafinduktion war folgendermaßen (Tabelle 1): Gruppe I erhielt 0,1–0,2 mg Fentanyl/70 kg KG, 3 min später 0,15 mg Midazolam/kg KG. Bei Gruppe II wurde 1–2 mg Alfentanil/70 kg KG und sofort Midazolam gegeben. Gruppe III erhielt 0,2–0,5 mg Lormetazepam/70 kg KG und 0,1–0,2 mg Fentanyl/70 kg KG, 3 min später zur Schlafinduktion 0,3 mg Etomidat/kg KG. Gruppe IV erhielt die gleiche Dosis Lormetazepam, nach 3 min 1–2 mg Alfentanil/70 kg KG, dann Etomidat. 30 Patienten einer früheren Untersuchung [16] wurden als fünfte Gruppe in die Auswertung einbezogen. Diese Patienten hatten 1–2 mg Alfentanil/70 kg KG und anschließend 0,3 mg Etomidat/kg KG erhalten.

Die Analgesie wurde in allen Gruppen entweder durch Nachinjektionen des zu Beginn verwendeten Analgetikums, oder, wenn dies klinisch ungünstig erschien, mit gasförmigen Anästhetika ergänzt. Eine eventuell nötige Relaxierung erfolgte mit Succinyldicholin 1 mg/kg KG, die Beatmung mit O_2 und N_2O im Verhältnis 2:4, bei Bronchoskopien mit reinem O_2.

Ergebnisse

Das Durchschnittsalter der Patienten (Tabelle 2) in den Gruppen I–III lag zwischen 34 und 39 Jahren, bei Gruppe IV und V mit 46–50 Jahren signifikant höher. Das Patientengewicht war einheitlich. In allen Gruppen überwogen die Frauen. Bei den Gruppen IV und V fanden sich mehr Patienten der höheren Risikoklassen als bei den Gruppen I–III.

Bis auf die Gruppe V waren es überwiegend gynäkologische Eingriffe (Tabelle 3). Die mittleren OP Zeiten lagen zwischen 10 und 21 min, wobei die der Gruppen I und III signifikant länger waren.

Bei der Schlafinduktion mit Midazolam konnte die Schlaftiefe nie sicher beurteilt werden. Bei über der Hälfte der Patienten war die Spontanatmung stark reduziert bzw. ganz erloschen (Tabelle 4), trotzdem wehrten sich die meisten Patienten gegen die not-

Tabelle 2. Daten der Patienten (n = 150)

	Alter (J)	Gewicht (kg)	♀	♂	Risikoverteilung I	II	III
I (M–F)	34 ± 12	67 ± 14	21	9	21	9	
II (M–A)	39 ± 19	64 ± 12	25	5	21	5	4
III (E–F–L)	35 ± 12	66 ± 13	23	7	20	9	1
IV (E–A–L)	46 ± 18	61 ± 13	19	11	15	6	9
Vergleichsgruppe							
V (E–A)	50 ± 20	64 ± 15	17	13	11	12	7

Tabelle 3. Operationsindikation und -dauer

	Gyn.	kl. Chir.	Urol.	Broncho-skopien	Orthop.	OP-Dauer (min)
I (M–F)	17	9		1	3	21 ± 7^a
II (M–A)	25	2		2	1	12 ± 5
III (E–F–L)	18	7	3		2	18 ± 6^a
IV (E–A–L)	13	4	7	5	1	11 ± 6
Vergleichsgruppe						
V (E–A)	8	8	3	9	2	10 ± 4

[a] $p < 0,001$

Tabelle 4. Einschlafphase

	Spontanatmung				Thoraxrigidität				Induktion ungenügend	Myocloni
	Ø	↓	↓↓	erloschen	Ø	1	2	3		
I (M–F)	8	3	7	12	30				6	Ø
II (M–A)		4	8	18^b	16	5	6	3	7	Ø
III (E–F–L)	9	5	7	9	30				2	2
IV (E–A–L)		2	3	25^a	13	10	5	2	Ø	1
Vergleichsgruppe										
V (E–A)	3	11	5	11	15	5	7	3	Ø	3

[a] $p < 0,001$; [b] $p < 0,05$

wendige Maskenbeatmung. Auch der erloschene Lidreflex war als Kriterium einer ausreichenden Schlaftiefe nicht brauchbar, da manche Patienten trotzdem wieder zu sprechen begannen. Da sich dies bei 6 bzw. 7 Patienten auch nach längerem Zuwarten nicht änderte, wurde die Induktion mit Etomidat ergänzt. In einer früheren Untersuchung [17] wurde in diesen Fällen die Midazolamdosis erhöht, doch nie mit Erfolg. Das Einschlafverhalten der mit Etomidat induzierten Patienten dagegen war sehr ruhig. Ausreichende Schlaftiefe konnte am Erlöschen des Lidreflexes sicher erkannt werden. Lediglich bei 2 Patienten der Gruppe III war die Dosis von 0,3 mg/kg KG Etomidat nicht ganz ausreichend. Erst nach einer Erhöhung auf 0,4 mg/kg KG war der Lidreflex verschwunden. Alle untersuchten Narkoseverfahren reduzierten erheblich die Spontanatmung. Besonders ausgeprägt war dies bei der Kombination von Midazolam-Alfentanil und Etomidat-Alfentanil-Lormetazepam. Die Patienten waren nach Alfentanil von der Thoraxrigidität, unabhängig von der Induktion, zu über 50% betroffen. Eine Relaxierung war nur bei Stufe 3 der Rigidität nötig.

Nach Midazolam traten keine Myocloni auf, nach Etomidat nur selten.

Das Blutdruckverhalten nach der Induktion ließ keine Rückschlüsse auf die Dosis des Analgetikums zu (Tabelle 5): So wiesen 10 Patienten der Midazolam-Alfentanil Gruppe nach der Einleitung Blutdruckabfälle von über 20% auf. Sie hatten zwar die höchste Alfentanildosis erhalten, doch waren die Patienten der Gruppe IV, mit einer nur geringfügig niedrigeren Dosierung, wesentlich seltener von starken Blutdruckabfällen betroffen. Hier schien Midazolam durch sein venöses pooling den Blutdruckabfall des Analgetikums zu verstärken. Daß die Alfentanildosis in beiden Gruppen aus-

Tabelle 5. Kreislaufverhalten

		Anfangsdosis		RR ↓↓ nach Induktion	RR ↑↑ nach Intubation oder OP-Beginn	ausgeprägte Bradykardie
		Fentanyl	Alfentanil			
I	(M–F)	0,15		4	5	1
II	(M–A)		1,7	10	1	1
III	(E–F–L)	0,12		2	9	1
IV	(E–A–L)		1,62	2	2	Ø
Vergleichsgruppe						
V	(E–A)		1,53	4	6	3

Tabelle 6. Analgesie

		Anfangsdosis Fentanyl/ Alfentanil	Alfentanil	damit ausreichende Analgesie	Analgesie durch Nachinjektion	Analgesie mit Halothan/ Enfluran	nicht steuerbar
I	(M–F)	0,15		4	7	19	7
II	(M–A)		1,7	14	7	8	8
III	(E–F–L)	0,12		1	3	26	9
IV	(E–A–L)		1,62	15	Ø	13	5
Vergleichsgruppe							
V	(E–A)		1,53	9	13	4	14

reichend war, beweisen die wenigen Fälle von starken Blutdruckanstiegen nach Intubation oder OP-Beginn. Im Gegensatz dazu ergaben sich bei der dritten Gruppe mit der Fentanylanfangsdosis von 0,12 mg kaum größere Druckabfälle durch die Induktion. Für Intubation oder OP-Beginn war diese Dosis aber zu niedrig, wie die häufigen starken Blutdruckanstiege zeigten. Bradykardien über 20% waren selten, etwas häufiger bei der Gruppe V.

Mit der niedrigen Fentanyldosis konnte bei Patienten der Gruppen I und III nur in wenigen Fällen eine ausreichende Analgesie erzielt werden (Tabelle 6). Meist schien es dann auf Grund der kurzen OP-Zeit nicht ratsam, Fentanyl nachzuinjizieren, so daß häufiger auf gasförmige Anästhetika ausgewichen wurde. Dagegen reichte in den Gruppen II und IV bei 50% der Patienten die Erstdosis für den Eingriff aus. Bei weiteren 7 Patienten der Gruppe II konnte die Analgesie durch Nachinjektionen von Alfentanil aufrechterhalten werden. Bei der Gruppe V genügte die etwas niedrigere Erstdosis nur für 9 Patienten, konnte aber bei weiteren 13 ergänzt werden.

Als weiteres Kriterium wurde die Steuerbarkeit der Narkosen bewertet: Bei den Midazolam Gruppen ergaben sich häufig Probleme mit der mangelnden Schlafinduktion und mit intraoperativen Aufwachreaktionen. Bei der Gruppe III war durch die zu niedrige Anfangsdosis an Fentanyl die Steuerbarkeit häufig beeinträchtigt. Am schwierigsten steuerbar waren die Etomidat-Alfentanil Narkosen: Bei 14 Patienten traten Blutdruckanstiege derart rasch und unerwartet auf, daß kein geeignetes Dosierschema für Alfentanil gefunden werden konnte. Jede Nachinjektion verursachte außerdem einen ausgeprägten Druckabfall, so daß der Gesamtverlauf der Narkose unruhig wurde.

Tabelle 7. Aufwachphase

	Aufwachdauer (min)	Orientierung nach OP-Ende (min)	Narcanti	V.a.Z.A.C.S.	Übelkeit Erbrechen
I (M–F)	11 ± 10 (0,5–40)	28 ± 19 (10–150)	2	3	∅
II (M–A)	25 ± 16 (3–60)	37 ± 19 (5–75)	∅	1	1
III (E–F–L)	5 ± 3 (0,5–18)	8 ± 7 (1–30)	2	∅	∅
IV (E–A–L)	7 ± 6 (0,5–26)	10 ± 7 (1–30)	1	1	3
Vergleichsgruppe					
V (E–A)	5 ± 8 (0–30)	6 ± 7 (0–30)	2	2	1

Gut steuerbar waren dagegen die Patienten der Gruppe IV: Blutdruckänderungen traten langsamer und weniger ausgeprägt als bei den Etomidat-Alfentanil Narkosen auf. Bei Bronchoskopien genügte z. B. die Erstinjektion an Alfentanil, bei anderen Eingriffen mußte oft nur noch zum Schluß mit gasförmigen Anästhetika ergänzt werden.

Ähnliche Differenzen wie in der Einschlafphase ergaben sich auch nach OP-Ende (Tabelle 7): Die Patienten der drei Etomidat-Gruppen waren rasch wach und orientiert. Die Ergänzung mit Lormetazepam bewirkte in der Gruppe IV eine Verlängerung der Aufwachphase und der Zeit bis zur Orientierung gegenüber der Gruppe V. Ungefähr doppelt so lange dauerte es, bis die Midazolam-Fentanyl Patienten ansprechbar waren. Einzelne Patienten dieser Gruppe waren zwar rasch wach, hinterher aber noch sehr lange schläfrig. Die Zeit bis zur Orientierung war mindestens dreimal so lange als nach Etomidat. Noch länger benötigten die Patienten der Gruppe II zum Erwachen. Die Orientierung stellte sich dann aber etwas rascher als bei Gruppe I ein. Mit Naloxone mußten trotz der kurzen OP-Zeiten nur wenige Patienten antagonisiert werden.

Übelkeit und Erbrechen waren selten.

Von Patienten fast aller Gruppen waren einige auffällig, die postoperativ nicht ansprechbar wurden, sehr unruhig waren, mit spastischer Atmung, Muskelrigor und maximal engen Pupillen. Durch Naloxone konnte keine Änderung dieses Zustandes herbeigeführt werden. Dies gelang erst nach Physostigmin, worauf innerhalb weniger Minuten die Symptome verschwanden und die Patienten erwachten. Auf Grund ähnlicher Falldarstellungen in der Literatur [11] vermuten wir ein Zentral-Anticholinerges Syndrom als Ursache.

Diskussion

Die grundsätzliche Eignung von Midazolam zur Narkoseeinleitung wird von mehreren Autoren bestätigt [1, 4, 6, 7, 8, 12, 19, 20, 22], doch können auch bei höheren Dosierungen als 0,15 mg/kg KG Fälle von stark verzögerter oder ungenügender Schlafwirkung auftreten [1, 19]. Durch Nachinjektionen von Midazolam konnte meist keine Wirkungsverstärkung mehr erreicht werden [7, 19]. Die günstigen Erfahrungen von Hirschauer und Jost mit der Kombination von Midazolam/Alfentanil für kürzere Eingriffe [8] können wir nicht bestätigen, da Midazolam auch in der Kombination mit Alfentanil keine sichere Schlafinduktion gewährleistete. Im Ausmaß der Thoraxrigidität zeigte sich kein Unterschied zur Kombination von Alfentanil mit Etomidat.

Benzodiazepine in höheren Dosierungen besitzen alle einen mäßig kardiodepressiven Effekt [9, 14, 15], zusätzlich kann Midazolam ein venöses pooling verursachen [19, 22]. Bei Patienten mit erheblichen Blutverlusten oder dekompensierten Kreislaufverhältnissen ist deshalb Midazolam nur mit Vorsicht einzusetzen.

Im Gegensatz zur Schlafinduktion mit gebräuchlichen Hypnotika kann bei Midazolam das Erlöschen des Lidreflexes nicht als Kriterium einer ausreichenden Schlaftiefe gewertet werden. Es stellt sich die Frage, ob es sinnvoll ist, Midazolam routinemäßig zur Induktion einzusetzen. Midazolam weist zwar günstigere pharmakologische Daten auf als die bisher in der Klinik verwendeten Benzodiazepine, doch erweisen sich in der Praxis die mangelde Sicherheit der Schlafinduktion und die langen Nachschlafstadien als nachteilig. Dem gegenüber bietet die Einleitung mit dem Kurznarkotikum Etomidat wesentliche Vorteile, da es zum einen sehr rasch und zuverlässig wirkt [5] und auch bei Risikopatienten gefahrlos eingesetzt werden kann [13, 15]. Durch Zugabe eines geeigneten Benzodiazepins wie z. B. Lormetazepam [3] ergeben sich intraoperativ stabile Kreislaufverhältnisse und postoperativ rasch wache und kooperative Patienten. Der erwünschte anxiolytische und sedierende Effekt der Benzodiazepine kann so mit einer relativ geringen Dosis erreicht werden. Lange Nachschlafstadien sind selten, so daß diese Art der Narkoseeinleitung auch für ambulante Eingriffe zur Anwendung kommen kann.

Durch die Ergänzung dieser Narkoseeinleitung mit Alfentanil können auch für Risikopatienten kürzere, schmerzhafte Eingriffe durchgeführt werden. Bei einer OP-Dauer von über 20 min sollte einer Alfentanilinfusion der Vorzug gegeben werden, womit sehr gleichmäßige Narkoseverläufe erreicht werden können [25]. Auf Grund der Thoraxrigidität kann die Maskenbeatmung erschwert sein, zur Milderung kann eine i.v. Prämedikation mit Atropin und eine langsame Injektion des Alfentanil beitragen [16, 21]. Gegenüber Fentanyl kann Alfentanil auch in höheren Dosen initial gegeben werden, ohne daß postoperative Nachschlafstadien zu befürchten sind. Dies gewinnt zusätzlich an Bedeutung bei schmerzhaften Eingriffen, bei denen eine Applikation von gasförmigen Anästhetika nicht möglich ist.

Zusammenfassung

Zusammenfassend läßt sich sagen, daß Midazolam auf Grund der unsicheren Schlafinduktion für eine Narkoseeinleitung generell weniger geeignet erscheint. Für Kurznarkosen ist außerdem die Aufwachphase zu lang.

Die Kombination Etomidat, Alfentanil und Lormetazepam bietet die Vorteile der Anxiolyse bei unprämedizierten Patienten, der sicheren, raschen Schlafinduktion und der guten Analgesie. Durch Lormetazepam wird zwar die Aufwachzeit etwas verlängert, die Steuerbarkeit der Narkosen jedoch erheblich verbessert und der Analgetikaverbrauch reduziert.

Literatur

1. Conner JT, Katz RL, Pagano RR, Graham ChW (1978) RO 21-3981 for Intravenous Surgical Premedication and Induction of Anesthesia. Anesth Analg 57:1
2. Dick W, Traub E, Knoche E, Weindler M (1983) Alfentanil für Kurznarkosen. Anaesthesist 32:315
3. Doenicke A, Hug P, Dittmann I, Wittschier M (1980) Blutgasveränderungen nach Diazepam oder Lormetazepam in Kombination mit Etomidat. In: Doenicke A, Ott H (Hrsg) Lormetazepam. Springer, Berlin Heidelberg New York
4. Doenicke A, Kugler J, Suttmann H, Grote B, Donner W (1980) Midazolam: Abhängigkeit der Schlaftiefe von Injektionszeit und Dosis. Anaesthesist 29:637
5. Doenicke A, Gabany D, Lemcke H, Schürck-Bulich M (1974) Kreislaufverhalten nach drei kurzwirkenden i.v. Hypnotika Etomidat, Propanidid, Methohexital. Anaesthesist 23:108
6. Gardaz JP (1981) Clinical Study of Midazolam Maleate as a General Anesthetic. Arzneim Forsch 31(II), Nr. 12a
7. Haldemann G, Weber J (1981) Narkoseeinleitung mit Midazolam, unter besonderer Berücksichtigung der Auswirkung auf die systolischen Zeitintervalle. Arzneim Forsch 31(II), Nr. 12a
8. Hirschauer M, Jost U (1985) Alfentanilnarkosen in der Hals-Nasen-Ohren-Heilkunde. In: Zindler/Hartung (Hrsg) Alfentanil. Urban & Schwarzenberg, München Wien Baltimore
9. Hempelmann G, Seitz W, Piepenbrock S (1978) Diazepam. Ein Beitrag zu Hämodynamik, myokardialem Sauerstoffverbrauch und Gefäßeffekt. Anaesthesist 27:357
10. Jost U, Hirschauer M, Schmid A, Baumann B (1984) Klinische Erfahrungen mit dem kurzwirksamen Opioid Alfentanil (Rapifen). Anästh Intensivther Notfallmed 19:8
11. Jost U, Schmid A, Ruppert M (1982) Zentral-anticholinerges Syndrom induziert durch Midazolam/Fentanyl, Benzoctamin/Buprenorphin und Etomidat/Carticain oder durch Praemedikation mit Atropin/Promethazin/Pethidin? Anaesthesist 31:21
12. Kanto J, Sjövall S, Vuori A (1982) Effect of Different Kinds of Premedication on the Induktion Properties of Midazolam. Br J Anaesth 54:507
13. Kettler D, Sonntag H, Wolfram-Donath U, Hoeft HJ, Regensburger D, Schenk HD (1977) Haemodynamics, Myocardial Function, Oxygen Supply of the Human Heart after Administration of Etomidate. In: Doenicke A (Hrsg) Etomidate An Intravenous Hypnotic Agent. Springer, Berlin Heidelberg New York
14. Kling D, von Bormann B, Mulch J, Kramer M (1983) Hämodynamische Veränderungen nach Injektion von Lormetazepam unter Prämedikations- und Narkosebedingungen. Vortrag ZAK Zürich. Springer, Berlin Heidelberg New York Tokyo
15. Larsen R (1983) Herzkreislaufwirkungen neuer i.v.-Anaesthetika. Vortrag ZAK Zürich. Springer, Berlin Heidelberg New York Tokyo
16. Löffler B (1985) Alfentanil im klinischen Routinebetrieb. Anaesthesist 34:32
17. Löffler B, Kneffel P, Rothhaus R (1984) Lormetazepam und Etomidat im Vergleich mit Midazolam zur Narkoseeinleitung im klinischen Routinebetrieb, eine Untersuchung an 100 Patienten. Vortrag Sertürner Symposion
18. McDonnell ThE, Bartkowski RR (1984) ED_{50} of alfentanil for induction of anaesthesia in unpremedicated young adults. Anesthesiology 60:136
19. Müller H, Schleussner E, Stoyanov M, Kling D, Hempelmann G (1981) Hämodynamische Wirkungen und Charakteristika der Narkoseeinleitung mit Midazolam. Arzm Forsch 31(II) Nr. 12a
20. Sarnquist FH, Mathers WD, Brock-Utne J, Carr B, Canup C, Brown CR (1980) A Bioassay of a Water-Soluble Benzodiazepine against Sodium Thiopental. Anesthesiology 32:149
21. Schaps D, Striebel H, Zuk J, Seitz W (1984) Beeinflussung der Herz-Kreislauf- und Ventilationsparameter durch Alfentanil. Anaesthesist 33:228
22. Schleussner E, Kramer M, Müller H, Scheld H, Hempelmann G (1981) Kardiale und vaskuläre Effekte von Midazolam während der Narkoseeinleitung sowie vor und während der extrakorporalen Zirkulation bei koronarchirurgischen Patienten. Arzneim Forsch 31 (II) Nr. 12a
23. Schüttler J, Stoeckel H, Lauven P, Schwilden H (1983) Klinische Pharmakokinetik von Alfentanil. Anaesthesist 32:315
24. Van Leeuwen L, Deen L (1981) Alfentanil, a new, potent and very short-acting morphinomimetic for minor operative procedures. Anaesthesist 30:115
25. Van Leeuwen L, Zuurmond WWA, Helmers JHJH, Noorduin H, Deen L (1984) Alfentanil-Dauerinfusion für chirurgische Eingriffe mittlerer und längerer Dauer. Anaesthesist 33:173

Alfentanil: Klinische Studie über den intra- und postoperativen Verlauf bei einer modifizierten Alfentanil-Narkose

H.-D. Schenk, B. Ensink, B. Bittrich und J. Weingarten

Alfentanil ist hinsichtlich seines Wirkungsspektrums eines der bestuntersuchten Anästhetika. Rezeptorbelegung, analgetisch und narkotische Effekte sowie Herz-Kreislauf-Reaktionen entsprechen bei isopotenten Dosierungen weitgehend denen unter Fentanyl. Die Zeiten für den Wirkungseintritt und die Elimination sind bei Alfentanil jedoch ungefähr um den Faktor 3 kürzer [3]. So ist dieses Pharmakon für Kurznarkosen hervorragend geeignet. Die bei Opiatanästhesien gefürchteten Komplikationen wie Bronchospasmus, Thoraxrigor und Hypotonie werden unter Alfentanil gehäuft nach einer Bolusapplikation beobachtet [1]. Diese durch die cholinergen Rezeptorstrukturen des Gehirns hervorgerufenen Nebeneffekte können durch Atropin unterdrückt werden.

Ca. 1000 Anästhesien mit Alfentanil wurden bislang von unserem Team durchgeführt. Dabei hat sich diese Narkoseform besonders wegen der raschen postoperativen Vigilanzzunahme der Patienten bewährt. In der Kombination mit Vecuronium, Atropin [4, 6], Etomidat bzw. Methohexital [7] und DHB [5] lassen sich durch einen sinnvollen Applikationsmodus die unerwünschten opiatbedingten Nebeneffekte nahezu vollständig vermeiden [2] (Abb. 1).

Methodik

Exemplarisch für die Gesamtzahl der Alfentanilnarkosen wurden über einen Zeitraum von 4 Monaten des Jahres 1984 alle Anästhesien mit diesem Pharmakon lückenlos statistisch ausgewertet.

Hierbei wurden 165 Patienten mit folgender Verteilung erfaßt (s. Tabelle 1).

Tabelle 1. Patientendaten

Alter:	10–82 a	($\bar{x}=33$)
Risikogruppen:	ASA I	68%
	ASA II	20%
	ASA III	5%
	Notfallpat.	7%
OP-Gebiet:	Extremitäten	45%
	Bauch	20%
	Brust	12%
	Struma	6% u.a.
Narkosedauer:	<30 min	4%
	30– 60 min	35%
	30–120 min	49% u.a.

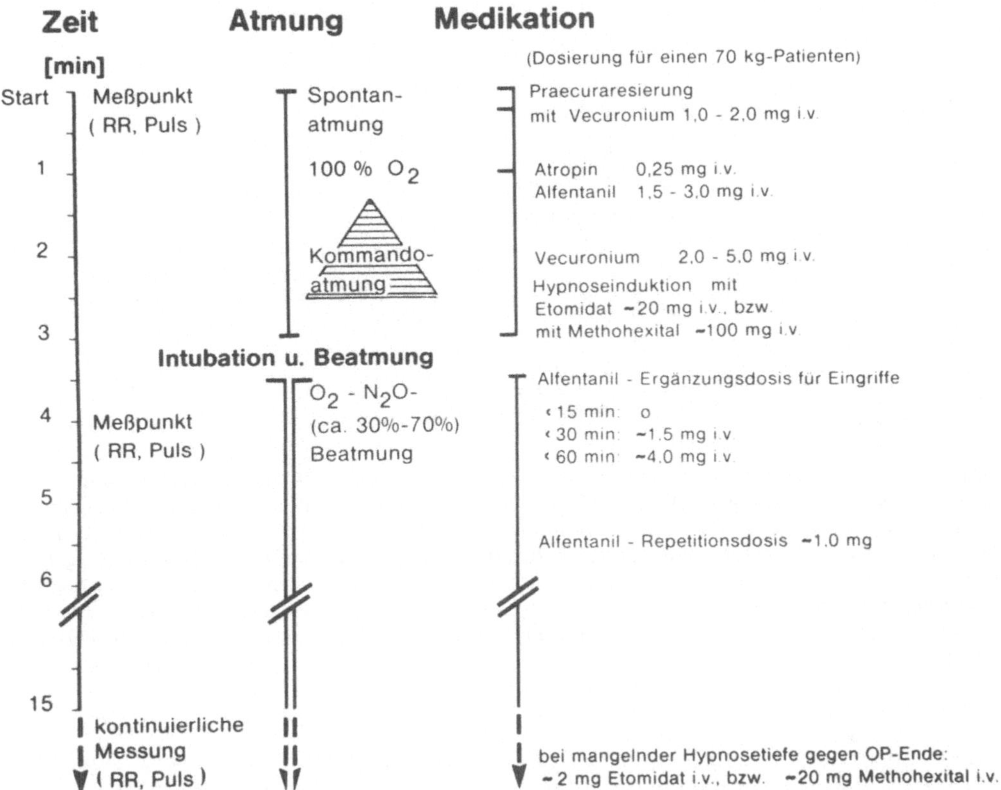

Abb. 1. Schema der Narkoseeinleitung und Durchführung. Zu Beginn einer 3-minütigen Praeoxygenierung erfolgt eine Praecurarisierung mit 1–2 mg Vecuronium, dann die Gabe von ca. 0,25 mg Atropin i.v. Als Indikator für die Belegung der zerebralen cholinergen Rezeptoren durch das Atropin dient die Herzfrequenzreaktion. Sofort nach Auftreten des Frequenzanstiegs (ca. 20 s nach der Atropin-Gabe) wird ein Alfentanil-Bolus von ca. 1,5–3,0 mg appliziert. Am Ende dieses Oxygenierungsintervalls ist oftmals eine Kommandoatmung erforderlich. Nach Relaxierung (ca. 2,0–5,0 mg Vecuronium) und anschließender Gabe des Hypnotikums (entweder ca. 20 mg Etomidat oder ca. 100 mg Methohexital) erfolgt die Intubation. Bei Eingriffen mit einer voraussichtlichen OP-Dauer >30 min und bei jungen Patienten ist es sinnvoll, eine höhere Dosis des Opiats und des Relaxans zur Einleitung zu verwenden. Als Ergänzungsdosis ist bei Eingriffen <15 min kein Alfentanil mehr erforderlich; bei Narkosezeiten <30 min beträgt die additive Dosis ca. 1,5 mg, bei <60 min ca. 4,0 mg. Diese bewußt niedrig gehaltenen Dosierungen müssen bei Bedarf durch repetitive Gaben von ca. 1,0 mg Alfentanil ergänzt werden. Es ist bei der repetitiven Alfentanil-Gabe sinnvoll, das Mittel jeweils vor einem zu erwartenden Schmerzstimulus zu geben. Intraoperativ erfolgt, sofern keine Nebenwirkungen zu befürchten sind, die Gabe von ca. 2,5–5,0 mg DHB als Antiemetikum

Als Praemedikation erhielten die Patienten (bezogen auf ein Körpergewicht von > 50 kg): entweder 2 ml Thalamonal/0,5 mg Atropin i.m., oder 15 mg Piritramid/25–50 mg Promethazin/0,5 mg Atropin i.m., oder 2 mg Flunitrazepam p.os.

Bei der statistischen Auswertung wurde besonderer Wert auf die Erfassung der unerwünschten Nebenwirkungen gelegt. Da es bei einer zeitbezogenen Mittelwertsbetrachtung zwangsläufig zu einer Nivellierung der Meßdaten kommen muß, wurde bei der Darstellung der Kreislaufparameter versucht, den jeweiligen Erscheinungszeit-

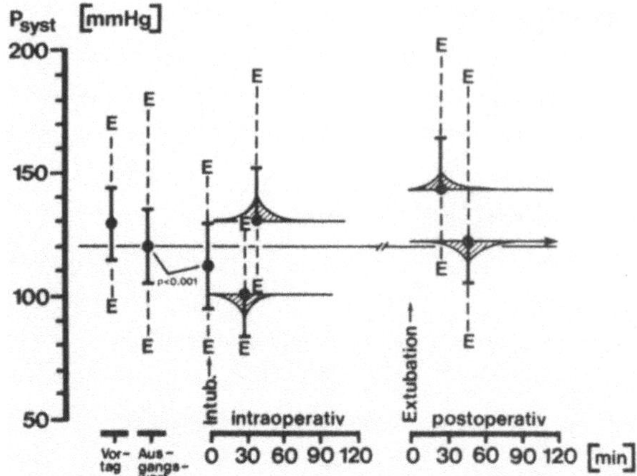

Abb. 2. Verlauf des systolischen Blutdrucks (P_{syst}). Der dargestellte Ablauf des systolischen Drucks nach der Narkoseeinleitung ist statistisch hoch signifikant. Intra- bzw. postoperative Maximalwerte treten wegen der Größe des Kollektivs verständlicherweise im gesamten Betrachtungsintervall auf. Bei der zeitbezogenen Mittelwertsbetrachtung ist zu erkennen, daß die minimalen Druckwerte gehäuft nach der Einleitung, die maximalen mehr am Ende der Narkose auftreten. Postoperativ liegen die maximalen Druckwerte im Mittel ca. 20 min nach Extubation vor; während bereits nach ca. 40 min gehäuft die niedrigen Werte zu finden sind. Zu betonen ist, daß diese im Bereich der Ausgangswerte liegen

punkt von Maximal- und Minimalwerten aufzuzeigen. Diese Extremwerte sind nämlich für die Beurteilung der Qualität dieses Narkoseverfahrens aussagekräftiger als die zeitbezogenen Größen der Mittelwerte.

Ergebnisse

In den beiden Abbildungen der Verläufe des systolischen Drucks sowie der Herzfrequenz sind die Mittelwerte, Standardabweichungen und Eckwerte (E) am Vortag, zum Zeitpunkt vor der Narkoseeinleitung und unmittelbar nach der Intubation punktuell erfaßt (Abb. 2, 3). Die individuellen Maxima (SD nach oben) bzw. Minima (SD nach unten) dieser Kreislaufgrößen innerhalb des intra- bzw. postoperativen Überwachungszeitraums sind in der gleichen Weise dargestellt. Die individuellen Erscheinungszeitpunkte dieser Maxima bzw. Minima innerhalb dieser Zeitspannen sind darüber hinaus zeitbezogen gemittelt. Alle oberen Eckwerte des systolischen Drucks stammen von einem Hypertoniker, alle unteren von einem Kind. Bei der Betrachtung der Individualverläufe, die wegen der Übersichtlichkeit nicht dargestellt werden können, zeigt sich in den meisten Fällen eine Schichtung der Patientenmeßdaten. Zum besseren Vergleich ist die Ordinate des praeoperativen Mittelwertes als Bezugslinie eingezeichnet.

Bei keiner der Narkosen kam es zu kritischen Blutdruck- bzw. Herzfrequenzwerten (s. Tabelle 2).

Unabhängig von diesen statistisch erfaßten Alfentanilnarkosen ist zu erwähnen, daß mehrere „narkoseerfahrene" Patienten diese Anästhesieform als vergleichsweise ange-

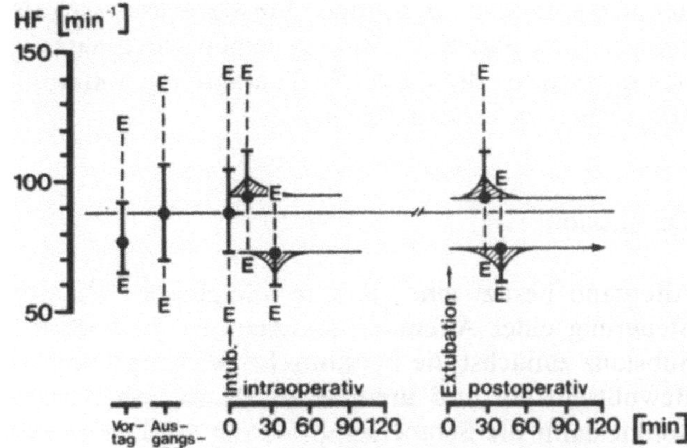

Abb. 3. Verlauf der Herzfrequenz (HF). Bei der entsprechenden Darstellung der Herzfrequenzverläufe ist erkennbar, daß sich die vagomimetische Wirkung des Alfentanils sowie der vagolytische Effekt des Atropins zum Zeitpunkt der Narkoseeinleitung nahezu vollständig aufheben: konstante Herzfrequenz. Meistens kommt es zum Zeitpunkt der ersten chirurgischen Stimulation (ca. 20 min nach Intubation) zu einem Herzfrequenzanstieg, der dann als Anlaß dient, die Narkose zu vertiefen. Daher sind die Herzfrequenzminima im intraoperativen Intervall erst später zu finden. Ebenso wie beim Verhalten des postoperativen Blutdrucks kommt es nach der Extubation zunächst zu einem Herzfrequenzanstieg, dann zu einem Frequenzabfall

Tabelle 2. Nebenwirkungen. Hier sind die relative Häufigkeit unerwünschter Nebenwirkungen innerhalb des >4-stündigen postoperativen Überwachungszeitraums aufgezeigt. Dabei sind die Druck- bzw. Herzfrequenzreaktionen berücksichtigt worden, bei denen beispielsweise eine deutliche Narkosevertiefung erforderlich war bzw. zusätzlich kreislaufwirksame Medikamente (Antihypertensiva, β-Blokker u.a.) gegeben wurden

Während der Narkose:

Druck- bzw. Frequenzanstieg	4%
Druck- bzw. Frequenzabfall	3%
Thoraxrigor, Laryngospasmus	–
Hustenreiz durch Extubation	2%
Antagonisierung (Naloxon)	8%

Postoperativ:

Übelkeit	3%
Erbrechen	–
Druck- bzw. Frequenzanstieg	3%
Druck- bzw. Frequenzabfall	6%
Behandlungsbedürftige Schmerzen	5%
Patienten ohne postop. Probleme	78%

nehm empfanden. Besonders günstig erwies sich Alfentanil auch bei Kindern und geriatrischen Patienten. Bislang haben wir zweimal postoperativ asthmoide Reaktionen beobachtet, die durch die Therapie mit Aminophyllin, Dexamethason bzw. Naloxon schnell zu beherrschen waren.

Diskussion

Alfentanil besitzt eine stärkere analgetische als hypnotische Potenz. So ist bei der Steuerung einer Alfentanil-Kurznarkose zu bedenken, daß mit der Elimination der Substanz zunächst die hypnotische Wirkung nachläßt; dann setzt beim Patienten das Bewußtsein ein und unmittelbar darauf die Atmung. Je nach Stärke des Stimulus nimmt dann die Schmerzempfindung zu. Der primär schnelle Wirkungsverlust nach einer Bolusapplikation läßt sich durch die rasche Umverteilung der Substanz von zentral nach peripher erklären (initiale Halbwertzeit ca. 4,5 min). Rückverteilung und Lebermetabolismus sind in der späteren Phase die Hauptdeterminanten der terminalen Substratelimination (terminale Halbwertzeit ca. 80 min) [6].

Eine primär hohe Dosierung, aber teilweise auch eine kontinuierliche Applikation, lassen die langsame terminale Eliminationsphase zur bestimmenden Größe für den Wirkungsverlust des Opiats am Ende der Narkose werden. Eine rasche postoperative Vigilanzzunahme läßt sich dadurch erzielen, daß nach einer niedrigen Alfentanil-Initialdosis zum OP-Ende hin bei Bedarf fraktioniert kleine Mengen (ca. 1–2 mg) nachinjiziert werden. Durch die schnelle Umverteilung dieses additiven Bolus kommt es dann postoperativ zum gewünscht schnellen Wirkungsverlust.

Wie bereits erwähnt, liegt am Ende der Operation häufig eine ungenügende Hypnose vor. Bei weniger schmerzintensiven Operationen mit einer Dauer > 30 min empfiehlt es sich, mit einer niedrigen Dosis des Einleitungshypnotikums (z. B. 20 mg Methohexital bzw. 4 mg Etomidat) eine weitere Alfentanil-Gabe zu umgehen. Diese Narkosetechnik ist zu vertreten, weil das Einleitungshypnotikum infolge der Alfentanil-Gabe vor der Intubation niedrig dosiert werden kann.

Zusammenfassung

Die beschriebene Alfentanil-NLA gewährleistet eine streßfreie Narkoseeinleitung und -durchführung bei nahezu konstantem Kreislaufverhalten. Durch die zeitlich sinnvolle Kombination des Alfentanil mit Atropin, DHB und Vecuronium lassen sich die gefürchteten cholinergen Nebenwirkungen wie Thoraxrigor, Hypotonie, Bronchospasmus und Erbrechen unterdrücken. Im Vergleich zu anderen Anästhesieformen ist dieses Verfahren gerade für kurze operative Eingriffe geeignet. Trotz der raschen postoperativen Vigilanzzunahme ist eine kurzzeitige postoperative Überwachung in jedem Fall erforderlich.

Literatur

1. Knoche E, Dich W (1985) Kurznarkosen in der Gynäkologie. In: Alfentanil – Ein neues, ultrakurzwirkendes Opioid (Alfentanil-Symposium, 9./10. Dez. 1983 in Düsseldorf) Urban & Schwarzenberg, München Wien Baltimore
2. Krumholz W, Müller H, Russ W, Gerlach H, Hempelmann G (1984) Anästhesiologische Erfahrungen mit einer Alfentanil-Bolus-Technik bei neurochirurgischen Eingriffen. Anaesthesist 33:356
3. Van Leeuween L, Deen L, Helmers JHJH (1981) A Comparison of Alfentanil and Fentanyl in Short Operations with Special Reference to Their Duration of Action and Postoperative Respiratory Depression. Anaesthesist 30:397
4. Schaps D, Striebel H, Zuk J, Seitz W (1984) Beeinflussung der Herz-Kreislauf- und Ventilationsparameter durch Alfentanil. Anästhesist 33:228
5. Schockenhoff B, Hoffmann P (1985) Alfentanil zur Neuroleptanesthesie bei kurzen operativen Eingriffen. Anästhestist 34:28
6. Schüttler J, Stoeckel H, Mück R, Apffelstaedt C (1985) Anwendung von Alfentanil bei Kurzeingriffen in der Gynäkologie und Hals-Nasen-Ohren-Heilkunde: Dosierungsvorschläge und klinische Aspekte. In: Alfentanil – Ein neues, ultrakurzwirkendes Opioid. (Alfentanil-Symposium, 9/10. Dez. 1983 in Düsseldorf) Urban & Schwarzenberg, München Wien Baltimore
7. Sold M, Papst-Baierl D, Weis KH (1985) Etomidat versus Methohexital zur intravenösen Anästhesie mit Alfentanil und Lachgas/Sauerstoff. Anästhesist 34:377

Pulmonale Kinetik von Fentanyl und Alfentanil

K. Taeger, F. Schmelzer, E. Weniger, N. Franke, M. Adt und K. Peter

Zu den vielen Funktionen der Lunge gehört die Anreicherung von endogenen, aber auch körperfremden Substanzen wie z. B. Betablockern, Lokalanästhetika, Histaminantagonisten und Opioiden [4]. 1971 berichteten Hess und Mitarbeiter [6], daß Fentanyl in der Kaninchenlunge sehr hoch angereichert wird (Abb. 1). In der Folgezeit wurden Hinweise auf eine hohe Speicherkapazität der menschlichen Lunge für Fentanyl gefunden [1, 2, 8]. Alfentanil ist dem Fentanyl chemisch eng verwandt. Es stand daher zu erwarten, daß wesentliche Dosisanteile auch dieses Opioids in der Lunge gefunden werden. Eine von De Lange [3] durchgeführte Untersuchung der arterio-gemischtvenösen Alfentanilkonzentrationsdifferenz ergab jedoch, daß 5 Minuten nach Injektion und später eine solche Differenz praktisch nicht existierte. Was in den ersten 5 Minuten nach Injektion geschah, wurde nicht untersucht.

Wir haben die pulmonale Kinetik von Fentanyl während 14 Minuten nach Injektion an 5 Patienten, von Alfentanil an 6 Patienten erstmals quantitativ untersucht. Die Ex-

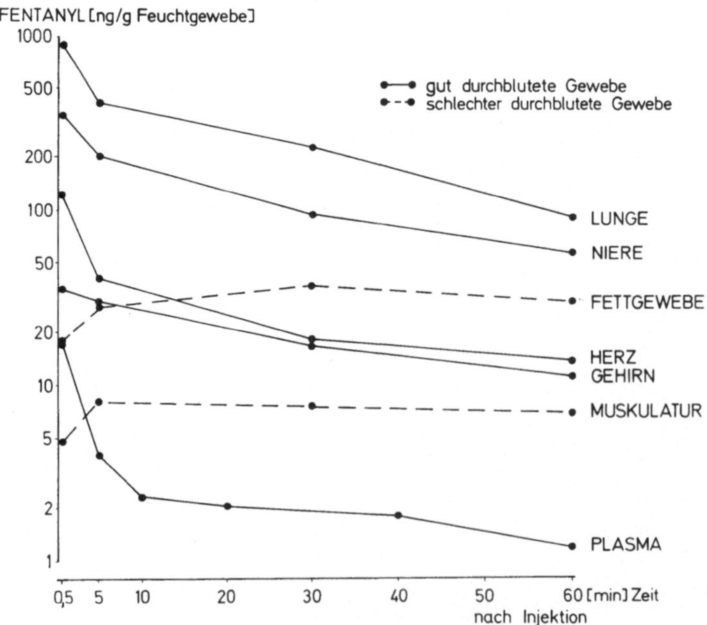

Abb. 1. Organverteilung des Fentanyls beim Kaninchen. Von den untersuchten Organen hat die Lunge die höchste Affinität zu diesem Opioid (aus [6])

perimente wurden wegen der erforderlichen Zugänge an herzchirurgischen Patienten und nach Narkoseeinleitung durchgeführt. Die Patienten erhielten eine frisch zubereitete Mischung aus Indocyaningrün und Fentanyl respektive Alfentanil über einen großlumigen zentralvenösen Katheter in Form eines Bolus. Die tatsächlich verabreichten Mengen wurden durch Wägung und Abzug des Spritzen- und Kathetertotraums ermittelt. Die arteriellen Blutentnahmen begannen mit dem Ende der Injektion. Für diesen Zweck war der arterielle Zugang über einen 3-Wege-Hahn mit einem 15 cm langen Ende eines mit Heparin gespülten Infusionsschlauches verbunden, mit dessen Hilfe das aus der Arterie abfließende Blut in heparinisierte Zentrifugenröhrchen geleitet wurde. Auf diese Weise kamen wir zu 48 Sekundensamples. Parallel dazu wurden 3 Proben gemischtvenösen Blutes über das distale Lumen eines Pulmonaliskatheters aspiriert. Synchrone Blutabnahmen aus Arterie und Arteria pulmonalis folgten von der 1. bis zur 6. Minute jede Minute, und jede 2. Minute bis zur 14. Minute nach Injektion.

Die Extinktion der grünen Farbe wurde bei 803 nm gegen ein Leerplasma des selben Patienten gemessen. Fentanyl- und Alfentanilkonzentrationen im Blut wurden nach der von Gillespie [5] angegebenen Methode gaschromatographisch gemessen. Niedrige Fentanylkonzentrationen bestimmten wir radioimmunologisch im Plasma und rechneten mittels zusätzlich bestimmter Blut-Plasma-Konzentrationsverhältnisse des jeweiligen Patientenblutes in die Blutkonzentration um.

Mit Hilfe eines von Lin [9] publizierten Programms ermittelten wir aus der Konzentrationswelle der grünen Farbe die mittlere Passagezeit, das Herzzeitvolumen und das zentrale Blutvolumen. Der Opioidgehalt der Lunge nach der ersten Passage des arzneimittelbeladenen Blutes durch die Lungenkapillaren wurde aus der Differenz aus verabreichter Dosis und dem Produkt aus zentralem Blutvolumen und den über die mittlere Passagezeit gemittelten Opioidkonzentrationen im Blut berechnet. Für die Kalkulation der Fentanylfreisetzung aus der Lunge wurde die bei allen Patienten nachweisbare arterio-gemischtvenöse Konzentrationsdifferenz einer nichtlinear-exponentiellen Regressionsanalyse unterzogen. Die optimierten Größen zweigliedriger Exponentialgleichungen der Form $C_{a-\bar{v}} = A \times e^{-\alpha t} + B \times e^{-\beta t}$ und der Fentanylgehalt der Lunge nach einmaliger Passage wurden benützt, mittels einer Formel zur Ermittlung des Arzneimittelgehaltes des Organismus über die Zeit [11], hier der Lunge, die Fentanylfreisetzung zu berechnen. Dieser Weg war im Falle des Alfentanils nicht gangbar, da bereits 2–3 Minuten nach Injektion eine arterio-gemischtvenöse Konzentrationsdifferenz nicht mehr bestand. Unter der Annahme, daß sich das Herzzeitvolumen in den 2 Minuten nach Injektion nicht wesentlich änderte, wurde die Alfentanilfreisetzung aus der Lunge aus dem Produkt aus Herzzeitvolumen und der Fläche zwischen arterieller und gemischtvenöser Konzentration im Blut für diesen kurzen Zeitraum errechnet.

Die Patientin E. D. erhielt netto 0,29 mg Fentanyl und 10,1 mg Indocyaningrün als Bolus. Abb. 2 zeigt die Konzentrationswelle der grünen Farbe mit dem extrapolierten Ende, das leicht nach hinten versetzte Maximum der Fentanylkonzentrationen im arteriellen Blut und die Konzentration des gemischtvenösen Blutes. Während der gesamten Dauer der Untersuchung bestand bei dieser Patientin und allen übrigen Patienten eine arterio-gemischtvenöse Konzentrationsdifferenz (Abb. 3). In Abbildung 3 sind die vom Rechner ermittelten Regressionslinien eingezeichnet, deren Verlauf in allen Fällen am besten durch zweigliedrige Exponentialgleichungen beschrieben werden konnte. Abb. 4 faßt das Ergebnis der quantitativen Untersuchung der pulmonalen Fentanyl-

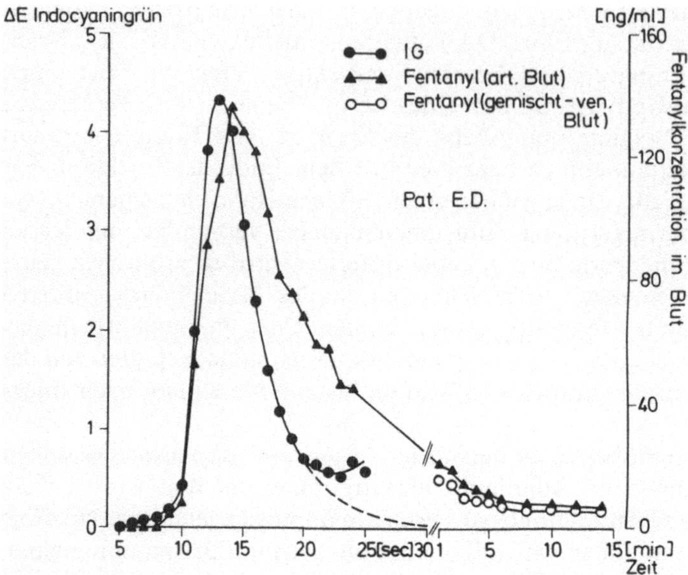

Abb. 2. Anflutung des Indocyaningrüns und Fentanyls im arteriellen und gemischtvenösen Blut der Patientin E. D.. Während der gesamten Untersuchungsdauer besteht eine arterio-gemischtvenöse Konzentrationsdifferenz

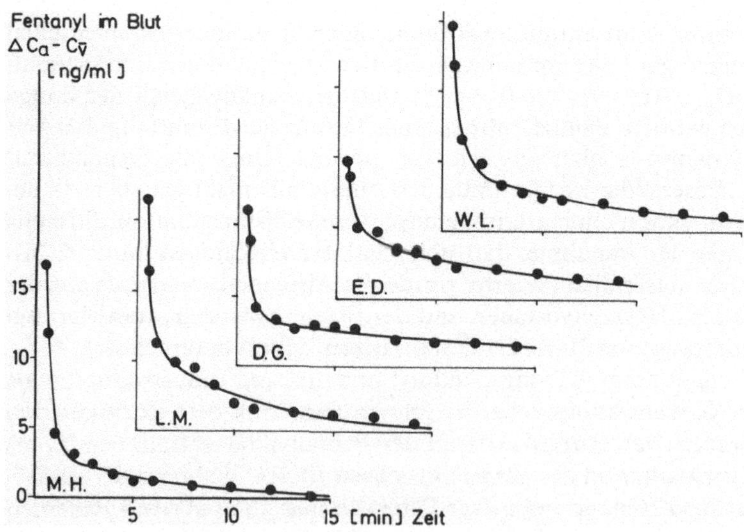

Abb. 3. Arterio-gemischtvenöse Differenzen der Fentanylkonzentrationen im Blut aller 5 Patienten. Während der gesamten Beobachtungsdauer überstiegen die Fentanylkonzentrationen des arteriellen jene des gemischtvenösen Blutes. Es wurde folglich kontinuierlich Fentanyl aus der Lunge freigesetzt. Die vom Rechner ermittelten Regressionslinien sind eingezeichnet

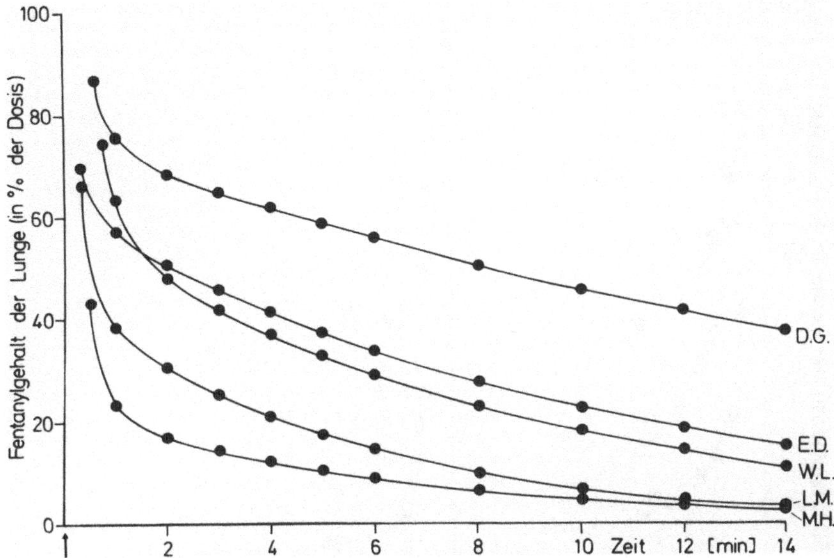

Abb. 4. Fentanylgehalt der Lunge über die Zeit. Bei der ersten Passage der Lungenstrombahn wurden 43–86,9% der applizierten Dosis retiniert. Die Freisetzung erfolgte relativ gleichmäßig. Auch nach 14 Minuten hatte die Lunge von 3 Patienten noch relevante Dosisanteile gespeichert

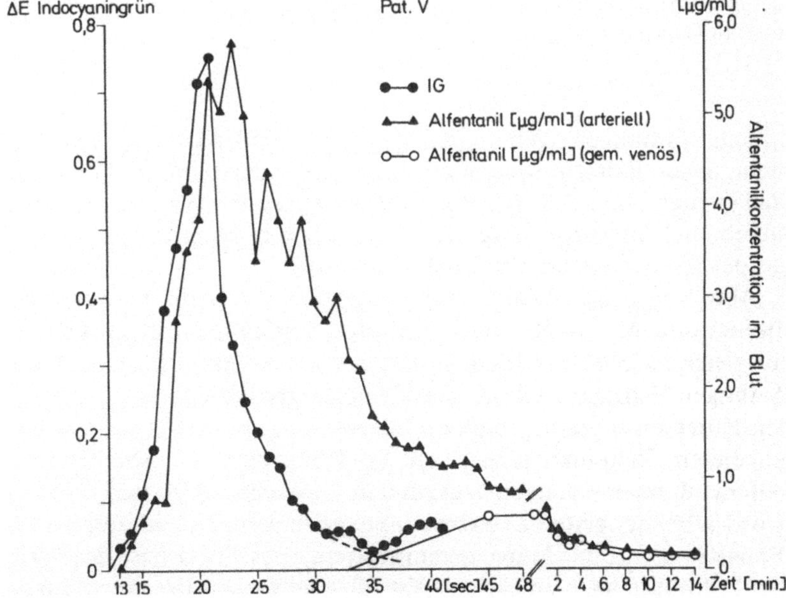

Abb. 5. Anflutung der grünen Farbe und des Alfentanils in arteriellem und gemischtvenösen Blut eines herzchirurgischen Patienten. Bereits nach 1 Minute besteht keine arterio-gemischtvenöse Konzentrationsdifferenz mehr

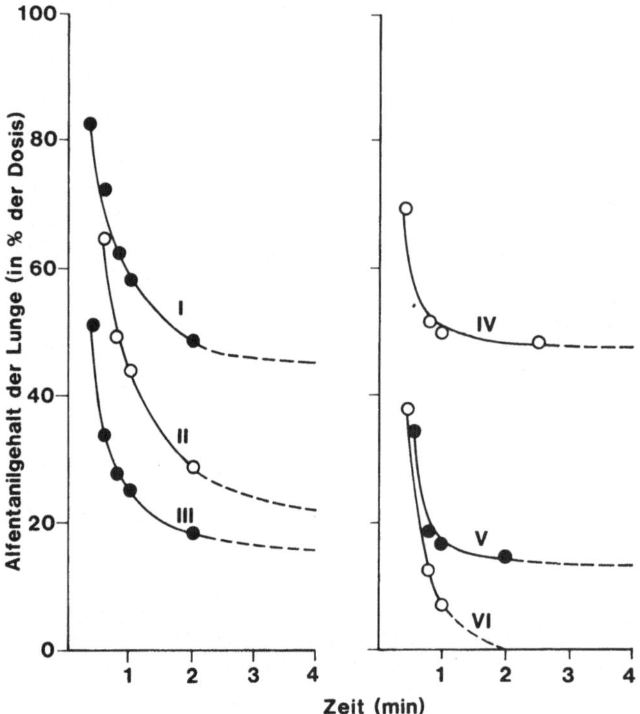

Abb. 6. Alfentanilgehalt der Lunge der 6 Patienten in den ersten 4 Minuten nach Injektion, dargestellt in Relation zur verabreichten Alfentanildosis. Der gestrichelte Verlauf zwischen 2. und 4. Minute trägt der Tatsache Rechnung, daß zu diesem Zeitpunkt praktisch keine arterio-gemischtvenöse Konzentrationsdifferenz mehr bestand

kinetik zusammen. Wir haben gefunden, daß 43–86,9% des applizierten Fentanyls beim ersten Durchströmen der Lunge gebunden wurden. Die Abnahme des Fentanylgehalts der Lunge mit der Zeit verlief bei den 5 Patienten recht ähnlich. Auch 14 Minuten nach Injektion waren bei 3 Patienten noch relevante Dosisanteile in der Lunge gespeichert, in einem Fall noch knapp 40%.

Abb. 5 zeigt das Resultat einer Injektion von netto 7,66 mg Alfentanil und 9,76 mg Indocyaningrün. Bereits nach 1 Minute bestand bei diesem Patienten Konzentrationsausgleich zwischen arteriellem und gemischtvenösen Blut. Ähnliches galt auch für die 5 übrigen Patienten. Die Konzentrationsunterschiede waren nach 2–3 Minuten bei allen Patienten so gering, daß eine Berechnung der Alfentanilfreisetzung aus der Lunge ab diesem Zeitpunkt nicht mehr durchführbar war. Abb. 6 faßt die Ergebnisse der Alfentaniluntersuchungen zusammen. Zwischen 35,9 und 79,8% der Alfentanildosis wurden bei der ersten Lungenpassage gebunden. Die anfängliche Geschwindigkeit der Freisetzung aus der Lunge entsprach jener des Fentanyls. Die Alfentanilfreisetzung ab der 2. Minute nach Injektion geht für eine Quantifizierung zu langsam vonstatten.

Viele Substanzen, die in der Lunge angereichert werden, weisen nach Eling [4] drei gemeinsame Merkmale auf: ein hohes Maß an Lipophilie, mindestens 1 protonierbares Stickstoffatom im Molekül und schwache Basizität, d.h., das Pharmakon liegt bei physiologischem pH-Wert zu wesentlichen Teilen als Kation vor. Die Fentanylbase ist sehr lipophil. Bei pH 7,4 liegen mehr als 90% des nichtgebundenen Arzneimittels im Plasmawasser in der kationischen Form vor [7]. Obwohl deutlich weniger lipophil, kann auch die Alfentanilbase biologische Membranen ungehindert permeieren [10]. Nur 8% des physikalisch im Plasmawasser gelösten Alfentanils tragen eine positive Ladung [7]. Unsere Ergebnisse zeigen, daß hierdurch die Alfentanilanreicherung in der Lunge nicht beeinträchtigt wird.

Über den Ort der Opioidanreicherung in der Lunge und die Art der Interaktion, hydrophobe oder hydrophile Wechselwirkung, ist nichts bekannt. Der Verlauf der arterio-gemischtvenösen Konzentrationsdifferenz des Fentanyls deutet auf zwei unterschiedliche Bindungsstellen hin. Dieser Sachverhalt ist in Abb. 7 in hypothetischer Form dargestellt. Die Halbwertszeit der schnellen Fentanylfreisetzung aus der Lunge beträgt 0,22 Minuten (Median), die 2. Halbwertszeit 5,8 Minuten (Median). Aus der Tatsache, daß die Lunge beim Verschwinden der arterio-gemischtvenösen Konzentrationsdifferenz des Alfentanils bei 5 der 6 Patienten noch relevante Dosisanteile gespeichert hatte, kann man ebenfalls auf das Vorliegen von 2 Bindungsstellen schließen. Die kurze Halbwertszeit der Alfentanilfreisetzung aus der Lunge deckt sich mit jener des Fentanyls. Sie beträgt im Median 0,28 Minuten. Es könnte sein, daß die beiden Opioide die Bindungsstellen mit der niedrigeren Bindungsenergie gemeinsam haben. Alfentanil geht in der Lunge offensichtlich eine feste 2. Bindung ein, die sich der Quantifizierung entzieht.

Die Aufnahme und anschließende Freisetzung eines beträchtlichen Dosisanteils durch ein Gewebe, das zwischen den Ort der Arzneimittelzufuhr und den Wirkort eingeschaltet ist, beeinflußt die Zeit bis zum Erreichen des Wirkungsmaximums, die Wirkungsintensität, und, im Falle des Fentanyls, auch die Wirkdauer. Wir sind mit De Lange [3] der Auffassung, daß wenige Minuten nach Injektion die Alfentanilinteraktion mit der Lunge für seine Kinetik und seine klinischen Wirkungen nicht mehr relevant ist. Die interindividuelle Variabilität bezüglich der pulmonalen Kinetik der beiden Opioide dürfte zum unterschiedlichen Schmerzmittelbedarf unserer Patienten wesentlich beitragen.

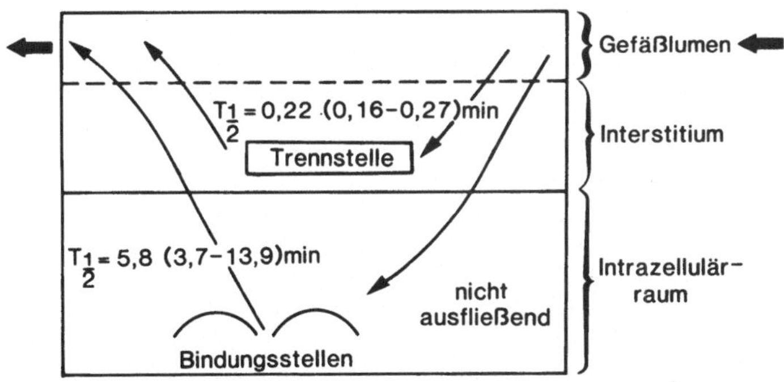

Abb. 7. Hypothese zur Fentanylbindung in der Lunge. Die 2 Bindungsstellen haben Halbwertszeiten von im Median 0,22 und 5,8 Minuten

118   K. Taeger et al.

Literatur

1. Bentley JB, Conahan III, TJ, Cork RC (1982) Lung sequestration of fentanyl during cardiopulmonary bypass. Anesthesiology 57:A 244
2. Cartwright DP, Chapman JC, Davies JR, Scoggins AM (1981) Pharmacokinetics of high-dose fentanyl. Br J Anaesth 7:780
3. De Lange MB, de Bruijn MD, Heykants J (1984) Variable rate alfentanil infusion: influence of the lung on plasma alfentanil concentrations. 8th World Congress of Anaesthesiologists, Manila. In: Egay LM, Cruz-Odi MD (eds), Book of Abstracts, Vol II, A 397
4. Eling TE, Pickett RD, Orton TC, Anderson MW (1975) A study of the dynamics of imipramine accumulation in the isolated perfused rabbit lung. Drug Metab Disposition 3:389-399
5. Gillespie TJ, Gandolfi AJ, Malornio RM, Vaughan RW (1981) Gas chromatographic determination of fentanyl and its analogues in human plasma. J Anal Toxicol 5:133-137
6. Hess R, Herz A, Friedel K (1971) Pharmacokinetics of fentanyl in rabbits in view of the importance for limiting the effect. J Pharmacol Exp Ther 179:474-484
7. Hull CJ (1983) The pharmacokinetics of alfentanil in man. Br J Anaesth 55:157 S - 164 S
8. Koska AJ, Romagnoli A, Kramer WG (1981) Effect of cardiopulmonary bypass on fentanyl distribution and elimination. Clin Pharmacol Ther 29:100-105
9. Lin YC (1979) A programmable calculator program for rapid logarithmic extrapolation, and calculation of mean transit time from an indicator-dilution curve. Comput Programs Biomed 9:135-140
10. Oldendorf WH (1976) Certain aspects of drug distribution to brain. Adv Exp Med Biol 69:103-109
11. Wagner JG (1976) Linear pharmacokinetic equations allowing direct calculation of many needed pharmacokinetic parameters from the coefficients and exponents of polyexponential equations which have been fitted to the data. J Pharmacokinet Biopharm 4:443-467

Ketalar: Update

G. Silvay and D. P. Desiderio

The use of intravenous anesthetic techniques has gained in popularity over recent years. This has resulted from the increasing availability of intravenous agents, the rising cost of volatile anesthetic agents, and the concern over operating room pollution [1–3]. The search for an "ideal" intravenous anesthetic agent led to the clinical evaluation of ketamine. Ketamine synthesized by Stevens in 1963 was first introduced for clinical trials in 1970 [4, 5].

Ketamine has a chemical structure of 2-(0-chlorophenyl)-2-methylamino cyclohexanone, which resembles cyclohexamine and phencyclidine. It has a molecular weight of 238, is water soluble with a pka of 7.5 and contains a chiral center producing two resolvable optical isomers [7, 8]. Ketamine can be administered intravenously, intramuscularly, rectally, and is being investigated for its use orally [8, 9]. The biotransformation, biodisposition, pharmacokinetics, and metabolism of ketamine are well established [10–13]. The basic pharmacology of ketamine has been reviewed in previous publications [1, 13, 14]. In this article, the authors will discuss the advantages and limitations of ketamine in its clinical application as the sole intravenous anesthetic agent for both induction and maintenance.

Clinical Advantages

Ketamine is useful in clinical anesthesia in its ability to produce analgesia, dissociative anesthesia, central cardiovascular stimulation while maintaining vital reflexes during its relatively short duration of action.

Central Nervous System. Ketamine appears to selectively interrupt association pathways between the thalamoneocortical and limbic systems [1, 15]. The clinical anesthetic state produced is characterized by a state of catalepsy, where the eyes remain open with slow nystagmus, while the corneal and light reflexes remain intact. On EEG it induces increases in alpha, delta, and theta waves, with no significant change in beta waves [1, 13]. There is no clinical evidence that ketamine produces seizure activity [13, 17].

Cardiovascular. Ketamine has been shown to cause cardiovascular stimulation [1, 13, 17]. This has been attributed to its sympathomimetic action primarily by direct stimulation of CNS structures [18]. Ketamine increases blood pressure, heart rate, and cardiac output, with variable effects on stroke volume and systemic vascular resistance [19]. It has been demonstrated that cardiac output increases during the first 10–20 minutes after a ketamine induction then levels off to the pre-anesthetic value [19, 20]. On the basis of its cardiovascular stimulant properties, ketamine has been recommended for the induction of poor-risk patients [1, 21]. Since 1970 and the report by Corssen et al. [22], ketamine has been used as a safe and efective agent for patients with ischemic, valvular, and congenital heart diseases [23, 24] as well as patients in cardiogenic shock [1]. Ivanokovich et al. reported the use of ketamine with diazepam in more than 2,000 cases of valve replacement with little if any cardiovascular depression, few incidences of tachycardia, hypertension, or postoperative delirium [23]. Hatano et al. reported similar results in patients undergoing open heart surgery when ketamine was administered by a continuous infusion in combination with Diazepam and N_2O [25]. Ketamine has also been used as the sole anesthetic agent with a muscle relaxant for the induction and maintenances in patients undergoing open heart surgery for cardiogenic shock [1]. Silvay reported no significant hemodynamic changes in 24 patients in cardiogenic shock with intra-aortic balloon counterpulsation from induction to the period when the patient was placed on cardiopulmonary bypass. There has been extensive clinical data using ketamine for cardiac catheterization and for induction for the surgical repair of congenital heart diseases [1, 24]. Its advantages include sympathetic stimulation, with support of blood pressure and heart rate, excellent sedation and analgesia as well as maintaining airway reflexes and respiratory drive. Ketamine has been described as "the anesthetic of choice" for both cardiac catheterization and induction of patients with cyanotic congenital heart lesions [24]. Ketamine has been used intramuscularly and intravenously after premedication with atropine and diazepam for induction and maintained with a continuous infusion.

Pulmonary. The respiratory effects of ketamine appear to be minimal and transient. Mild depression has been reported by some authors when using rapid intravenous infusion [26]. In contrast when used in a premedicated patient (diazepam) ketamine 2 mg/kg IV over 60 seconds or as a continuous infusion 1 mg/kg no significant changes in PaO_2 or Ca (a–v)O_2 were noted [13]. The respiratory response to CO_2 challenge is maintained during ketamine anesthesia [27]. The search for an anesthetic agent for use in one lung anesthesia without significant arterial hypoxemia as often seen with high concentrations of O_2 and volatile anesthetic agents led to the investigation of ketamine [1, 28]. Factors contributing to hypoxemia during one lung anesthesia include increase in true shunt, v/p abnormalities, abnormal reduction in cardiac output and the reduction or abolishment of the hypoxic vasoconstrictive reflex in the collapsed lung. Silvay et al. found consistently lower shunt fractions and higher PaO_2 valves when ketamine was used as a continuous infusion as compared to halothane during one lung anesthesia in 150 patients undergoing pulmonary resections [28]. Similarly Rees et al. found ketamine a suitable alternative to enflurane when used as a continuous infusion in patients undergoing pulmonary surgery with periods of one lung ventilation [29]. However, the effects of anesthetic agents on the hypoxic vasoconstrictive reflex still remains controversial. Another area of controversy is the effects of ketamine in increasing pulmonary vascular resistance in adults and children. Hickey et al. concluded in his recent publication that pulmonary vascular resistance did not change with the use of ketamine in infants with either normal or elevated pulmonary vascular resistance as long as adequate ventilation is maintained [30]. Ketamine is safe for administration to asthmatics and has been reported to relieve bronchospasm [31]. Coughing and laryngospasm with ketamine is rarely seen and laryngeal reflexes are not depressed during ketamine anesthesia [14].

Obstetrics. The use of ketamine in obstetrics has been widely reported. The routine use of ketamine as an induction agent for cesarean section has been recently advocated by two Swedish groups because of its amnestic properties and is preferred in emergency cesarean section with heavy blood loss prior to surgery [32, 33]. Maduska et al. reported that ketamine in the dose of 1 mg/kg IV for vaginal deliveries, produced no differences between the controls (spinal) and the ketamine group in either the mother or infant regarding Ph, Pco_2, Po_2, and apgar scores [34]. Marx et al. claimed that low dose ketamine is preferred to thiopentone for induction of anesthesia in the presence of fetal distress because an asphyxiated fetus is less able to tolerate the effects of depressant drugs than the normal infant [33]. Ketamine provides a rapid induction, greater analgesia, and amnesia than thiopentone, and Banoderre et al. reported that fetal mortality was less than half that seen with other general anesthetics [13].

Pediatrics. Ketamine is an established anesthetic that is especially useful for diagnostic and many surgical procedures in children. The lack of deleterious effects of ketamine on the functional residual capacity in children as reported by Shulman et al. emphasizes the unique properties of this agent [35]. This is especially useful when choosing an anesthetic technique for children with spontaneous breathing that will best preserve normal pulmonary physiology [35]. Ketamine can be used intramuscularly, rectally, and orally for the induction of poorly sedated or unpremedicated children prior to the insertion of an intravenous catheter. Induction of anesthesia with rectal ketamine is calm, uneventful, and safe with the child becoming gradually more drowsy and are asleep in ten minutes [9]. However, a comparatively larger dosage is required due to the low bioavailability of the drug. Oral ketamine takes 45–60 minutes to produce this effect [8]. Its use for repeated anesthetics at short intervals in children for diagnostic and therapeutic procedures is of particular importance. Many of the procedures are performed in varying positions and require the anestheiologist to be out of the room during short periods of the actual treatment time. A clinical report by Maltby et al. described a case where a child required repeated radiation therapy in the prone position [36]. Ketamine was used rectally as a safe and satisfactory anesthetic for this radiotherapy treatment. It is also of interest in these cases where the treatment or diagnostic procedure is for a malignancy that ketamine has not been implicated in producing immunosuppression [37, 38].

Outpatient. Ketamine appears to be able to be used successfully for outpatient anesthesia if minimal effective doses are administered (ketamine .5–1.5 mg/kg IV induction then continuous infusion 10–20 µg/kg min) [13]. A constant infusion technique allows the anesthesiologist to use an intravenous agent more effectively. The speed of recovery from anesthesia using a continous infusion makes this extremely useful for outpatients [39].

Miscellaneous. Ketamine has been reported to be a safe intravenous induction agent in patients with acute intermittent porphryia [40]. Also to date, there have been no confirmed cases of malignant hyperthermia triggered by ketamine, and ketamine has been successfully used in patients who have recovered from malignant hyperthermia induced by other anesthetic agents [41].

Clinical Limitations

Post Anesthesia Emergency Phenomena. Psychic disturbances such as vivid dreams, both pleasant and unpleasant, disorientation, delirium, and hallucinations have been reported to occur in up to 15% of adult cases [1, 13, 42]. However, Moretti et al. reported that these psychological side effects were short lived and do not alter the patients personality structure [42]. In addition, drugs such as diazepam, lorazepam, and midazolam have been reported to lessen this emergency reaction to less than 1% in some studies [1, 43].

Central Nervous System. Ketamine does increase arterial blood flow, intracranial and cerebral spinal fluid pressures [14]. Therefore, ketamine may be contraindicated when an increase in any of these parameters must be avoided.

Conclusion

Ketamine is a unique intravenous agent in that it can function as a sole anesthetic because of its sedative, amnestic, analgesia, and anesthetic properties. Ketamine is a safe, rapidly acting agent that has been in worldwide clinical use since 1970. By utilizing a continuous infusion technique it can be titrated more closely and reduces the amount of drug administered. Furthermore, the use of other anesthetic agents in combination with ketamine such as diazepam, lorazepam, and recently midazolam allows for more control in terms of depth, duration of anesthesia, cardiovascular stability, and reduces the potential for post-anesthesia emergency phenomena. Ketamine alone and in combination has numerous clinical anesthetic applications as presented in this article.

References

1. Silvay G (1983) Ketamine. The Mount Sinai J of Medicine 50 (4):300–304
2. Fink BR, Cullen BF (1976) Anesthetic pollution: What is happening to us? Anesthesiology 45:79–83
3. Cohen EN (1974) Occupational disease among operating room personnel; A national study. Anesthesiology 41:321–340
4. Stevens CL (1963) Belgium Pat. 634, 208, corresponding to Parke Davis, U.S.A. Pat. 3, 254, 124, 1966
5. Dundee JW, Knox JWD, Black GW, Moore J, Pandit SK, Bovill JG, Clarke RSJ, Love SHS, Elliot J, Coppell DT (1970) Ketamine as an induction agent in anesthetics. Lancet 1:1370–1371
6. Cohen ML, Trevor AJ (1974) On the cerebral accumulation of ketamine and the relationship between metabolism of the drug and its pharmacological effects. J Pharmacol Exp Ther 189:351–358
7. White PF, Schuttler J, Shafer A, Stanski DR, Horai Y, Trevor AJ (1985) Comparative pharmacology of the ketamine isomers. Br J Anaesth 57:197–203
8. Morgan AJ, Dutkiewicz TWS (1983) Oral ketamine. Anaesthetist 38:293
9. Iduall J, Holasek J (1983) Rectal ketamine for induction of anaesthesia in children. Anaesthesia 38:60–64
10. Chang T, Glazko AJ (1974) Biotransformation and description of ketamine. Int Anesth Clin 12:157–177

11. Wieber J, Gugier R (1975) Pharmacokinetics of ketamine. Anaesthetist 24:260–263
12. Clements JA, Nimmo WS (1981) Pharmacokinetics and analgesic effects ketamine in man. Br J Anaesth 53:27–30
13. White PF, Way WL, Trevor AJ (1982) Ketamine its pharmacology and therapeutic uses. Anesthesiology 56:119–136
14. Zsigmond EK, Domino EF (1980) Ketamine: Clinical pharmacology, pharmacokinetics, and current clinical uses. Anesth Rev 7(4):13–33
15. Sadove MS? Shulman M, Hatano S et al (1971) Analgesic effects of ketamine administered in subdissociative doses. Anesth Analg (Clev) 50:452–457
16. Corssen G, Little SG, Tauakoli M (1974) Ketamine and epilepsy. Anesth Analg (Cleve) 33:319–335
17. Spotoft H, Korshin JD, Sorensen MB, Skovsted P (1979) The cardio-vaskular effects of ketamine used for induction of anesthesia in patients with valvular heart disease. Canad Anaesth Soc J 26(6):463–467
18. Chodoff P (1972) Evidence for central adrenergic action of ketamine. Anesth Analg 51:247–250
19. Reves JG, Lell WA, McGracken LE, Kravetz RA, Prough DS (1978) A comparison of morphine and ketamine anesthetic technic for coronary surgery: A randomized study. Southern Medical Journal 71(1):33–37
20. Tokics L, Brisman B, Hedenstierna G, Lundh R (1983) Oxygen uptake and central circulation during ketamine anaesthesia. ACTA Anaesthesiol Scand 27:318–322
21. Lippman M, Appel PL, Mok MS, Shoemaker WC (1983) Sequential cardiorespiratory patterns of anesthetic induction with ketamine in critically ill patients. Crit Care Medicine 11(9):730–734
22. Corssen G, Allarde R, Brosch F, et al (1970) Ketamine as the sole anesthetic in open-heart surgery. Anesth Analg 49:1025–1031
23. Ivankovich A (1984) Controversies in the management of valvular heart disease. 6th Annual Meeting Society of Cardiovascular Anesthesiologists. Boston, Mass (24–25)
24. Morray JP, Lynn AM, Stamm SS, Herndon PS, Kawabou I, Stevenson GJ (1984) Hemodynamic effects of ketamine in children with congenital heart disease. Anesth Analg 63:895–899
25. Hatano S, Keane DM, Boggs RE (1976) Diazepam-ketamine anesthesia for open heart surgery – a micro-mini drop administration technique. Can Anaesth Soc J 23:648–656
26. Zsigmond EK, Matsuki A, Kothari SP et al: (1976) Arterial hypoxemia caused by intravenous ketamine. Anesth Analg, 1976; 55:311–314
27. Soliman MG, Brinale GF, Kuster G (1975) Response to hypercapnia under ketamine anaesthesia. Can Anaesth Soc J 22:486–494
28. Weinreich AI, Silvay G, Lumb PD (1980) Continuous ketamine infusion for one-lung anaesthesia. Can Anaesth Soc J 27(5):485–490
29. Rees DI, Gaines GY (1984) One-lung anaesthesia – a comparison of pulmonary gas exchange during anaesthesia with ketamine or enflurane. Anesth Analg 63:521–525
30. Hickey PR, Itansen DD, Gramolini GM, Vincent RN, Lang P (1985) Pulmonary and systemic hemodynamic responses to ketamine in infants with normal and elevated pulmonary vascular resistance. Anesthesiology 62:287–293
31. Corssen G, Cutierrez J, Reves JG (1972) Ketamine in the anesthetic management of asthmatic patients. Anesth Analg 51:588–591
32. Bernstein K, Gisselsson L, Jacobsson L, Ohrland S (1985) Influence of two different anesthetic agents on the newborn and the correlation betwen fetal oxygenation and inductiondelivery time in elective caesarean section. ACTA Anaesth Scand 29:157–160
33. Dich-Nielsen J, Hlasek J (1982) Ketamine as induction agent for caesarean section. ACTA Anaesth Scand 26:139–142
34. Maduska AL, Hajghassemali M (1978) Arterial blood gases in mothers and infants during ketamine anesthesia for vaginal delivery. Anesth Analg 57:121–123
35. Shulman D, Beardsmore CS, Aronson HB, Godfrey S (1985) The effects of ketamine on the functional residual capacity in young children. Anesthesiology G2(5):551–556
36. Maltby JR, Watkins DMB (1983) Repeat ketamine anaesthesia of a child for radiotherapy in the prone position. Can Anaesth Soc J 30(5):526–530
37. Cullen BF, Hume RB, Chretien PB (1975) Phagocytosis during general anesthesia in man. Anesth Analg 54:501–507

38. Levin N, Silverton J, Brechner VL (1972) A comparison of the effects of halothane and ketamine anesthesia on phytohemagglutinin induced transformation of human lymphocytes in vivo. Abstracts of Scientific Papers, American Society of Anesthesiologists Inc P. 99
39. While PF (1983) Use of continuous infusion versus intermittent bolus administration of fentanyl or ketamine during outpatient anesthesia. Anesthesiology 59:294–300
40. Silvay G, Miller R, Tausk HC (1979) Safety of ketamine in patients with acute intermittent porphyria. ACTA Anaesth Scand 23:329–330
41. Lees DE, Kim JD, Macnamara TE (1982) The safety of ketamine in pediatric neuromuscular disease. Anesth Rev Nov/Dec:17–21
42. Moretti RS, Hassan SZ, Goodman LI, Meltzer HY (1984) Comparison of ketamine and thiopentone in healthy volunteers. Anesth Nalg 63:1087–1096
43. Cartwright PD, Pingel SM (1984) Midazolam and diazepam in ketamine anaesthesia. Anaesthesia 39:439–442

III Muskelrelaxanzien und Antagonisten

Leitung: W. Buzello und H. Schaer

Vergleichende pharmakokinetische Untersuchungen von Vecuroniumbromid bei Kindern und Erwachsenen

S. Schwarz, S. Fitzal, H. Gilly, M. Weindlmayr-Goettl
und K. Steinbereithner

Einleitung

Pharmakokinetik und -dynamik von Vecuroniumbromid wurden in zahlreichen experimentellen und klinischen Untersuchungen geprüft [1, 2, 4] und Vorteile wie rascher Wirkeintritt, kurze Wirkdauer und schnelle Erholung gegenüber bisher gebräuchlichen Muskelrelaxantien objektiviert [3]. Über seine Anwendung bei Kindern gab es bis vor kurzem nur wenige Berichte [5, 6, 7]. Pharmakokinetische Daten fehlten in der Literatur. Ziel unserer Studie war es daher, pharmakokinetische Parameter von Vecuronium beim Kind zu bestimmen und mit Ergebnissen eines erwachsenen Kontrollkollektivs unter gleichartigen Anästhesiebedingungen zu vergleichen.

Patienten und Methodik

Untersucht wurden 5 Kinder (1–10 Jahre, Gewicht 9–26 kg) und 5 Erwachsene (Alter 17–50 Jahre, Gewicht 50–74 kg), die sich allgemeinchirurgischen und orthopädischen Operationen unterziehen mußten. Die Prämedikation erfolgte mit Pentobarbital 4 mg/ kg, 90 Minuten präoperativ als Suppositorium. Narkoseeinleitung bei Erwachsenen: 4–5 mg/kg Thiopental i. v.; Kinder erhielten steigende Halothankonzentrationen in N_2O/O_2 über eine Gesichtsmaske. Die Intubation erfolgte ohne Gabe eines Muskelrelaxans, Narkosefortführung mit 1,3 ± 0,2 Vol% inspiratorischer Konzentration von Halothan in 60% N_2O/O_2 und kontrollierte Beatmung mit endexspiratorischen CO_2-Konzentrationen von 3,5–4,5 Vol% (Normocap Datex). Aufrechterhaltung einer konstanten Temperatur, kontinuierliches Monitoring von EKG und RR (Dinamap). Das neuromuskuläre Monitoring erfolgte in üblicher Weise über Oberflächenelektroden und Reizung des N.ulnaris, mechano- und elektromyographische Registrierung. 20 Minuten nach Erreichen eines steady state in Anästhesietiefe und Twitchrecording Gabe einer Einzeldosis von Vecuronium 0,1 mg/kg, Blutproben wurden nach 2, 4, 8, 16, 24, 40, 60, 120, 240 und 480 Minuten entnommen. Die chemische Analyse erfolgte mittels vergleichsfluorimetrischer Bestimmung [8]. Serumkonzentrationsverläufe und die Berechnung pharmakokinetischer Parameter wurden nach einem Zweikompartmentmodell [2] mittels des Programmpakets Nonlinear SPSS durchgeführt. Datenvergleich von Kindern und Erwachsenen und Prüfung auf statistische Signifikanz mittels t-Test.

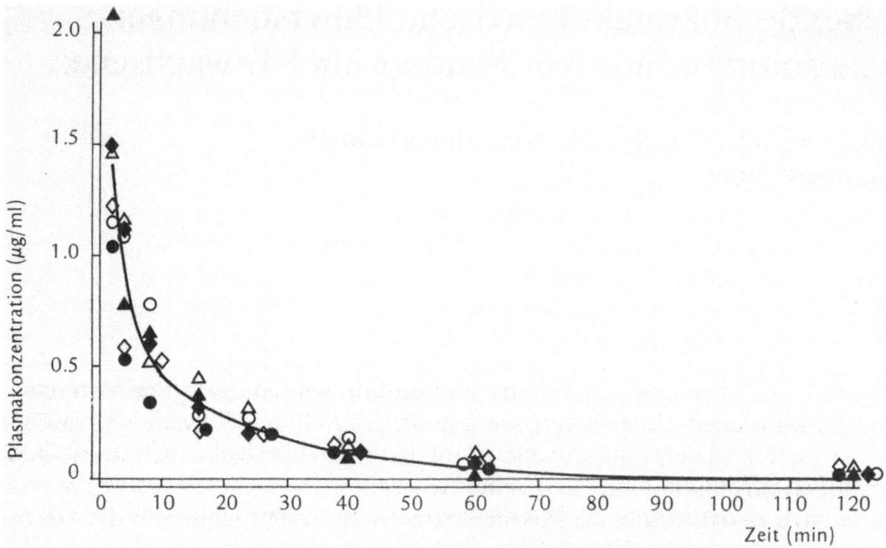

Abb. 1. Computerunterstützte mittlere Serumkonzentrationsverlaufskurve nach einer Einzeldosis von 0,1 mg/kg Vecuronium beim Kind (n = 5)

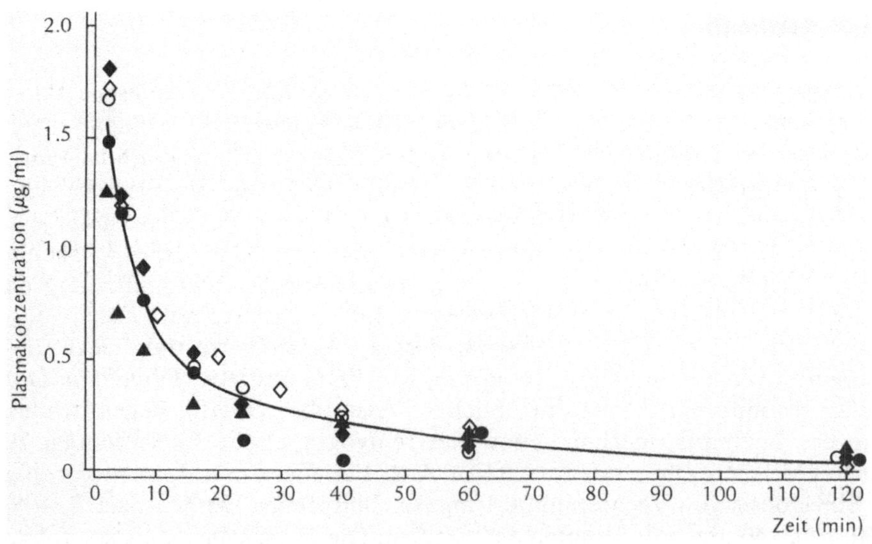

Abb. 2. Computerunterstützte mittlere Serumkonzentrationsverlaufskurve nach einer Einzeldosis von 0,1 mg/kg Vecuronium beim Erwachsenen (n = 5)

Tabelle 1. Vergleich pharmakokinetischer Parameter einer Einzeldosis Vecuroniumbromid (0,1 mg/kg) bei Kindern und Erwachsenen

Gruppe	n	$t/2\beta$ min	VSS ml/kg	Cl ml/kg/min
Erwachsene	5	32,6	114,2	3,15
Kinder	5	22,8	114	4,58

Ergebnisse

Die gemessenen Blutspiegel sowie die durch Anpassung an ein Zweikompartmentmodell ermittelte Konzentrationsverlaufskurve von Kindern (n = 5) und Erwachsenen (n = 5) sind in Abb. 1 bzw. Abb. 2 dargestellt. Auffallend ist neben der Ähnlichkeit des Kurvenverlaufes der Abfall im zweiten Kurvenanteil, aus dem die kurze Eliminationshalbwertszeit hervorgeht. Tabelle 1 zeigt die berechneten pharmakokinetischen Parameter (Halbwertszeiten, Verteilungsvolumina, Gesamtplasmaclearance), deren statistischer Vergleich mittels t-Test keine Signifikanz ergibt.

Diskussion

Unter vergleichbaren Anästhesiebedingungen und Anwendung der selben Dosis von Vecuroniumbromid zeigen sich keine statistisch signifikanten Unterschiede im pharmakokinetischen Verhalten bei Kindern und Erwachsenen. Kleine Verteilungsvolumina und eine hohe Gesamtplasmaclearance sind Ursache für den klinisch beobachteten kurzen Wirkeffekt und die rasche Erholungszeit, die in früheren Literaturberichten [2, 4] beschrieben wurden. Dieses ähnliche Verhalten von Kindern und Erwachsenen ist durchaus verständlich, da Kinder dieser Altersgruppe kein von Erwachsenen unterschiedliches Verhalten in Körperzusammensetzung und Organfunktion haben. Bei Früh- und Neugeborenen jedoch wird die beobachtete Wirkungsverlängerung von Vecuronium durch den noch vergrößerten Extrazellulärraum erklärt [5]. Motsch et al. [10] beobachteten bei Säuglingen bis zu 10 Monaten ebenfalls eine signifikante Verlängerung des Erholungsindex und führten dies auch auf eine mögliche Unreife der Leberfunktion zurück. Die in diesem Lebensabschnitt noch eingeschränkte glomeruläre Filtrationsrate jedoch dürfte für Vecuronium aufgrund seines anders verlaufenden Eliminationsweges ohne Bedeutung sein.

Zusammenfassend zeigt ein Vergleich pharmakokinetischer Daten von Kindern und Erwachsenen unter gleicher Dosierung und Anästhesiebedingung ähnliche Ergebnisse: Eine hohe Plasmaclearance bei kleinen Verteilungsvolumina ist Ursache der kurzen Wirkdauer bei Kindern und Erwachsenen. Die beim Erwachsenen beobachteten Eigenschaften der Substanz wie rascher Wirkeintritt, kurze Wirkdauer, rasche Erholungszeit sind auch beim Kind zu beobachten und im pharmakokinetischen Profil der Substanz begründet. Das Fehlen von Nebenwirkungen [9] und kumulativen Effekten [10] macht den Einsatz von Vecuronium gerade in der Kinderanästhesie durchaus gerechtfertigt.

130 S. Schwarz et al.

Literatur

1. Agoston S, Salt P, Newton D, Bencini A, Boomsma P, Erdmann W (1980) The neuromuscular blocking action of ORG NC 45, a new pancuronium derivative, in anaesthetized patients. Br J Anaesth 52:53–59
2. Cronnelly R, Fisher DM, Miller RD, Gencarelli P, Nguyen-Gruenke L, Castagnoli N (1983) Pharmacokinetics and pharmacodynamics of vecuronium (ORG NC 45) and pancuronium in anesthetized humans. Anesthesiology 58:405–408
3. Crul JF (1983) Initial clinical experiences with vecuronium-bromide. In: Agoston S (ed): Clinical experience with Norcuron. Excerpta Medica, Amsterdam, p 20–24
4. Fahey MR, Morris RB, Miller RD, Sohn YJ, Cronnelly R, Gencarelli P (1981) Clinical pharmacology of ORG NC 45 (Norcuron TM). Anesthesiology 55:6–11
5. Fisher DM, Miller RD (1983) Neuromuscular effects of vecuronium (ORG NC 45) in infants and children during N_2O halothane anesthesia. Anesthesiology 58:519–523
6. Fitzal S, Semsroth M (1983) Pharmacodynamics of ORG NC 45 (Norcuron) in children. European Academy of Anaesthesiologists, Proceedings 1982. Springer Berlin Heidelberg New York, p 144
7. Goudsouzian NG (1983) Short-acting muscle relaxants in children. Abstr Int Symp Clin Neuromuscular Pharmacol, Boston, Mass
8. Kersten UM, Meijer DKF, Agoston A (1973) Fluorimetric and chromatographic determination of pancuronium bromide and its metabolites in biological materials. Clin Chim Acta 44:59–6
9. Lienhart A, Desnault H, Guggiari M, Taubent A, Viars P (1983) Vecuronium bromide: dose-response curve and haemodynamic effects in anaesthetised man. In: Agoston S (ed): Clinical experience with Norcuron. Excerpta Medica, Amsterdam, p 46–53
10. Motsch J, Hutschenreuter K, Ismaily AJ, von Blohn K (1985) Vecuronium bei Säuglingen und Kleinkindern. Klinische und neuromuskuläre Effekte. Anaesthesist 34:382–387

Experimentelle Ermittlung
von Vollblockade-Dosen kompetitiver Muskelrelaxanzien
durch Dosis-Wirkungskurven

N. Krieg, G. Nöldge und W. M. Vogel

Dosis-Wirkungskurven kompetitiver Muskelrelaxanzien dienen zur Ermittlung der
Wirkungsstärke dieser Substanzen. Da die korrekte Interpretation der Ergebnisse solcher Untersuchungen Kenntnisse über die angewendete Methode voraussetzt, sollen
hier einige methodische Probleme von Dosis-Wirkungskurven diskutiert werden.

Experimentelle Ermittlung von Dosis-Wirkungskurven

Dosis-Wirkungskurven können kumulativ und nichtkumulativ erstellt werden. Die kumulative Methode besteht in der repetitiven Injektion mehrerer teilblockierender Dosen eines Muskelrelaxans, bis ein bestimmter Relaxationsgrad – meist Vollrelaxation –
beim Patienten erreicht ist [2].

Kumulative Dosen und Effekte jedes einzelnen Patienten werden mit Hilfe einer
semilogarithmischen Regression miteinander in Beziehung gebracht. Repräsentative
Punkte der berechneten Geraden (Dosis-Wirkungskurven) sind im allgemeinen die
Dosis für 50% (ED 50) und für 95% neuro-muskuläre Blockade (ED 95). Die mittlere
Dosis-Wirkungskurve, die ein bestimmtes Patientenkollektiv repräsentiert, wird aus
den Mittelwerten von ED 50 und ED 95 konstruiert. Entsprechend enthält sie Informationen über die Größe der Varianz von ED 50 bzw. von ED 95 innerhalb des untersuchten Patientenkollektivs (Abb. 1).

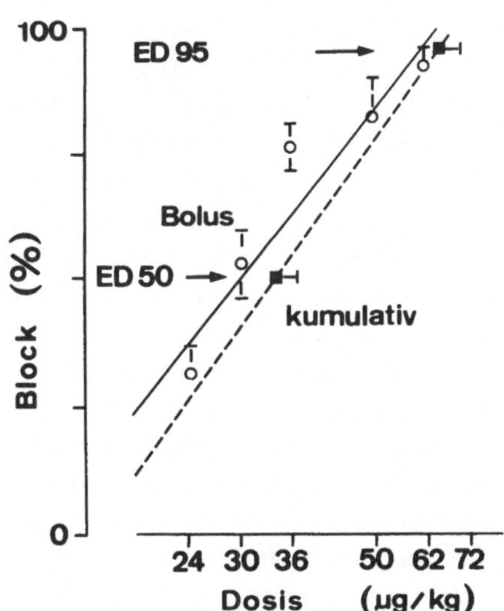

Abb. 1. Dosis-Wirkungskurven von Vecuronium:
nichtkumulativ (Bolus, n = 39) sowie kumulativ
(n = 12); ED 95 in beiden Fällen ca. 0,060 mg/kg

Ermittelt man Dosis-Wirkungskurven nichtkumulativ, so erhält jeder in die Untersuchung eingeschlossene Patient nur eine Relaxansdosis [9]. Jeder Patient trägt – im Gegensatz zur kumulativen Methode – nur einen Punkt zur Dosis-Wirkungskurve bei. Die Berechnung der Geraden, die das Patientenkollektiv repräsentiert, erfolgt mit einer einzigen semilogarithmischen Regression, in die alle Meßpunkte einbezogen werden.

ED 50 bzw. ED 95 werden regressiv berechnet. Varianzen für beide Werte können deshalb nur indirekt (mit Hilfe der Vertrauensbereiche der Regression) angegeben werden. Diese sind aber in aller Regel so groß, daß eine vernünftige Interpretation der Untersuchungsergebnisse kaum noch möglich ist. Stattdessen ergeben sich (durch Mittelwertbildung aus den in den einzelnen Dosisgruppen gemessenen Blockadewerten) Effekt-Varianzen, die zur Illustration der Dosis-Wirkungskurve beigefügt werden können. Diese haben aber mit der Berechnung der Kurve nur unmittelbar zu tun (Abb. 1).

Es muß die Frage gestellt werden, ob die beiden Methoden zu unterschiedlichen Ergebnissen führen? Die publizierten Auffassungen hierüber gehen auseinander. Fisher u. Mitarbeiter [5] finden beim Vergleich der beiden Methoden signifikant unterschiedliche Ergebnisse, wobei die kumulativ ermittelten Werte höher liegen als die nichtkumulativ ermittelten. Donlon u. Mitarbeiter [3] finden dagegen keine signifikanten Unterschiede. Letzteres deckt sich mit den Resultaten unserer Untersuchungen. Wir fanden mit Hilfe beider Methoden für Vecuronium ED 95 Werte um 0,060 mg/kg Körpergewicht. In Abb. 1 findet sich eine Darstellung von Dosis-Wirkungskurven, die von uns kumulativ (gestrichelte Linie, n = 12) bzw. nichtkumulativ (durchgezogene Linie, n = 39) ermittelt wurden.

Aussagekraft von ED 50 bzw. ED 95

Dosis-Wirkungskurven sind sigmoid; die mathematische Transformation zur Geraden ist um so ungenauer, je näher sich der zur berechneten Dosis gehörige Blockadewert am Endpunkt der Ordinate (100%) befindet. Hinzu kommt, daß Dosis-Wirkungskurven grundsätzlich im Bereich ihrer Extremwerte die größten Ungenauigkeiten aufweisen [11]. Der ED 50 Wert ist demnach exakter zu ermitteln als der ED 95 Wert. Er ist aber klinisch ohne Bedeutung, da er ein pharmakologisch-deskriptiver Wert ist. Die gefundenen ED 95 Werte sind dagegen in aller Regel, hinsichtlich ihrer Wirkung als klinisch anwendbare Vollblockade-Dosis, falsch zu niedrig.

Vergleicht man unsere Ergebnisse der ED 95 von Vecuronium mit denjenigen anderer Autoren, so findet man sowohl gute Übereinstimmung (Crul u. Mitarbeiter ca. 0,060 mg/kg) als auch beträchtliche Unterschiede (Nagashima u. Mitarb. ca. 0,044 mg/kg; Fahey u. Mitarb. ca. 0,027 mg/kg). Dies hat z. T. methodische Gründe. Fahey u. Mitarbeiter [4] haben ihre Untersuchungen bei Patienten unter Halothannarkose durchgeführt. Die halothaninduzierte Potenzierung der Muskelrelaxanswirkung verfälscht das Ergebnis offenbar nach unten. eine Erklärung für das um ca. 30% niedrigere Ergebnis von Nagashima u. Mitarbeiter [10] kann nicht angegeben werden. Möglicherweise sind hier ebenfalls potenzierende Faktoren (Prämedikation?) die Ursache. Die Frage nach der klinischen Wirksamkeit einer berechneten ED 95 als „Vollblockade-Dosis" läßt sich nur mit einer zusätzlichen Untersuchung klären.

Klinische Wirksamkeit der ermittelten ED 95

Nach Bolus-Injektion von verschiedenen Dosierungen eines Muskelrelaxans, die sich „in der Nähe" einer berechneten ED 95 befinden (z. B. 0,010 mg/kg Stufen nach oben bzw. nach unten), wird die jeweils injizierte Dosis des Muskelrelaxans mit demjenigen %-Anteil an Patienten korreliert, der nach Injektion dieser Dosis Vollblockade erreicht hat (Dosis-Vollblockade-Relation). Diese Korrelation erlaubt eine Berechnung desjenigen Patientenanteils, der nach Injektion einer bestimmten Dosis (z. B. der berechneten ED 95) tatsächlich vollrelaxiert ist [7]. Abb. 2 zeigt eine solche Dosis-Vollblockade-Relation am Beispiel von Vecuronium.

Die Definition der Vollrelaxation wird bei diesem Vorgehen nach klinischen Kriterien vorgenommen. Es erscheint uns sinnvoll diejenigen Patienten als vollrelaxiert anzusehen, die nach Injektion der entsprechenden Muskelrelaxansdosis mehr als 95% neuro-muskuläre Blockade aufweisen. Natürlich kann auch eine andere Definition der Vollrelaxation vorgenommen werden.

Die Dosis-Vollblockade-Relation (Abb. 2) eröffnet die Möglichkeit, eine experimentell ermittelte „Vollblockade-Dosis" auf ihre klinische Effizienz hin zu überprüfen. Auf das Beispiel von Vecuronium bezogen, wären nach Injektion der von Nagashima bzw. von Fahey angegebenen „Vollblockade-Dosen" nur ca. ⅓ bzw. sogar nur ¹⁄₁₀ der Patienten tatsächlich vollrelaxiert. Nach Injekton der von uns ermittelten ED 95 sind es ca. ¾. Die Dosis, nach deren Injektion mit ⁹⁄₁₀ vollrelaxierten Patienten zu rechnen ist, beträgt danach ca. 0,070 mg/kg Körpergewicht.

Schlußfolgerungen

Herkömmliche Dosis-Wirkungs-Untersuchungen, gleichgültig ob kumulativ oder nichtkumulativ durchgeführt, sind zur Ermittlung von Vollblockade-Dosen von Muskelrelaxanzien nur bedingt geeignet sind. Sie können dagegen gut zur Quantifizierung potenzierender Einflüsse anderer Narkosemedikamente benutzt werden (relative Wirkungsstärke; [6]). Hierbei bietet die Verwendung der ED 50 aber Vorteile gegenüber der ED 95. Zur Ermitlung von klinisch praktikablen Vollblockade-Dosen kompetitiver Muskelrelaxanzien sind Dosis-Vollblockade-Relationen den Dosis-Wirkungskurven vorzuziehen.

Vollblockade-Dosen, die mit Hilfe von Dosis-Vollblockade-Relationen ermittelt wurden, orientieren sich am klinischen Kriterium „Vollrelaxation". Sie beinhalten den

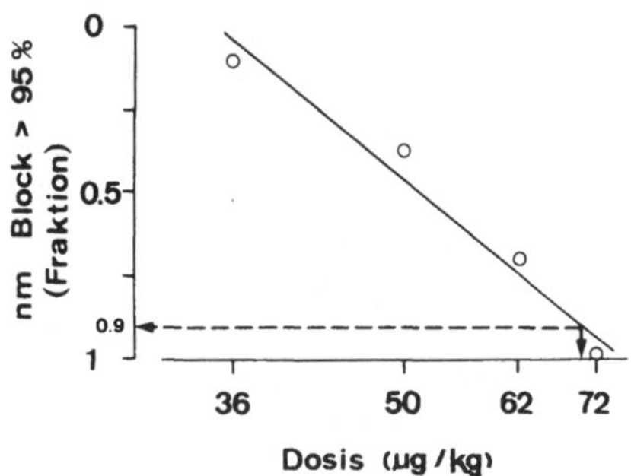

Abb. 2. Dosis-Vollblockade-Relation für Vecuronium bei 33 Patienten; erst nach Injektion von ca. 0,070 mg/kg sind etwa ⁹⁄₁₀ der Patienten vollrelaxiert

Nachteil, daß sie individuelle Sensibilitätsunterschiede gegenüber kompetitiven Muskelrelaxanzien nur zu einem geringen Teil berücksichtigen. Aus Abb. 2 geht hervor, daß bereits nach Injektion von nur 0,036 mg/kg Vecuronium, ca. 10% der Patienten vollrelaxiert sind. Bei einzelnen Patienten führt die ermittelte Vollblockade-Dosis demnach zwangsläufig zu Überdosierungen und damit zu überlangen Erholungszeiten. Eine echt bedarfsadaptierte Muskelrelaxation, die individuelle Sensibilitätsunterschiede berücksichtigt, ist nur mit Verwendung eines neuromuskulären Monitorsystems durchführbar [8].

Literatur

1. Crul JF, Booij LHDJ (1980) First clinical experiences with ORG NC 45. Br J Anaesth 52:49 S
2. Donlon JV Jr, Ali HH, Savarese JJ (1974) A new approach to the study of four nondepolarizing relaxants in man. Anesth Analg 53:934
3. Donlon JV, Savarese JJ, Ali HH, Teplik RS (1980) Human dose-response curves for neuromuscular blocking drugs: A comparison of two methods of construction and analysis. Anesthesiology 53:161
4. Fahey MR, Morris RB, Miller RD, Sohn YJ, Cronnelly R, Gencarelli P (1981) Clinical pharmacology of ORG NC 45 (Norcuron TM): A new nondepolarizing muscle relaxant. Anesthesiology 55:6
5. Fisher DM, Fahey MR, Cronnelly R, Miller RD (1982) Potency determination for vecuronium (ORG NC 45): Comparison of cumulative and single-dose techniques. Anesthesiology 57:309
6. Krieg N, Crul JF, Booij LHDJ (1980) Relative potency of ORG NC 45, pancuronium, alcuronium and tubocurarine in anaesthetized man. Br J Anaesth 52:783
7. Krieg N (1985) Pharmakodynamische Untersuchungen mit Vecuronium. Anaesthesist 34:340
8. Krieg N, Buzello W (1985) Muskelrelaxantien und ihre Überwachung. Anästhesiologie und Intensivmedizin 26:280
9. Miller RD, Way WL, Dolan WM, Stevens WC, Eger EI II (1972) The dependence of pancuronium- and d-tubocurarine- induced neuromuscular blockades on alveolar concentrations of halothane and forane. Anesthesiology 37:573
10. Nagashima H, Yun H, Radnay ØPA, Duncalf D, Kaplan R, Foldes FF (1981) Influence of anesthesia on human dose-response of ORG NC 45. Anesthesiology 55:A 202
11. Waud BE, Waud DR (1970) On dose-response curves and anesthetics. Anesthesiology 33:1

Die Anwendung von Nicht-Depolarisationsblockern zur endotrachealen Intubation

G. Benad, R. Hofmockel und D. A. Cozanitis

Wegen seines raschen Wirkungseintrittes und seiner kurzen Wirkungsdauer ist Succinylbischolin über viele Jahre hindurch als das Muskelrelaxans der Wahl für die Durchführung der endotrachealen Intubation angesehen und weltweit angewandt worden. Wegen seiner seit langem bekannten Nebenwirkungen, wie Bradyarrhythmien, Hyperkaliämie und Steigerung des intraokulären Druckes (Bowman [5], Durant und Katz [7]), sind in letzter Zeit verschiedene Anästhesisten dazu übergegangen, Succinylbischolin zur endotrachealen Intubation nicht mehr anzuwenden und die gesamte Relaxation mit Nicht-Depolarisationsblockern durchzuführen.

Wir haben zu dieser Frage Untersuchungen mit der Zielstellung durchgeführt, die Intubationsbedingungen von Pancuronium sowie der neueren Muskelrelaxantien Vecuronium, Pipecuronium und Atracurium unter standardisierten Bedingungen mit elektromyographischer Relaxationskontrolle während der Einleitungsphase einer modernen Kombinationsnarkose mit Hexobarbital sowie Halothan-Lachgas-Sauerstoff zu überprüfen.

Methodik

Die Untersuchungen erfolgten an 46 Patienten der Risikogruppen ASA I und II. Zur Prämedikation erhielten die Kranken 30 bis 60 Minuten vor Anästhesiebeginn 150 bis 200 µg/kg KG Diazepam (Faustan), 200 µg/kg KG Piritramid (Dipidolor) und 10 µg/kg KG Atropin intramuskulär. Die 46 Patienten wurden in 4 Gruppen eingeteilt, die sich weder hinsichtlich ihres Alters noch ihres Körpergewichtes signifikant voneinander unterschieden.

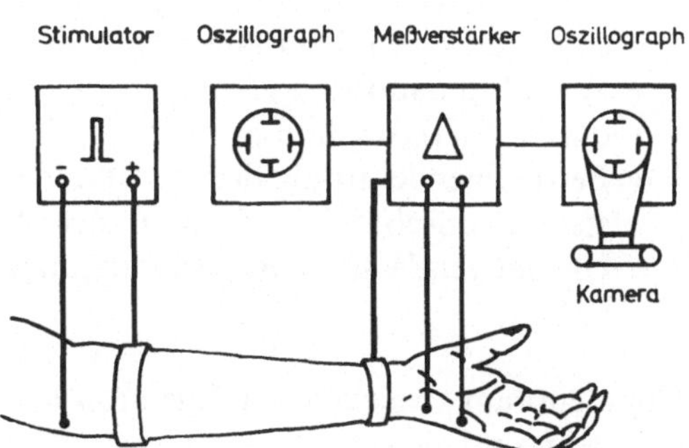

Abb. 1. Schematische Darstellung der Versuchsanordnung zur Stimulation des N. ulnaris und Registrierung der Summationsaktionspotentiale des M. abductor digiti minimi

Zur elektromyographischen Relaxationskontrolle wandten wir eine in unserer Klinik entwickelte Methode an, die sich uns seit vielen Jahren bei klinisch-experimentellen Untersuchungen von Muskelrelaxanzien bewährt hat (Benad [3; 4]), (s. Abb. 1).

Vor der Narkoseeinleitung wurden die Reizelektroden zur Stimulation des N. ulnaris im Sulcus nervi ulnaris und die Abnahmeelektroden am Kleinfingerballen angelegt. Die Reizung des N. ulnaris durch Rechteckimpulse mit einer Impulsbreite von 0,2 ms erfolgte über einen transistorisierten Nervenstimulator Typ NS-2B der Professional Instruments Company, Houston/Texas/USA bzw. mit einem in unserer Klinik entwickelten Transistor-Stimulator Typ NS-3. Als Abnahmeelektroden dienten kleine Nadelelektroden, die in den Muskelbauch des M. abductor digiti minimi bzw. in den sehnigen Ansatz dieses Muskels in der Nähe des Grundgelenkes des 5. Fingers eingestochen wurden. Die Summationsaktionspotentiale dieses Muskels wurden mit einem für diese Untersuchungen adaptierten EKG-Biomonitor BMT 201 des VEB Meßgerätewerkes Zwönitz/DDR verstärkt und sichtbar gemacht. Die Registrierung erfolgte mit Hilfe einer Spezialkamera von einem zweiten Oszillographen. Als Reizmuster verwandten wir eine „Train-of-four" (TOF)-Stimulation nach Ali und Savarese [1] mit einer Reizfrequenz von 2 Hz, die jeweils im Abstand von 10 s wiederholt wurde.

Nach Bestimmung der supramaximalen Reizstärke erfolgte die Narkoseeinleitung mit 7 mg/kg KG Hexobarbital (Hexobarbital-Natrium AWD) unter fortlaufender TOF-Stimulation. In Anlehnung an Foldes [8] verwandten wir als Intubationsdosis jeweils die zweifache ED 90 der vier Muskelrelaxantien. Im einzelnen kamen folgende Dosierungen zur Anwendung:

Gruppe 1 (12 Patienten): 100 µg/kg KG Pancuronium (Pavulon),
Gruppe 2 (12 Patienten): 100 µg/kg KG Vecuronium (Norcuron),
Gruppe 3 (11 Patienten): 100 µg/kg KG Pipecuronium (Arduan) und
Gruppe 4 (11 Patienten): 500 µg/kg KG Atracurium (Tracium).

Die Intubation erfolgte unter standardisierten Bedingungen bei einer TOF-Zahl von 1, d.h. daß nur noch der erste Reiz einer TOF-Stimulation zu einer Kontraktion führt. Dieser Zustand ist nach Ali und Savarese [2] in der Regel mit einem 90%igen Block verbunden. Bis zum Erreichen einer TOF-Zahl von 1 wurden die Patienten mit Sauerstoff und einem Zusatz von 0,5 Vol.% Halothan (Halan) zunächst assistiert und später kontrolliert im halbgeschlossenen System über eine Maske beatmet.

Die Intubationsbedingungen wurden mit einem „Intubations Score" von 1 bis 4 charakterisiert:

1 = Sehr gute Intubationsbedingungen, Unterkiefermuskulatur gut entspannt, Stimmritze weit offen, kein Hustenreiz durch die Intubation auslösbar.
2 = Gute Intubationsbedingungen, halboffene Stimmritze oder geringer Hustenreiz durch die Intubation auslösbar.
3 = Befriedigende Intubationsbedingungen, halboffene Stimmritze und starker Hustenreiz durch die Intubation auslösbar.
4 = Ungenügende Intubationsbedingungen, d.h. eine Intubation ist nicht durchführbar.

Der Zeitraum zwischen der Injektion des Muskelrelaxans und der Intubation wurde gemessen und als Intubationszeit bezeichnet. Außerdem erfolgte eine Bestimmung des zu diesem Zeitpunkt nachweisbaren neuromuskulären Blockes, indem die Verminderung des pränarkotischen Summationspotentials auf die Größe des Summationsaktionspotentials bei einer TOF-Zahl von 1 in Prozent ausgedrückt wurde.

Ergebnisse

Die in Tabelle 1 zusammengefaßten Ergebnisse zeigen, daß Pancuronium mit durchschnittlich 4 Minuten eine signifikant (p < 0,01) längere Intubationszeit aufwies als die drei anderen Muskelrelaxantien, deren Intubationszeiten zwischen 2 und 3 Minuten lagen und sich nicht voneinander unterschieden (s. Tabelle 1). Der längeren Intubationszeit nach Pancuronium liegt eine langsamere Entwicklung des neuromuskulären Blockes zugrunde. Dies wird zum Beispiel durch den Vergleich des Verlaufes der TOF-Stimulationen zweier Patienten besonders deutlich, die mit Pancuronium bzw. mit Pipecuronium relaxiert wurden (s. Abb. 2 und 3).

Bei der Gegenüberstellung der erreichten neuromuskulären Blöcke ergaben sich keine statistisch signifikanten Unterschiede. Lediglich beim Vergleich des Vecuroniumblockes von 89,6% mit dem Atracuriumblock von 82,7% wurde eine leichte Tendenz

Tabelle 1.

Relaxans	Int.-Zeit (sec.)	Block (%)	Int.-Score 1	2	3	4
Pancuronium	240,9 ±58,0	85,9 ±7,7	4	6	2	–
Vecuronium	167,4 ±25,9	89,6 ±5,4	6	4	2	–
Pipecuronium	163,1 ±43,2	84,7 ±12,9	10	1	–	–
Atracurium	125,4 ±54,0	82,7 ±11,1	5	2	4	–

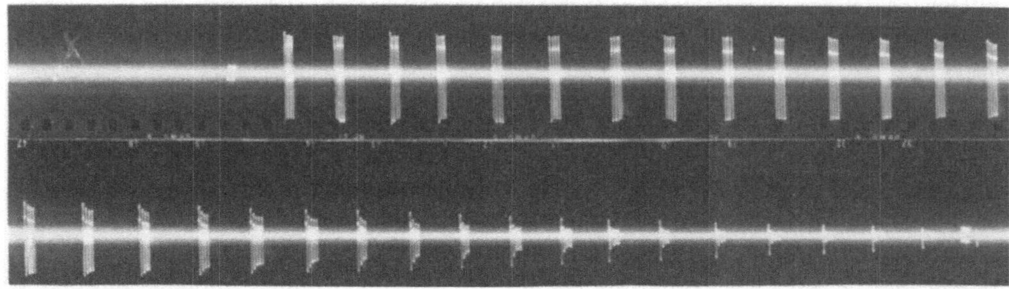

Abb. 2. Patient H., G. ♀ 54 Jahre, Narkoseprotokoll-Nr. 348/85. Verlauf der TOF-Stimulation nach 100 µg/kg KM Pancuronium. *Markierung 1:* 7 mg/kg KM Hexobarbital; *Markierung 2:* 100 µg/kg KM Pancuronium; *Markierung 3:* Intubation

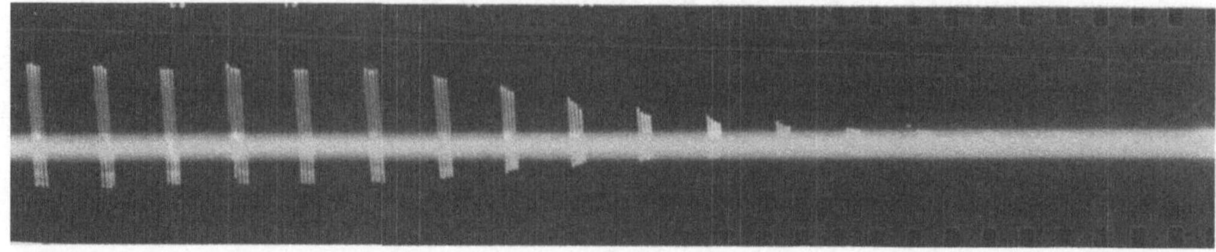

Abb. 3. Patient S., R. ♂ 37 Jahre, Narkoseprotokoll-Nr. 50856/83. Verlauf der TOF-Stimulation nach 100 µg/kg KM Pipecuronium. *Markierung 1:* 7 mg/kg Hexobarbital; *Markierung 2:* 100 µg/kg KM Pipecuronium; *Markierung 3:* Intubation

zur Überlegenheit des Vecuroniums gegenüber dem Atracurium deutlich. Die Intubationsbedingungen aller vier Muskelrelaxantien erwiesen sich beim globalen Vergleich mit dem Chi-Quadrattest (4 × 3-Tafel) als gleich. Lediglich bei der direkten Gegenüberstellung der Intubationsbedingungen von Pipecuronium und Atracurium einerseits und von Pipecuronium und Pancuronium andererseits zeigten sich im Chi-Quadrattest (2 × 3-Tafel) für Pipecuronium signifikant ($p < 0{,}05$) bessere Intubationsbedingungen als für Atracurium und Pancuronium. Der direkte Vergleich der Intubationsbedingungen von Pipecuronium und Vecuronium ergab dagegen keine Unterschiede.

Diskussion

Mit der von uns angewandten Methode (Intubation bei einer TOF-Zahl von 1) war es möglich, die Intubationsbedingungen verschiedener Nicht-Depolarisationsblocker unter standardisierten, elektromyographisch kontrollierten Bedingungen zu überprüfen. Dieses Vorgehen erscheint uns günstiger als die Methoden von Schiller und Feldman [11] und Stirt und Mitarbeiter [12]. Schiller und Feldman [11] untersuchten die Intubationsbedingungen von Atracurium, Vecuronium und Pancuronium dadurch, daß sie die Ergebnisse von Intubationsversuchen registrierten, die sie im Abstand von je 30 Sekunden unternahmen. Stirt und Mitarbeiter [12] überprüften die Intubationsbedingungen von Atracurium nach einer festgesetzten Zeit von 2,4 Minuten, wobei sie allerdings gleichzeitig das Ausmaß des neuromuskulären Blockes elektromyographisch registrierten.

Mit den von uns gewählten Versuchsbedingungen konnte nachgewiesen werden, daß mit 100 µg/kg KG Vecuronium bzw. Pipecuronium und mit 500 µg/kg KG Atracutrium im Durchschnitt nach 2–3 Minuten in der Mehrzahl der Fälle gute bis sehr gute Intubationsbedingungen auf der Grundlage eines neuromuskulären Blockes von 82,7 bis 89,6% geschaffen werden können. Damit stimmen unsere Ergebnisse hinsichtlich Atracurium und Vecuronium gut mit denen von Foldes und Mitarbeitern [10] überein, die bei gleicher Dosierung ebenfalls nach 2–3 Minuten mühelos intubieren konnten. Nach einer Dosis von 100 µg/kg KG Pancuronium konnten wir im Durchschnitt dagegen erst nach 4 Minuten intubieren. Auf Grund dieser relativ langen Intubationszeit und der Tatsache, daß Pancuronium im Vergleich zur Pipecuronium in dieser Dosierung auch noch zu schlechteren Intubationsbedingungen führte, schließen wir uns der Auffassung von Foldes [8] an, dieses Muskelrelaxans ebenso wie d-Tubocurarin und Gallamin zur Intubation nicht zu empfehlen. Dagegen ist nach unseren Erfahrungen vor allem Pipecuronium, daneben aber auch Vecuronium und Atracurium zur Durchführung der Intubation gut geeignet. Bei etwa gleichen Intubationsbedingungen und nahezu identischen Intubationszeiten liegt unsere Pipecuroniumdosis mit 100 µg/kg KG etwas höher als die von Bunjatjan und Miheev [6] zur Intubation empfohlene Dosis von nur 70–80 µg/kg KG.

Natürlich ist bei der Verwendung von Nicht-Depolarisationsblockern zur Intubation in einer solchen Dosierung, die der doppelten ED 90 entspricht, der Nachteil einer Wirkungsverlängerung in Kauf zu nehmen. So ermittelten wir z. B. bei 20 Patienten eine mittlere Wirkungsdauer von 100 µg/kg KG Pipecuronium von $\bar{x} = 117{,}0$ min ($s = 22{,}4$ min). Möglicherweise kann die erst kürzlich von Foldes [9] empfohlene Technik der zweigeteilten Injektion eines Nicht-Depolarisationsblockers („priming dosis" = 10 bis 15% der üblichen Intubationsdosis und 6 min später „intubating dosis" = 50 bis 100% der üblichen Intubationsdosis) eine noch schnellere Intubationsmöglichkeit schaffen und durch Verwendung einer reduzierten „intubating dosis" zu einer kürzeren Wirkungsdauer beitragen.

Zusammenfassung

Unter standardisierten elektromyographischen Bedingungen (TOF-Zahl = 1) wurden die Intubationszeiten und Intubationsbedingungen und die Größe des neuromuskulären Blockes von Pancuronium, Vecuronium und Pipecuronium in einer Dosierung von 100 µg/kg KG und von Atracurium in einer Dosierung von 500 µg/kg KG untersucht. Nach Vecuronium, Pipecuronium und Atracurium war im Durchschnitt nach 2–3 Minuten eine Intubation möglich, während die durchschnittliche Intubationszeit von Pancuronium 4 Minuten betrug. Beim direkten Vergleich der Intubationsbedingungen erwiesen sich Pipecuronium und Vecuronium als gleich gut wirksam. Pipecuronium war dagegen besser zur Intubation geeignet als Atracurium und Pancuronium. Aus diesem Grunde und wegen der längeren Intubationszeit wird Pancuronium zur Intubation nicht empfohlen.

Literatur

1. Ali HH, Savarese JJ (1976) Monitoring of Neuromuscular Function Anesthesiology 45:216–249
2. Ali HH, Savarese JJ (1983) Criteria for Evaluation of the Response to Muscle Relaxants: A Review. In: Agoston S, Bowman WC, Miller RD, Vipby-Mogensen J (eds) Clinical Experiences with Norcuron (Org NC 45, Vecuronium Bromide) Symposium Geneva 21–22 April, 1983. Excerpta Medica, Current Clinical Practice Series 11, Amsterdam Geneva Hong Kong Oxford Princetown Tokyo 1983, p 49–55
3. Benad G (1967) Untersuchungen zum Wirkungsmechanismus von Succinylbischolin am Menschen. Habilitationsschrift, Universität Rostock
4. Benad G (1968) Electromyographic Studies on the Occurrence and Abolition of Dual Block after Intermittent Injection of Suxamethonium Chloride. Proceedings 4th World Congress of Anaesthesiologists, n 764–769

5. Bowman WC (1982) Non-relaxant Properties of Neuromuscular Blocking Drugs. Brit J Anaesth 54:147–160
6. Bunjatjan AA, Miheev VI (1980) Clinical Experience with a New Steroid Muscle Relaxant: Pipecurium Bromide. Arzneim Forsch/Drug Res 30 (I):383–385
7. Durant NN, Katz RL (1982) Suxamethonium. Brit J Anaesth 54:195–208
8. Foldes FF (1984) Clinical Pharmacology and Clinical Use of Muscle Relaxants. Anaesthesiol Reanimat 9:75–88
9. Foldes FF (1985) Rapid Intubation with Nondepolarizing Muscle Relaxants. Proceedings of the Satellite Symposium "Pharmacology and Clinical Pharmacology of Neuromuscular Junction" of the 4th Congress of Hungarian Pharmacological Society, Budapest
10. Foldes FF, Nagashima H, Boros M, Tassonyi E, Fitzal S, Agoston S (1983) Muscular Relaxation with Atracurium, Vecuronium and Duador under Balanced Anaesthesia. Brit J Anaesth 55 Supplement 1:97 S–103 S
11. Schiller DJ, Feldmann SA (1984) Comparison of Intubating Conditions with Atracurium, Vecuronium and Pancuronium. Anaesthesia 39:1188–1191
12. Stirt JA, Katz RL, Schehl DL, Lee C (1984) Atracurium for Intubation in Man – A Clinical and Electromyographic Study. Anaesthesia 39:1214–1221

Können durch das „Priming Principle" die Eigenschaften der neuen Muskelrelaxanzien weiter verbessert werden?

H. Gerber und J. Romppainen

Das Ziel bei der Entwicklung der neuen Muskelrelaxanzien (MR) war

1. die Anschlagszeit zu verkürzen,
2. die Wirkungsdauer zu verkürzen, und
3. die Wirkungen auf das autonome Nervensystem zu vermindern.

Hier soll hauptsächlich die Verkürzung der Anschlagszeit betrachtet werden.

Die Anschlagszeit ist definiert als die Zeit von der Injektion des MR bis zur maximalen neuromuskulären (n.m.) Blockade. Als depolarisierendes MR hat Succinylcholin (SSC) in einer Dosis von 1 mg/kg KG mit 50–70 s die kürzeste Anschlagszeit und ist deshalb für die schnelle Intubation am besten geeignet. Leider sind die Nebenwirkungen wie Muskelfascikulationen, postoperative Myalgien, Hyperkaliämie, erhöhter Augendruck, erhöhter intragastrischer Druck, Arrhythmien und die maligne Hyperthermie so schwerwiegend, daß Wege zum Ersatz von SSC gesucht werden.

Die Anschlagszeiten der bekannten nichtdepolarisierenden MR sind wesentlich länger und betragen zwischen 3 und 6 Minuten.

Welche Möglichkeiten bestehen nun, die Anschlagszeit der nichtdepolarisierenden MR zu verkürzen? Zwei Wege bieten sich dazu an:

1. Die Erhöhung der Dosis.
2. Vorgabe einer kleinen Dosis eines nichtdepolarisierenden MR.

MR werden durch Dosiswirkungskurven charakterisiert und aus diesen Kurven bestimmte Richtwerte für den klinischen Gebrauch abgeleitet. Neben der ED 50, d.h. der Dosis die im Mittel eine 50%ige n.m. Blockade bewirkt, interessiert den Kliniker hauptsächlich die ED 95 d.h. die Dosis in mg/kg KG ausgedrückt, bei der eine Intubation problemlos durchgeführt werden kann.

Die ED 95-Werte für einige bekannte Muskelrelaxanzien sind 0,06 mg/kg KG für Pancuronium, 0,05 mg/kg KG für Atracurium und 0,22 mg/kg KG für Vecuronium. Um die Intubationsbedingungen zu verbessern und die Anschlagszeit zu verkürzen, werden in der Klinik meist zur Intubation Vielfache der ED 95 benutzt z.B. von Pancuronium die 1,5fache Dosis, von Vecuronium und Atracurium die 2fache ED 95 Dosis.

Wird z.B. Pancuronium nicht nur wie üblich in einer Dosis von 0,1 mg/kg KG für die Intubation gebraucht, also etwa die 1,5fache ED 95, sondern in einer 2–3fachen ED 95, ist die Anschlagszeit wesentlich reduziert, aber dafür die Wirkungsdauer auf mehr als 2 Stunden verlängert und kann bei unerwarteten anatomischen Intubationsschwierigkeiten für Arzt und Patient ernste Probleme bieten. Außerdem werden durch die Erhöhung der Dosis auch die Nebenwirkungen wie z.B. die Tachykardie verstärkt.

Es bestand nun die Hoffnung bei der Einführung der neuen MR, daß wegen der geringen Nebenwirkungen die Intubationsdosis so erhöht werden kann, daß in der Tat eine kurze mit SSC vergleichbare Anschlagszeit ohne allzugroße Verlängerung der Wirkungsdauer erreicht wird.

Welche Anschlagszeiten können nun durch eine Steigerung der Atracuriumdosis auf 0,3 mg/kg KG, 0,6 mg/kg KG oder 0,9 mg/kg KG erreicht werden?

Aus den Resultaten unserer randomisierten, doppelblinden klinischen Untersuchung an ASA I und II Patienten unter Thiopental, Fentanyl-Lachgas-Anästhesie ergibt sich, daß die Zeit von der Injektion bis zur mehr als 95% n.m. Blockade bei der Gruppe, die 0,3 mg/kg KG erhielt im Mittel bei 124 s lag, bei der Gruppe die 0,6 mg/kg KG erhielt bei 89 s und bei der 0,9 mg/kg KG Gruppe bei 64 s lag. Entsprechend der Verkürzung der Anschlagszeit waren auch die Intubationszeiten verkürzt. Damit haben wir alleine durch die Dosiserhöhung eine wesentliche Verringerung der Anschlagszeit und Intubationszeit erreicht, die nun in die Nähe von SSC kommt. Eine 0,6 mg/kg KG Dosis und vor allem eine 0,9 mg/kg KG Dosis ist allerdings neben der Verlängerung der Wirkungsdauer mit einer Zunahme der Hautreaktionen und mit einer leichten Abnahme des Blutdrucks verbunden.

Neben der erhöhten Zahl von Nebenwirkungen ist bei diesem Vorgehen unbefriedigend, daß ein wesentlicher Vorteil der neuen MR, nämlich die kurze Wirkungsdauer, für eine verkürzte Anschlagszeit eingetauscht wird.

Wie sieht es nun mit der zweiten Möglichkeit aus, die Anschlagszeit durch die Vorgabe einer kleinen, klinisch nicht relaxierenden Dosis zu verkürzen? Diese Vorgabedosis wurde von einigen Untersuchern als „priming dose" bezeichnet und durch ein Editorial [1] in Anästhesiology als „priming principle" in die Anästhesienomenklatur eingeführt.

Was bewirkt nun diese „priming dose"?

Wenn eine kleine Dosis, die an sich keine wesentliche relaxierende Wirkung hat, gegeben wird, werden einige der Rezeptoren an der Endplatte besetzt, d.h. es kommt zur sogenannten „partial receptor occupancy". Folgt dann eine größere Dosis desselben Muskelrelaxants, werden die restlichen Rezeptoren schneller besetzt und die Anschlagszeit verkürzt. Dabei addieren sich die neuromuskulären Wirkungen der Vorgabedosis und der nachfolgenden Bolusdosis. Wird nun zur Vorgabe ein MR benutzt, das eine präferentielle Wirkung z.B. auf die präjunktionale Membran hat und dadurch die Freisetzung von Acetylcholin hemmt und anschließend eine größere Dosis eines Muskelrelaxants gegeben wird, das hauptsächlich eine postsynaptische Wirkung hat, ergibt sich nicht nur ein additiver Effekt der Vorgabedosis und der nachfolgenden Dosis, sondern ein Synergismus.

So ist es nun nicht erstaunlich, daß gewisse Kombinationen von nichtdepolarisierenden Muskelrelaxanzien nur einen additiven Effekt haben, während andere Kombinationen eine synergistische, potenzierende Wirkung haben.

Auffallend ist, daß jene MR, die eine bekannte präjunktionale Wirkung haben in der Kombination mit MR, die eine hauptsächliche postsynaptische Wirkung haben, zusammen den besten Synergismus demonstrieren [2].

Wie groß ist nun dieser Synergismus durch eine Pancuroniumvorgabe?

Nach einer Vorgabe von 0,007 mg/kg KG beziehungsweise 0,015 mg/kg KG Pancuronium und einer anschließenden (nach 3 Minuten) gegebenen Dosis von 0,1 mg/kg KG Atracurium findet gegenüber der Kontrollgruppe, die ein Placebo zur Vorgabe erhielt, eine Zunahme der n.m. Blockade von 40% auf ca. 70% statt, d.h. aus einer ED 30 Dosis, wird eine ED 70 Dosis [3].

Werden nun wieder dieselben klinischen Dosierungen von Atracurium (0,3 mg/kg KG, 0,6 mg/kg KG bzw. 0,9 mg/kg KG) diesmal mit einer Pancuroniumvorgabe benutzt, ergibt sich folgendes Bild:

Mit einer Vorgabedosis von 0,01 mg/kg KG Pancuronium, also beim 70 kg Patienten 0,7 mg Pancuronium und einer Intubationsdosis von 0,3 mg/kg KG Atracurium ca. 4 Minuten nach der Vorgabedosis gegeben, verringert sich die Anschlagszeit von 125 s auf 80 s. Werden 0,6 mg/kg KG Atracurium gegeben, geht diese Zeit von 89 s auf 62 s zurück während bei der 0,9 mg/kg KG Dosis kein signifikanter Unterschied festgestellt werden kann. Wir sehen also, daß durch die Vorgabe von 0,01 mg/kg KG Pancuronium mit einer Dosierung von 0,3 bzw. 0,6 mg/kg KG Atracurium eine dem SSC ähnliche Anschlagszeit erreicht werden kann.

Ähnliche Zeiten wurden von Mehta et al. [4] berichtet, die zur Vorgabe neben Pancuronium auch Metocurine und d-Tubocurarine benutzt haben.

Wie sehen nun die Daten aus, wenn statt zwei verschiedenen MR eine geteilte Dosis gebraucht wird, d.h. wenn ein kleiner Teil desselben (MR), das später für die Intubation benützt wird als „priming dose" vorgegeben wird? Gergis und Sokoll [5] sowie Schwarz und Folges [6] haben die geteilten Dosierungen von Atracurium und Vecuronium untersucht und dabei mit einer „priming dose" und einer anschließenden Bolusdosis signifikante Reduktionen der Anschlagszeiten gefunden. Diese Untersuchungen zeigten jedoch auch die Gefahr dieses „priming principles":

5 Minuten nach der Vorgabe war die Kraft der Daumenadduktion um ca 15% vermindert und der Train-of-Four bis auf 0,6 verringert: Zeichen einer klinisch signifikanten neuromuskulären Blockade.

Zusammenfassung

1. Die Anschlagszeit und damit die Intubationszeit kann sowohl durch eine Erhöhung der Dosis als auch, und mit weniger Nebenwirkungen, durch die Vorgabe einer kleinen Dosis eines nichtdepolarisierenden MR verkürzt werden bis in solche Bereiche, die für eine schnelle Intubation akzeptabel sind.
2. Es ist für die Sicherheit des Patienten wichtig, daß die Vorgabedosis keine klinische n.m. Wirkung hat. Da alle Untersuchungen bisher mit gesunden elektiven ASA I und II Patienten durchgeführt wurden, bleibt die Frage unbeantwortet, ob bei einem schwerkranken, hypovolämen Patienten, bei dem nur ein Bruchteil der hier benutzten Medikamenten zur Induktion der Anästhesie gewählt wird, die gleichen vorteilhaften und schnellen Intubationsbedingungen erreicht werden können.
3. Bevor dies nicht in kontrollierten Untersuchungen gezeigt werden kann, ist SSC immer noch das Mittel der Wahl beim aspirationsgefährdeten Patienten.

Literatur

1. Miller RD (1985) The Priming Principle. Anesthesiology 62:381–382
2. Pollard BJ, Jones RM (1983) Interactions between tubocurarine, pancuronium and alcuronium demonstrated in the rat phrenic nerve-hemidiaphragm preparation. Br J Anaesth 55:1127–1130
3. Gerber H, Romppainen J, Schwinn W (1984) Vorgabe von Pancuronium (Pancr) und d-Tubocurare (dtc) potenziert die Wirkung von Atracurium. Der Anästhesist 33:453
4. Mehta MP, Choi WW, Gergis SD, Sokoll MD, Adolphson AJ (1985) Facilitation of Rapid Endotracheal Intubations with Divided Doses of Nondepolarizing Neuromuscular Blocking Drugs. Anesthesiology 62:392–395
5. Gergis SD, Sokoll MD, Mehta M, Kemmotsu O, Rudd GD (1983) Intubation conditions after Atracurium and Suxamethonium Br J Anaesth 55:83S–86S
6. Schwarz S, Ilias W, Lackner F, Mayrhofer O, Foldes FF (1985) Rapid Tracheal Intubation with Vecuronium: The Priming Principle. Anesthesiology 62:388–391

Interactions of Drugs and Disease
with Muscle Relaxants

N. N. Durant and R. L. Katz

Muscle relaxants interact with a large range of other drugs and diseases and some of these interactions, such as the interaction with other muscle relaxants are intentionally employed. Commonly encountered interactions, such as the potentiation of pancuronium by enflurane, are not usually a problem, while the unexpected prolongation of the action of pancuronium by an antibiotic may be a cause for concern. This lecture will cover most of the drug-relaxant interactions and attempt to put them into perspective.

Interactions Between Muscle Relaxants

Interactions between muscle relaxants can be divided into two categories:

1. Depolarizing/non-depolarizing muscle relaxant interactions, and
2. Non-depolarizing/non-depolarizing muscle relaxant interactions:

The interaction between depolarizing and non-depolarizing muscle relaxants depends upon the dose and the sequence in which the agents are administered. Pretreatment with a sub-blocking dose of pancuronium does not significantly affect the intensity or duration of action of succinylcholine [1], while pretreatment with d-tubocurarine can result in the required dose of succinylcholine having to be increased by approximately 50% in order to achieve the same effect as without pretreatment [2]. Pancuronium, like d-tubocurarine, might also be expected to diminish the effect of succinylcholine; however pancuronium has the added effect in that it is an inhibitor of *pseudocholinesterase*. This effect will tend to counteract any tendency which would diminish the effect of pancuronium [1]. The reverse sequence is also a common practice, whereby intubation is carried out with the aid of succinylcholine and then a non-depolarizing muscle relaxant is administered during surgery. In this situation the action of the non-depolarizing agent may be enhanced [1].

The administration of a small dose of succinylcholine during partial neuromuscular block due to d-tubocurarine generally results in antagonism of the block, while if a large dose of succinylcholine is utilized then an increase of the neuromuscular block results. Similarly, if a non-depolarizing neuromuscular blocking agent is administered during established succinylcholine neuromuscular block either potentiation or antagonism may result depending on the predominant "phase" of the action of succinylcholine at the time. Consequently because of the uncertainty of the response it appears best to avoid the practice of administration of one type of muscle relaxant during established neuromuscular block due to a muscle relaxant of the opposite type.

The pre-dosing technique involves administration of approximately 10% of the usual intubating dose of one of the non-depolarizing neuromuscular blocking agents about 5 minutes prior to induction of anesthesia, administration of the remaining 90% results in a neuromuscular block with a more rapid onset of action. This technique has proven itself as a method of shortening the onset times of the new medium-duration non-depolarizing agents vecuronium and atracurium [3].

Synergism may result following the simultaneous administration of two different nondepolarizing agents (pancuronium and metocurine or pancuronium and d-tubocurarine) [4]. It has been suggested that this synergism is favorable because it widens the margin of safety of non-depolarizing agents. However, this procedure may have been superseded by the advent of the new non-depolarizing agents with their wider therapeutic margins.

Inhibitors of Acetylcholinesterase and Pseudocholinesterase

It hardly needs to be pointed out that drugs with an anticholinesterase action will antagonize the neuromuscular block produced by the non-depolarizing muscle relaxants. By the same token agents which inhibit *pseudocholinesterase* and *acetylcholinesterase,* such as ecothiopate eyedrops, cytotoxic agents and organophosphorus insecticides [5], will affect the action of the muscle relaxants. It should perhaps be also noted that the efficacy of neostigmine and pyridostigmine will also be reduced.

The intentional inhibition of *pseudocholinesterase* by tetrahydroaminoacrine (tacrine) has in the past been used as a method of prolonging the duration of action of succinylcholine [6] and to decrease the fasciculations; however this technique is not widely used due to the uncertain nature of the neuromuscular block which results. Anticholinesterase agents will also affect succinylcholine neuromuscular block, whether potentiation or antagonism of the block results again depends upon the "phase" of the succinylcholine block. Thus, the use of an anticholinesterase in the ways outlined here should be regarded with some caution.

Inhalational Agents

Prior to the introduction of d-tubocurarine in 1942 anesthetists had to rely upon general anesthesia to provide muscle relaxation. The muscle relaxant effects of the inhalational anesthetics have been widely investigated and are known to be due to both central and peripheral actions [7]. Generally, the inhalational anesthetics potentiate the intensity and the duration of the neuromuscular block produced by the non-depolarizing relaxants, although vecuronium and atracurium are not affected in this way as much as pancuronium and d-tubocurarine [8]. The peripheral mechanism of this effect, which is not as noticeable with nitrous oxide-narcotic anesthesia, is due to a depressant action on the endplate of the neuromuscular junction [7]. There is some evidence to suggest that halothane may also depress the release of acetylcholine from the nerve terminal [9]. Waud [10] concluded that the gaseous anesthetics block depolarization in a dose dependent manner, therefore the dose of non-depolarizing agent needed to produce neuromuscular block will decrease as the concentration of inhalational anesthetic is increased. These depressant effects serve to enhance the effects of the non-depolarizing muscle relaxants; the effect of succinylcholine is also increased by the inhalational anesthetics but this is not usually a clinically significant problem. In terms of potentiation of non-depolarizing neuromuscular block, isoflurane is one of the most active of the inhalational anesthetics, with enflurane a close second [7]. As a general rule, it has been suggested that an increase of the inhalational anesthetic halothane by 1 MAC (minimum alvelolar concentration) decreases the dose requirement of either d-tubocurarine or pancuronium by 60%. Most of the problems associated with the potentiation of non-depolarizing neuromuscular block can be avoided if it is realized that the dose requirement of pancuronium during, for example, halothane anesthesia is less than during balanced anesthesia [11], and that an appropriate dose reduction is made accompanied with adequate monitoring of neuromuscular transmission.

A three-way interaction between pancuronium, imipramine and halothane or enflurane has been reported by Edwards et al [12] which resulted in a marked tachycardia; the patients in this study were on chronic imipramine therapy. In the absence of imipramine pancuronium has been shown to enhance atrioventricular conduction in dogs anesthetized with halothane [11]. These reports indicate that caution should be exercised when pancuronium is used in conjunction with either halothane or enflurane in patients with cardiac problems and particularly patients on chronic imipramine therapy.

Intravenous Anesthetics, Sedatives, Hypnotics and Narcotics

Interaction between intravenous anesthetics and muscle relaxants does not occur to the same extent as with the inhalation anesthetics, although potentiation can result. Ketamine has been shown to increase the intensity of neuromuscular blockade produced by both d-tubocurarine and succinylcholine [5]. *In vitro* experiments indicate that ketamine may inhibit acetylcholine synthesis [14]. Experimentally the barbiturates have been shown to depress neuromuscular transmission in isolated nerve-muscle preparations via a post-junctional action although the concentrations used were higher than those which might be expected clinically.

Diazepam has recently been shown to interact beneficially with succinylcholine. Pre-treatment with diazepam reduces the incidence of muscle pain, muscle fasciculation and hyperkalemia associated with succinylcholine without affecting intensity or duration of the neuromuscular block [15] and in these respects diazepam pretreatment is superior to pretreatment with a nondepolarizing agent.

Occasional reports of an interaction between d-tubocurarine and morphine appear in the literature with both potentiation and antagonism being described [5]; also hypertension and tachycardia have been reported in response to pancuronium after the induction of anesthesia with morphine [16]. The fact that the clinical reports of an interaction between morphine and muscle relaxants are infrequent suggests that this interaction is not a consistent problem.

Antibiotics. The potential for interaction between muscle relaxants and some antibiotics is widely known and recognized. The high blood concentrations of antibiotics which potentiate muscle relaxants are not usually anticipated; normally there is no indication that potentiation will occur since detectable neuromuscular block due to an antibiotic alone is not particularly common. It is the lack of any warning signs which makes the potentiation of muscle relaxants by antibiotics particularly insidious, and the duration of action of a muscle relaxant can be prolonged by many hours. Experimentally, in cats, neomycin has been shown to potentiate d-tubocurarine three hours after full recovery from neomycin-induced depression of twitch tension, train-of-four fade was not apparent, however the appearance of post-tetanic exhaustion may be a useful indicator of this antibiotic either on its own or in the presence of a nondepolarizing muscle relaxant [17]. Table 1 is not intended to be a comprehensive review of all the clinically reported antibiotic-relaxant interactions but rather to serve as an example of some of the interactions which have been described; there are also many more examples of interactions which have been described experimentally. A single mechanism of action of the effect of antibiotics on neuromuscular transmission cannot be ascribed to these drugs as a group even within the same series the mechanism of action varies. Also the antibiotics do not generally appear to have just a pre- or post-junctional action at the neuromuscular junction; for example polymyxin B has a prejunctional depressant action at the neuromuscular junction which resembles magnesium and also a persistent postjunctional blocking effect which is difficult to antagonize [18]. This type of effect combined with a muscle relaxant can result in a complex type of neuromuscular block. Calcium and neostigmine have both been used to antagonize neuromuscular block which is suspected of being due to an antibiotic, however the reversal can be transient and incomplete and the final recourse is artificial ventilation. In one of the reported cases neostigmine actually potentiated the neuromuscular block produced by polymyxin B [19].

Ganglion Blocking Agents. Pentamethonium and hexamethonium have been reported to potentiate nondepolarzing neuromuscular block and antagonize depolarzing block [11]; also trimethaphan inhibits *pseudocholinesterase* and as such prolongs the action of

Table 1. Some clinical reports of the potentiation of muscle relaxants by antibiotics and the agents which were employed during attempted reversal.

Antibiotic	*Muscle Relaxant*	*Reversal Agent Used*	*Reference*
Amikacin	pancuronium	$CaCl_2$, edrophonium	[20]
Dihydrostreptomycin	d-tubocurarine	Neostigmine	[5]
Gentamycin	succinylcholine	$CaCl_2$, neostigmine	[21]
	pancuronium	Not studied	[22]
Kanamycin	gallamine and succinylcholine	Ca^{++}, neostigmine and edrophonium	[23]
Neomycin	d-tubocurarine and succinylcholine	Ca^{++}, neostigmine	[5]
Streptomycin	pancuronium	Calcium gluconate	[24]
Tobramycin	d-tubocurarine	Neostigmine	[26]
Polymyxin B	pancuronium	$CaCl_2$	[19]
Colistin	pancuronium	Calcium gluconate	[24]
Lincomycin	pancuronium	Neostigmine and 4-aminopyridine	[26]
Clindamycin	pancuronium	Neostigmine	[27]

succinylcholine [28]. Experimentally, in cats, hexamethonium has been demonstrated to produce some fade of the tetanic tension of indirectly stimulated muscle in the absence of any depression of twitch tension which indicates a possible prejunctional action [29]; it is perhaps not surprising that hexamethonium does have some neuro-muscular effects since the drug is of the same chemical series as decamethonium but with a shorter molecular length. This decrease in length is reponsible for a shift in selectivity from predominantly the neuromuscular junction to predominantly ganglia, however this shift is not absolute.

It should be also noted that d-tubocurarine produces ganglion blockade in the same dose range as neuromuscular blockade and therefore any ganglionic blockade produced by another agent will be additive resulting in a decrease of blood pressure.

Anti-arrhythmic Agents

The interaction between anti-arrhythmic agents and relaxants represents a clinical problem. The local anesthetics have marked effects on neuromuscular transmission causing decreased acetylcholine release and postjunctional depression [30]. Although these effects by themselves are unlikely to be clinically manifest, potentiation of resid-ual depolarizing and nondepolarizing neuromuscular block can occur. Although not widely practiced, the interaction between lidocaine and succinylcholine has been used as a method to decrease the raised intragastric pressure which can accompany succi-nylcholine treatment [31]. Procaine in addition to depressing neuromuscular transmis-sion has an anticholinesterase effect which will contribute towards augmentation of the duration of action of succinylcholine [5]. Quinidine has also been shown to poten-tiate residual neuromuscular block [5]. Verapamil has been shown to potentiate an infusion of non-depolarizing muscle relaxant in the anesthetized rabbit [32] and this interaction may be a clinical problem [33].

Diuretics. It has been shown experimentally that diuretics which promote loss of serum potassium, such as chlorothiazide, increase sensitivity to nondepolarizing relaxants and decrease sensitivity to depolarizing agents [34]. Furosemide with mannitol has been shown to augment d-tubocurarine in anephric patients and Miller, Sohn and Matteo (1976) [35] speculate that a redistribution of d-tubocurarine or a direct action of furosemide may be involved, whilst Azar, Cottrell, Gupta, et al. (1983) [36] reported antagonism of pancuronium by furosemide. These different findings are probably due to methodological variation. Diuretic-relaxant interactions do not appear to be a major clinical problem since the interaction itself is not usually all that marked.

Ions. The interaction between ions and relaxants is of particular clinical importance, with magnesium and lithium being the two ions which most commonly present a prob-lem. Magnesium sulfate is regularly used for treatment of toxemia of pregnancy and although neuromuscular block due to magnesium alone is unlikely, potentiation of both depolarizing and nondepolarizing muscle relaxants can and does occur [5, 11]. Calcium ions, which are essential for the release of acetylcholine from the nerve termi-nal of the neuromuscular junction, are competitively antagonized by magnesium ions. At the untreated neuromuscular junction the amount of acetylcholine released from the nerve terminal is in excess of the amount which is necessary to elicit a muscle action potential, thus a decrease of this excess by magnesium will not result in neuromuscular block but will increase the sensitivity of the neuromuscular junction to other blocking agents. Calcium treatment is the usual recourse in cases of neuromuscular depression due to magnesium ions.

Lithium carbonate is used therapeutically for treating manic patients and is probably employed more than is commonly realized since some patients may not be particularly keen to disclose that they are on lithium therapy. Muscle fatigue and weakness are side effects of lithium therapy [37], the mechanism of which is not entirely clear except that a component of this action is at the neuromuscular junction and involves alteration of sodium ion transportation. The potentiation of both depolarizing [38] and non-depolarizing neuromuscular blockade [39] by lithium ions is probably not of major clinical concern; however combine this potentiation with isoflurane and/or one of the antibiotics and a potentially dangerous multiple drug interaction may arise particularly if the anesthetist is unaware of the concurrent lithium therapy.

Miscellaneous Drugs

Propanidid, monoamine oxidase inhibitos and oral contraceptives have at some time been implicated in potentiating the action of both depolarizing and nondepolarizing agents [40]. Also nitroglycerine has been reported to augment pancuronium but not succinylcholine or d-tubocurarine [41]. Hydrocortisone has been demonstrated to potentiate an infusion of either pancuronium or succinylcholine in the anesthetised cat [42] and this may represent a clinical problem which should be borne in mind.

Disease

The potential for the interaction of muscle-relaxants with disease is enormous. For example a patient with myasthenia gravis will be exquisitly sensitive to a non-depolarizing muscle relaxant also the ionic disturbances and drug therapy which accompany some disease states may be an added complication leading to an interaction.

Conclusions

The problems associated with the drug-relaxant interactions described in this lecture can be avoided to some extent if the potential for an interaction is recognized before it occurs; in such cases monitoring of neuromuscular transmission combined with cautious titration of muscle relaxant will be to great advantage and it is hoped that this lecture may increase awareness of potential interactions.

References

1. Katz RL (1971) Modification of the action of pancuronium by succinylcholine and halothane. Anesthesiolgy 35:602-606
2. Cullen DH (1971) The effect of pretreatment with nondepolarizing muscle relaxants on the neuromuscular blocking action of succinylcholine. Anesthesiology 35:572-578
3. Foldes FF, Schwarz S, Ilias W, et al (1984) Rapid tracheal intubation with vecuronium: The priming principal. Anesthesiology 61:A294
4. Lebowitz PW, Ramsey FM, Savarese JJ, et al (1980) Potentiation of neuromuscular blockade in man produced by combinations of pancuronium and metocurine or pancuronium and d-tubocurarine. Anesth Analg (Cleve) 59:604-609
5. Miller RD (1975) Factors affecting the action of muscle relaxants. Muscle Relaxants. Edited by RL Katz. New York, American Elsevier Publishing Co, pp 163-191
6. Karis JH, Nastuk WL, Katz RL (1966) The action of tacrine on neuromuscular transmission: A comparison with hexafluorenium. Br J Anaesth 38:762-774
7. Ngai SH (1975) Action of general anesthetics in producing muscle relaxation; Interaction of anesthetics with relaxants. Muscle Relaxants. Edited by RL Katz. New York, Amerikcan Elsevier Publishing Co, pp 163-191
8. Hughes R, Payne JP (1979) Interaction of halothane with non-depolarizing neuromuscular blocking drugs in man. Br J Clin Pharmac 7:485-490
9. Miller RD, Rupp SM, Fisher DM, et al (1984) Clinical pharmacology of vecuronium and atracurium. Anesthesiology 61:444-453
10. Waud BE (1979) Decrease in dose requirement of d-tubocurarine by volatile anesthetics. Anesthesiology 51:298-302
11. Ali HH, Savarese JJ (1976) Monitoring of neuromuscular function. Anesthesiology 45:216-249
12. Edwards RP, Miller RD, Roizen MF, et al (1979) Cardiac responses to imipramine and pancuronium during anesthesia with halothane or enflurane. Anesthesiology 50:421-425
13. Geha DG, Rozelle BC, Raessler KL, et al (1977) Pancuronium bromide enhances atrioventricular conduction in halothane-anesthetized dogs. Anesthesiology 46:342-354
14. Amaki Y, Nagashima H, Radney PA, et al (1978) Ketamine interaction with neuromuscular blocking agents in the phrenic nerve-hemidiaphragm preparation of the rat. Anesth Analg (Cleve) 57:238-243
15. Eisenberg M, Balsley S, Katz RL (1979) Effects of diazepam on succinylcholine-induced myalgia, potassium increase, creatitine phosphokinase elevation, and relaxation. Anesth Analg (Cleve) 58:314-317
16. Grossman E, Jacobi AM (1974) Hemodynamic interaction between pancuronium and morphine. Anesthesiology 40:299-301
17. Durant NN, Lee C, Katz RL (1981) Cumulation of neomycin and its residual potentiation of tubocurarine in the cat. Br J Anaesth 53:571-576
18. Durant NN, Lambert JJ (1981) The action of polymyxin B at the frog neuromuscular junction. Br J Pharmac 72:41-47
19. Fogdall RP, Miller RD (1974) Prolongation of a pancuronium-induced neuromuscular blockade by polymyxin B. Anesthesiology 40:84-87
20. Hashimoto Y, Shima T, Matsukawa S, et al (1978) A possible hazard of prolonged neuromuscular blockade by amikacin. Anesthesiology 49:219-220
21. Jensen HA, Dalsgaard M (1972) Neuromuscular blocking effect of gentamicin as a possible cause of respiratory insufficiency. Ugeskr Laeg 134:1855-1856
22. Regan AG, Perumbetti PPV (1980) Pancuronium and gentamicin interaction in patients with renal failure. Anesth Analg (Cleve) 59:393
23. Pittinger CB, Eryasa Y, Adamson R (1970) Antibiotic-induced paralysis. Anesth Analg (Cleve) 49:487-501
24. Giala MM, Paradelis AG (1979) Two cases of prolonged respiratory depression due to interaction of pancuronium with colistin and streptomycin. J antimicr Chemother 5:234-235
25. Waterman PM, Smith RB (1977) Tobramycin-curare interaction. Anesth Analg (Cleve) 56:587-588
26. Booij LHDJ, Miller RD, Crul JF (1978) Neostigmine and 4-aminopyridine antagonism of lincomycin-pancuronium neuromuscular blockade in man. Anesth Analg (Cleve) 57:316-321

27. Fogdall RP, Miller RD (1974) Prolongation of pancuronium-induced neuromuscular blockade by clindamycin. Anesthesiology 41:407–408
28. Poulton TJ, James FM, Lockridge O (1979) Prolonged apnea following trimethaphan and succinylcholine. Anesthesiology 50:54–56
29. Bowman WC (1980) Prejunctinal and postjunctional cholinoceptors at the neuromuscular junction. Anesth Analg (Cleve) 59:935–943
30. Matsuo S, Rado DBS, Chaudry I, et al (1978) Interaction of muscle relaxants and local anesthetics at the neuromuscular junction. Anesth Analg (Cleve) 57:580–587
31. Miller RD, Way WL (1971) Inhibition of succinylcholine-induced increased intragastric pressure by nondepolarizing muscle relaxants and lidocaine. Anesthesiology 34:185–188
32. Durant NN, Nguyen N, RL Katz (1984) Potentiation of neuromuscular blockade by verapamil. Anesthesiology 60:298–303
33. Zalman F, Perloff JK, Durant NN, et al (1983) Acute respiratory failure following intravenous verapamil in Duchenne's muscular dystrophy. Am Heart J 105:510–511
34. Miller RD, Roderick LL (1978) Diuretic-induced hypokalaemic, pancuronium neuromuscular blockade and its antagonism by neostigmine. Br J Anaesth 50:541–544
35. Miller RD, Sohn YJ, Matteo JS (1976) Enhancement of d-tubocurarine neuromuscular blockade by diuretics in man. Anesthesiology 45:442–445
36. Azar I, Cottrell J, Gupta B, et al (1980) Furosemide recovery of evoked twitch response after pancuronium. Anesth Analg (Cleve) 59:55–57
37. Waziri R, Davenport R (1970) Lithium effects on neuromuscular transmission in manic patients. Comm Psychopharmac 3:121–127
38. Hill GE, Wong KC, Hodges MR (1976) Potentiation of succinylcholine neuromuscular blockage by lithium carbonate. Anesthesiology 44:439–443
39. Borden H, Clarke M, Katz H (1974) The use of pancuronium bromide in patients receiving lithium carbonate. Can Anaes Soc J 21:79–82
40. Whittaker M (1980) Plasma cholinesterase variants and the anaesthetist. Anaesthesia 35:174–197
41. Glisson SN, El-Etr AA, Lim R (1979) Prolongation of pancuronium-induced neuromuscular blockade by intravenous infusion of nitro-glycerin. Anesthesiology 51:47–49
42. Durant NN, Briscoe JR, Katz RL (1984) The effects of acute and chronic hydrocortisone treatment on neuromuscular blockade in the anesthetized cat. Anesthesiology 61:144–150

Synergistische Wirkung von Acyl-Aminopenicillinen und nicht-depolarisierenden Muskelrelaxanzien

M. Tryba

Zusammenfassung

In einer prospektiv kontrollierten klinischen Studie wurden intraoperativ bei jeweils sechs Patienten pro Gruppe elektromyographisch Wechselwirkungen zwischen nicht-depolarisierenden Muskelrelaxanzien und Acylaminopenicillinen untersucht. Unter Ausnutzung der klinisch nicht relevanten Kumulation von Vecuronium ließ sich im intraindividuellen Vergleich nachweisen, daß gegenüber der Kontrollmessung (100%) sowohl Apalcillin (+26%), Azlocillin (+55%), Mezlocillin (+38%) als auch Piperacillin (+46%) zu einer signifikanten Wirkverlängerung einer definierten Repetitionsdosis Vecuronium führen. Die Periodenlänge vor Antibiotikagabe schwankte zwischen 8,6 und 32,6 min. Gleichfalls kam es nach Gabe aller Antibiotika zu einer signifikanten Reduktion des EMG-Aktionspotentials. Unterschiede zwischen den vier Antibiotika ließen sich nicht verifizieren. Die in dieser Untersuchung erstmals eingesetzte Methodik erwies sich als sensitiv genug, um auch in der Klinik Interaktionen zwischen Relaxanzien und Antibiotika nachzuweisen. Aufgrund der vorgestellten Ergebnisse erscheint Vorsicht angezeigt bei Applikation von Acylaminopenicillinen zum Operationsende und in der direkten postoperativen Phase.

Einleitung

Zahlreiche Antibiotika können die Wirkung von Muskelrelaxanzien verstärken [1, 2, 5, 7, 10, 11, 15, 16, 17, 20, 21]. In den letzten Jahren finden zunehmend Ureidopenicilline Einsatz in der perioperativen Antibiotikaprophylaxe [19]. Es ist jedoch unbekannt, ob auch diese Antibiotikaklasse mit Muskelrelaxanzien interferieren kann. Aufgrund methodischer Schwierigkeiten beruhen die derzeitigen Kenntnisse über Wechselwirkungen zwischen Muskelrelaxanzien und Antibiotika fast ausschließlich auf in-vitro und tierexperimentellen Studien. Experimentelle Untersuchungen am Muskelpräparat oder bei anderen Tierspezies lassen sich jedoch nicht ohne weiteres auf den Menschen übertragen, da große speziesspezifische Unterschiede in der Sensibilität gegenüber Relaxanzien bestehen [10]. Es wurde deshalb eine Methodik entwickelt, die es erlaubt klinisch relevante Interaktionen zwischen nicht-depolarisierenden Muskelrelaxanzien und anderen Substanzen zu erkennen. Die Wirkung verschiedener Acylaminpenicilline in klinisch gebräuchlicher Dosierung auf nicht-depolarisierende Muskelrelaxanzien wurde am Beispiel von Vecuronium untersucht, quantitativ bestimmt und miteinander verglichen.

Methodik

Theoretische Überlegungen

Ausgangspunkt der hier vorgestellten Methodik war die Entwicklung von Vecuronium, einem nicht-depolarisierenden Muskelrelaxans vom Pancuroniumtyp [14]. Dieses Relaxans zeichnet sich durch eine kurze Wirkzeit und fehlende, bzw. klinisch vernachlässigbare Kumulation bei repetitiver Gabe aus [3]. Ein weiteres, entscheidendes Merkmal dieser Substanz – und gleichzeitig Voraussetzung dieser Methode – ist die gute Steuerbarkeit der Relaxation mit Vecuronium, so daß bei wiederholter Gabe immer wieder der gleiche Relaxationsgrad und die gleiche Wirkzeit erzielt werden kann.

Diese Eigenschaften von Vecuronium ermöglichen bei genügend lang dauernden Operationen (> 3 h) eine mindestens sechsmalige Repetitionsgabe, während die bisher gebräuchlichen Relaxanzien selbst bei zeitlich ausgedehnten Eingriffen keine genügend häufigen Repetitionen erlauben. Gleichzeitig muß bei einigen dieser Relaxanzien mit einer Kumulation gerechnet werden.

Wird unter repetitiver Vecuroniumgabe eine Substanz appliziert, die die Wirkung von Relaxanzien verstärkt, muß sich dies in einer Verlängerung der Wirkdauer und/ oder Vertiefung der Relaxation äußern. Diese Veränderungen lassen sich relaxographisch bestimmen, in dem eine definierte Repetitionsdosis Vecuronium bei festgelegter Höhe der T-1-Antwort injiziert wird. Das Ausmaß der Wirkverlängerung kann dann in Relation zur Wirkzeit der gleichen Dosis vor Applikation der zu untersuchenden Substanz bestimmt werden. Der intraindividuelle Vergleich kann schon bei relativ kleinen Fallzahlen einen Synergismus aufdecken.

Meßverfahren

Um die theoretischen Überlegungen in die Praxis umsetzen zu können, war ein relaxographisches Meßverfahren erforderlich, daß über einen langen Zeitraum unter operativen Bedingungen präzise Aufzeichnungen des Relaxationsgrades liefert. Wir benutzten hierzu den DATEX-Relaxographen. Dieses Gerät mißt das integrale Summenpotential des transcutan evozierten EMG. Wir leiteten das EMG des M abductor degiti minimi über dem Hypothenar nach Stimulation des N. ulnaris am distalen Unterarm ab.

Die Messung des integralen evozierten EMG korreliert ausgezeichnet sowohl mit dem Spitzenwert-EMG [13] als auch dem Mechanomyogramm [4].

Patienten

Voraussetzung für einen intraindividuellen Vergleich ist ein ausreichend langer Zeitraum in dem sich die Patienten im steady state befinden. Da sich aus ethischen Gründen eine nicht indizierte Antibiotikaapplikation verbat, wurden nur solche Patienten in die Untersuchung aufgenommen, bei denen von chirurgischer Seite aus regelmäßig eine intraoperative Antibiotikagabe erfolgte. An unserer Klinik erfüllen Patienten mit großen plastischchirurgischen und mikrochirurgischen Eingriffen diese Forderung.

Tabelle 1. Klinische Parameter der fünf Untersuchungsgruppen

	Apalcillin	Azlocillin	Mezlocillin	Piperacillin
m/w	3/3	1/5	1/5	0/6
Alter (J)	42,7±20,7	42,3±8,4	36,5±11,1	43,6±3,8
Gewicht (kg)	67,0±10,0	59,6±7,1	54,8± 6,5	57,4±5,0

Das mittlere Alter in den einzelnen Gruppen schwankte zwischen 36,5±11,1 und 43,6±3,8 Jahren, das mittlere Körpergewicht zwischen 54,8±6,5 und 67,0±10,0 kg (Tabelle 1).

Durchführung

Nach Einwilligung der Patienten in die Messung erfolgte der Anschluß an den Relaxographen und die Kalibrierung am noch wachen Patienten. Mit der gemessenen supramaximalen Stromstärke, in der Regel 45 mA, maximal 65 mA, wurde im weiteren Verlauf der Untersuchung die Stimulation des N. ulnaris durchgeführt.

Zur Narkoseeinleitung erhielten die Patienten 0,08 mg/kg KG Vecuronium, 5 mg/ kg KG Thiopental und je nach Körpergewicht 0,3–0,5 mg Fentanyl. Auf die Gabe von Succinylcholin wurde verzichtet, da es die Wirkung von Vecuronium potenziert.

Fortgeführt wurde die Narkose mit einer für jeden Patienten konstanten inspiratorischen Konzentration Halothan (0,4–0,7%) oder Enfluran (0,5–0,8%) sowie supplementiven Gaben Fentanyl bei einem Lachgas-Sauerstoffverhältnis von 70:30. Aus der Relaxationstiefe und der Wirkzeit der Anfangsdosis Vecuronium ließ sich die Empfindlichkeit gegenüber dem Relaxans einschätzen. Die nachfolgenden Repetitionsdosen (0,8–1,2 mg/kg KG Vecuronium) wurden so gewählt, daß bei einer Erholung der T-1-Antwort auf 25% eine Depression der Relaxation auf ca. 5% eintrat. Nachdem die adäquate Repetitionsdosis gefunden war, erfolgten die Kontrollmessungen· (Co1, Co2). Eine ausreichende Konstanz wurde angenommen, wenn die Periodendauer um nicht mehr als 10% und die Relaxationstiefe um nicht mehr als 1% der T-1-Antwort variierte. Direkt am Ende der Co2-Periode begannen wir mit der Schnellinfusion des Antibiotikums über einen Zeitraum von fünf Minuten. Zumindest diese (AB1) und die folgende Periode (AB2) konnte bei allen Patienten hinsichtlich Länge und Relaxationstiefe ausgewertet werden.

Folgende Antibiotika wurden in die Untersuchung einbezogen: Apalcillin (3 g), Azlocillin (5 g), Mezlocillin (5 g) und Piperacillin (4 g). Diese Dosierungen werden von den jeweiligen Herstellern zur Antibiotikaprophylaxe empfohlen. Sechs Patienten wurden in jeder Gruppe untersucht. Weitere sechs Patienten ohne Antibiotikagabe dienten als Kontrollgruppe.

Statistik

Die Dauer der Kontrollperiode Co1 wurde bei jedem Patienten als 100% definiert und für die folgenden Perioden die Zeit prozentual zu Co1 errechnet. Für jede Periode wurde der tiefste Relaxationsgrad anhand der Anzeige auf dem Display dokumentiert.

Die statistische Analyse zur Überprüfung des Einflusses der Antibiotika sowohl auf die Dauer der Relaxation als auch auf die Relaxationstiefe erfolgte anhand des Wilcoxon-Test für verbundene Stichproben auf einem Signifikanzniveau von $p < 0,05$. Als Abweichung wurde ein Wert von mindestens 10% gegenüber der Vorperiode gewertet.

Ergebnisse

Im Kontrollkollektiv ohne Antibiotikagabe kam es im Verlauf der vier beobachteten Repetitionsgaben zu keiner signifikanten Verlängerung der Periodendauer. In Übereinstimmung mit dieser Gruppe differieren auch die beiden Kontrollperioden (Co1, Co2) der vier Antibiotikakollektive um maximal 6% in der mittleren Periodendauer (Abb. 1) und maximal 1% in der T-1-Antwort. Die Applikation aller vier Antibiotika führte schon in der ersten folgenden Periode (AB1) zu einer signifikanten Verlängerung der Dauer ($p < 0,05$) auf $119 \pm 23,2\%$ nach Piperacillin, $126 \pm 26,7\%$ nach Apalcil-

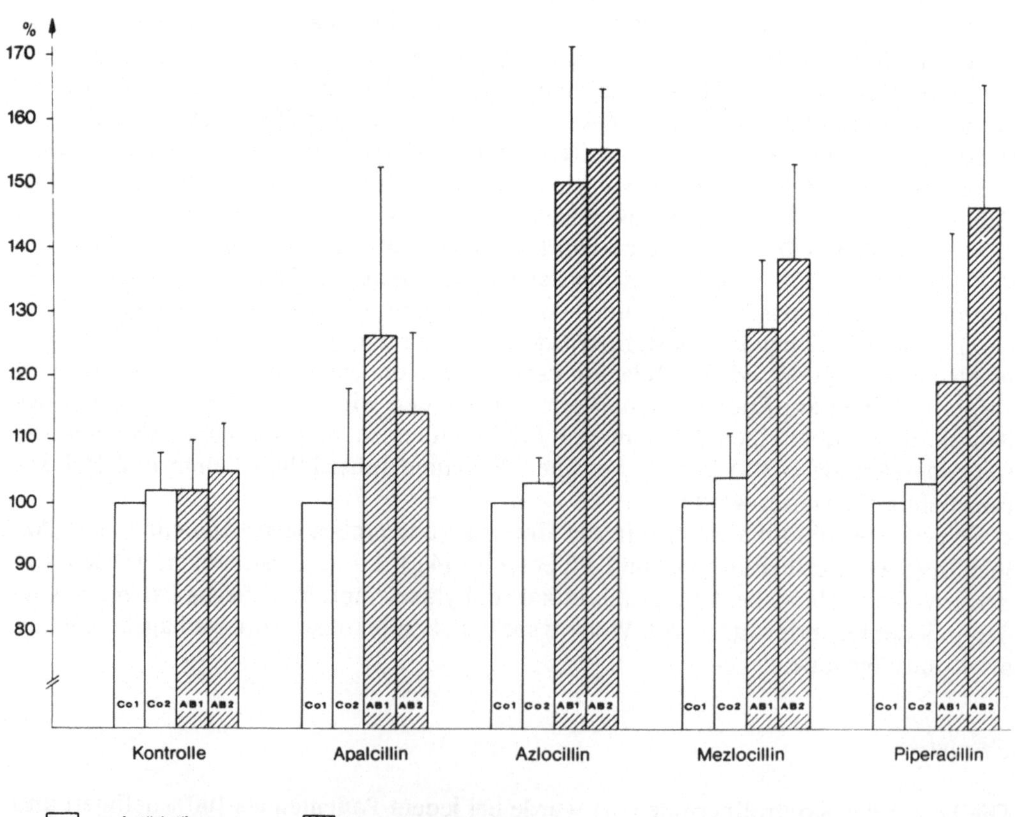

Abb. 1. Verlängerung der Periodendauer nach Antibiotikaapplikation

lin, $127 \pm 11,1\%$ in der Mezlocillin- und $150 \pm 21,0\%$ in der Azlocillingruppe. Sowohl nach Piperacillin als auch Mezlocillin verlängerte sich die zweite Periode (AB2) signifikant gegenüber AB1, während sich die zweite Periode nach Apalcillin und Azlocillin nicht signifikant von der ersten unterschied.

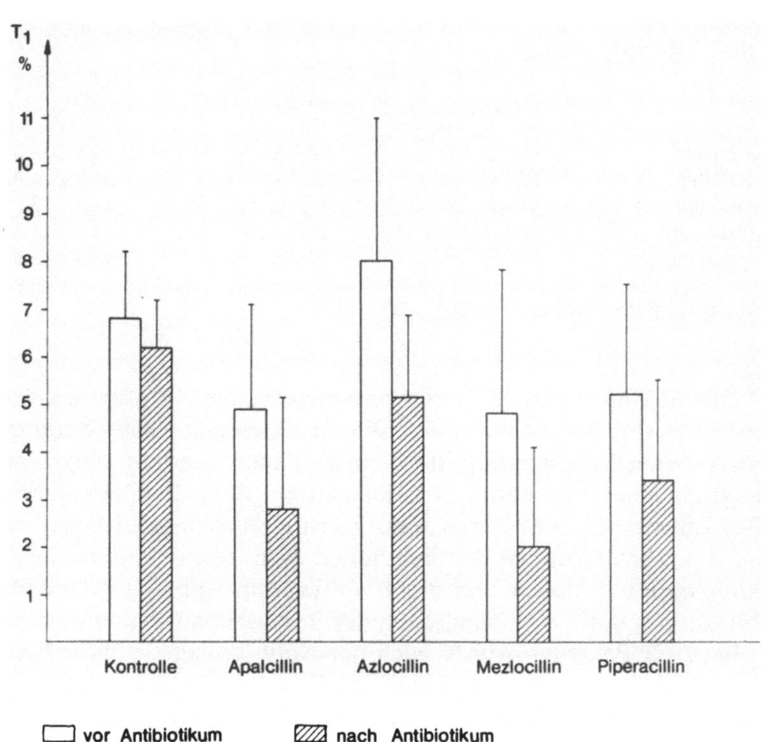

Abb. 2. Vertiefung der Relaxation nach Antibiotikaapplikation

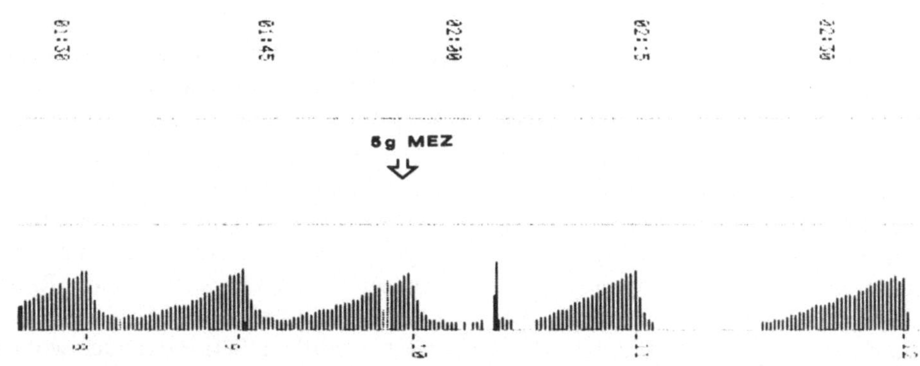

Abb. 3. Originalregistrierung des Relaxationsgrades vor und nach Antibiotikaapplikation

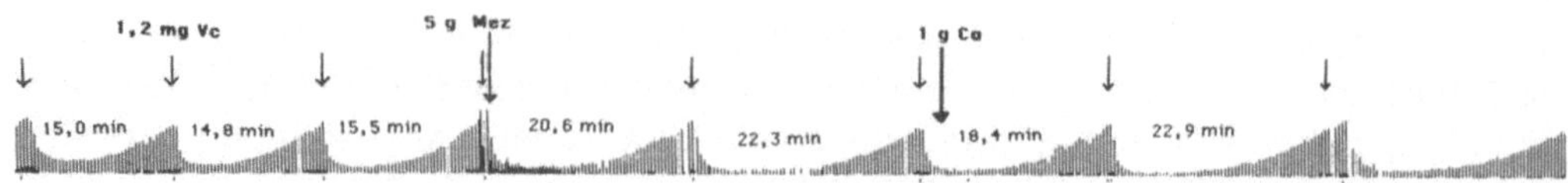

Abb. 4. Originalregistrierung der Periodenlänge vor und nach Antibiotikum bzw. Kalzium

Tabelle 2. Mittlere Periodendauer in den einzelnen Untersuchungsgruppen vor und nach Antibiotikagabe in Minuten (x ± SD)

	Co1	Co2	AB1	AB2
Kontrolle	15,1 ± 15,0	14,7 ± 13,9	14,6 ± 13,4	15,4 ± 14,1
Apalcillin	16,7 ± 7,1	17,7 ± 7,4	24,0 ± 6,9[a]	21,1 ± 7,6
Azlocillin	14,4 ± 6,6	14,5 ± 6,1	19,9 ± 7,0[a]	20,6 ± 9,3[a]
Mezlocillin	17,9 ± 8,8	19,0 ± 10,6	22,8 ± 11,2	24,3 ± 11,5[a]
Piperacillin	13,0 ± 3,4	13,7 ± 3,1	15,6 ± 5,0	19,1 ± 4,7[a]

[a] $p < 0,05$ (Wilcoxon-Test): vs Co1/Co2

Die Maximalwerte der Verlängerung betrugen 170% für Azlocillin, 169% für Apalcillin, 163% für Piperacillin und 150% für Mezlocillin. Die Antibiotikagabe führte nicht nur zu einer Verlängerung der Periodendauer, sondern gleichsinnig in allen Gruppen auch zu einer Vertiefung der Relaxation (Abb. 2). Diese betrug im Mittel 2% der T-1-Antwort (41–65% der Kontrollwerte). Auch hierbei lagen die Maximalwerte mit 4–5% in allen Gruppen deutlich höher. Signifikante Unterschiede zwischen den Antibiotikagruppen ließen sich nicht verifizieren. Abb. 3 verdeutlicht die Vertiefung der Relaxation und die Verlängerung der Periodendauer an einem Beispiel.

Bei zwei Patienten wurde nach der Antibiotikagabe zusätzlich je 1 g Kalzium injiziert. Es kam zu einer kurzfristig anhaltenden Verkürzung der Periodendauer bis auf einen Wert vor Antibiotikaapplikation (Abb. 4). Schon die zweite Periode nach Kalziuminjektion wies jedoch wieder eine Länge auf, die sich kaum von der Periodenlänge vor Kalzium unterschied.

Diskussion

In den bisherigen, wenigen, vergleichenden Humanuntersuchungen [5, 9] gelang es nicht Wechselwirkungen zwischen Antibiotika und Muskelrelaxanzien nachzuweisen, selbst bei methodisch ähnlich aufgebauten Studien. D'Hollander [5] et al. bestimmten die Veränderung der Periodenlänge in einer Gruppe von Patienten mit Metronidazolinjektion gegenüber einer Kontrollgruppe. Zwar fand sich in allen fünf Perioden eine längere Wirkzeit von Vecuronium nach Metronidazol, aufgrund der großen interindividuellen Variabilität in der Empfindlichkeit gegenüber Relaxanzien konnte ein signifikanter Unterschied jedoch nicht gesichert werden. In Tabelle 2 wurden die Rohdaten in der üblichen Weise dargestellt, d.h. in Form der Mittelwerte. Ein Blick auf diese Zusammenstellung läßt deutlich werden, daß die mittlere Periodendauer wohl nicht als geeignetster Parameter für einen Vergleich zwischen verschiedenen Gruppen oder innerhalb einer Gruppe angesehen werden kann. Erst durch den intraindividuellen

Vergleich kann der am einzelnen Patienten sichtbar werdende Einfluß des Antibiotikums auch statistisch deutlich werden. Die Bedeutung der hier vorgestellten Methodik liegt auch in der Tatsache, daß sie es erstmals erlaubt klinisch relevante Interaktionen zwischen Muskelrelaxanzien und anderen Substanzen zu verifizieren und quantitativ zu validieren.

Alle vier untersuchten Antibiotika führten zu einer in etwa gleich großen Verlängerung und Vertiefung der Relaxation. Dies gilt insbesondere, wenn man die Maximalwerte berücksichtigt, gerade in ihnen wird die mögliche klinische Bedeutung dieser Beobachtung deutlich. Einschränkend muß an dieser Stelle erwähnt werden, daß der hier benutzte Applikationsmodus von der üblichen Zufuhrgeschwindigkeit abweicht. Aus zwei Gründen wurde die Infusionsdauer auf fünf Minuten beschränkt, einmal um eine weitgehende Konstanz der Zufuhrrate zu gewährleisten und zum anderen um die Obergrenze der möglichen Wechselwirkungen zu erfassen. Außerhalb dieser Studie wurden jedoch mehrere Messungen bei längerdauernder Zufuhr (15–30 min) vorgenommen, wobei vergleichbare Resultate beobachtet werden konnten.

Die bisher vorliegenden Untersuchungen über Interaktionen von Antibiotika mit nicht-depolarisierenden Muskelrelaxanzien haben gezeigt, daß die Angriffspunkte je nach Stoffklasse variieren. Die Interaktionen können sowohl prä- oder postsynaptisch als auch an der Muskulatur selbst stattfinden [16, 18, 20, 21]. Die in dieser Studie objektivierten Phänomene wurden elektromyographisch erhoben. Der Wirkort der hier beobachteten Interaktionen muß deshalb prä- oder postsynaptisch liegen, da sich Störungen der elektromechanischen Koplung dem EMG entziehen. Die kurzfristige Verkürzung der Periodendauer nach Kalziuminjektion könnte auf einen präsynaptischen, magnesiumartigen Wirkmechanismus der Acylaminopenicilline hinweisen, wie er auch für Aminoglykoside beschrieben wird [12, 18].

Welche Bedeutung haben die Ergebnisse der hier vorgestellten Untersuchung für die klinische Praxis?

Aufgrund des gleichartigen Wirkmechanismus lassen sich die mit Vecuronium erhaltenen Resultate auf die anderen nicht-depolarisierenden Muskelrelaxanzien übertragen. Die Wirkdauer von Relaxanzien hängt ab von der individuellen Empfindlichkeit, vom Relaxans und der applizierten Dosis sowie vom Anästhesieverfahren. So stellt eine Periodendauer von mehr als einer Stunde sicher keine Seltenheit dar. Wird bei einem solchen Patienten eines der hier untersuchten Antibiotika zum Operationsende appliziert, kann durchaus eine Wirkungsverlängerung um fast eine Stunde resultieren. Diese Daten verdeutlichen die Gefahr auch ernster Nebenwirkungen in der direkten postoperativen Phase nach Applikation von Acylaminopenicillinen.

Die Extubation erfolgt in der Regel nach klinischen Gesichtspunkten bei ausreichender Spontanatmung. Lennmarken und Löfström [8] als auch eigene Beobachtungen haben gezeigt, daß bei einem beträchtlichen Anteil der Patienten zum Zeitpunkt der Extubation trotz ausreichender Spontanatmung noch eine deutliche Depression der T-4-Antwort besteht, demnach also mehr als 75% der Rezeptoren noch blockiert sind. Solche Patienten müssen als latent ateminsuffizient angesehen werden. Eine Antibiotikaapplikation in dieser Phase kann zu einer respiratorischen Insuffizienz mit allen denkbaren Folgen führen, wie in früheren Jahren mehrfach beobachtet [1, 17].

Es erscheint deshalb angezeigt, solche Patienten postoperativ einer intensiven Überwachung zuzuführen, bis mögliche Relaxansüberhänge sicher ausgeschlossen werden können.

Literatur

1. Bodley PO, Brett JE (1962) Post-operative respiratory inadequacy and the part played by antibiotics. Anaesthesia 17:438–443
2. Booij LHDJ, Miller RD, Crul JF (1978) Neostigmine and 4-aminopyridine antagonism of Lincomycin-Pancuronium neuromuscular blockade in man. Anesth Analg 57:316–321
3. Buzello W, Nöldge G (1982) Repetitive administration of pancuronium and vecuronium (Org NC 45, Norcuron) in patients untergoing long lasting operations. Br J Anaesth 54:1151–1157
4. Crul JF, Booij LDHJ, Robertson EN (1983) Measuring the compound EMG in the use of muscle relaxants. In: Clinical experiences with Norcuron. In: Agoston S, Browman WC, Miller RD, Viby-Mogensen J (eds) Excerpta Medica. Current Clinical Practice Series 11, p 60–65. Amsterdam Geneva Hong Kong Oxford Princeton Tokyo
5. D'Hollander A, Agoston S, Capouet V, Barvais L, Bomblet JP, Esselen M (1985) Failure of metronidazole to alter a vecuronium neuromuscular blockade in humans. Anesthesiology 63:99–102
6. Hashimoto Y, Shima T, Matsukawa S, Satou M (1978) Neuromuscular blocking property of amikacin in man. Tohoku J Exp Med 125:71–75
7. Krieg N, Rutten MJ, Crul JF, Booij LHDJ (1980) Preliminary review of the interactions of Org Nc 45 with anaesthetics and antibiotics in animals. Br J Anaesth 52:33–36, Suppl 1
8. Lennmarken C, Löfström JB (1984) Partial curarization in the postoperative period. Acta Anaesth Scand 28:260–262
9. Lippman M, Yang E, Mok M, Lee C (1982) Tobramycin, gentamicin, cefazolin: comparison of neuromuscular blocking effects in humans. Anaesthesia 37:111 (Suppl, 6th Europ Congr Anaesthesiology)
10. Nyhuis van LS, Miller RD, Fogdall RP (1976) The interaction between d-tubucurarine, pancuronium, polymyxin B and neostigimine on neuromuscular function. Anesth Analg 55:224–228
11. Pohlmann G (1966) Respiratory arrest associated with intravenous administration of polymycin B sulphate. JAMA 196:181–183
12. Prado WA, Corrado AP, Marseillan RF (1978) Competitive antagonism between calcium and antibiotics at the neuromuscular junction. Arch Int Pharmacodyn Ther 231:297–307
13. Pugh ND, Kay B, Healy TEJ (1984) Electromyography in anesthesia. Anaesthesia 39:574–577
14. Savage DS, Sleigh T, Carlyle I (1980) The emergence of Org Nc 45 from the pancuronium series. Br J Anaesth 52:3–9, Suppl 1
15. Singh YN, Harvey AL, Marshall G (1978) Antibiotic-induced paralysis of the mouse phrenic nerve-hemidiaphragm preparation, and reversibility by calcium and by neostigmine. Anesthesiology 48:418–424
16. Singh YN, Marshall IG, Harvey AL (1980) The mechanism of the muscle paralysing actions of antibiotics, and their interaction with neuromuscular blocking agents. Rev Drug Metabol Drug Interactions, Vol 111, Nr 1+2:129–1
17. Small GA (1964) Respiratory paralysis after a large dose of intraperitoneal polymyxin B and bacitracin. Anesth Analg 43:137–139
18. Vital Brazil O, Prado-Franceschi J (1969) The nature of neuromuscular block produced by neomycin and gentamycin. Arch Int Pharmacodyn Ther 179:78–85
19. Wening JV, Mörl FK (1985) Perioperative Infektionsprophylaxe in der elektiven Kolonchirurgie. Med Welt 36:905–908
20. Wiedemann K (1980) Muskelrelaxantien und Antibiotika. Anästh Intensivmed 21:152–156
21. Wright JM, Collier B (1976) The site of the neuromuscular block produced by polymyxin B and rolitetracycline. Can J Physiol Pharmacol 54:926–936

Der Einfluß von Isofluran auf die Wirkungsstärke und den Wirkungsablauf von Vecuronium

G. Nöldge, N. Krieg, B. Baumann und K. L. Scholler

Halogenierte Inhalationsanästhetika verstärken die Wirkung von nicht depolarisierenden Muskelrelaxanzien. Die Wirkungsverstärkung ist abhängig von der Art des verwendeten Inhalationsnarkotikums, dessen verabreichter Dosis und von der neuromuskulär blockierenden Substanz.

Der Einfluß von Ethrane und Halothan auf die Potenz des neuen kompetitiven Muskelrelaxans Vecuronium wurde in zahlreichen tierexperimentellen und klinischen Untersuchungen quantitativ ermittelt. Der Effekt von Isofluran in verschiedenen Konzentrationen auf die Wirkungsstärke und das zeitliche Wirkungsprofil von Vecuronium wurde in der vorliegenden klinischen Studie untersucht.

Patienten und Methode

Wir untersuchten 50 Patienten (ASA-Klassen I und II), die sich elektiven allgemeinchirurgischen Eingriffen unterzogen.

Nach einer Prämedikation mit Atropin (0,01 mg/kg), Dolantin (0,7 mg/kg) und Psyquil (0,15 mg/kg) wurde die Narkose bei allen Patienten mit 4–5 mg/kg Thiopental eingeleitet. Die Trachea wurde ohne Verwendung von Muskelrelaxanzien in Lokalanästhesie intubiert. Die Messung der neuromuskulären Überleitung erfolgte mit Hilfe des evozierten Mechanomyogramms.

Nach Intubation wurden die Patienten mit einer konstanten endexspiratorischen Isoflurankonzentration von 0,7 Vol% in 60% N_2O ($= 1,2$ MAC, Gruppe I, n = 10) bzw. 1,4 Vol% in 60% N_2O ($= 1,8$ MAC, Gruppe II, n = 10) über eine Dauer von 25–30 Minuten kontrolliert beatmet ($PaCO_2$ 35–40 mm Hg). Dann wurden mit Hilfe kumulativer Dosis-Wirkungs-Untersuchungen die mittleren ED_{50}- und ED_{95}-Werte für Vecuronium ermittelt. Sie wurden verglichen mit den unter Neuroleptanalgesie bestimmten kumulativen ED_{50}- und ED_{95}-Werten (Kontrollgruppe, n = 10).

Die aus Gruppe I und II erhaltenen kumulativen ED_{95}-Dosen von Vecuronium wurden den Patienten der Gruppen III (n = 10) und IV (n = 10) ebenfalls nach 25-minütiger Isofluranexposition (0,7 Vol% endexspiratorisch, Gr. III; 1,4 Vol% endexspiratorisch, Gr. IV) als Bolus verabreicht. Es wurden die Anschlagzeit, die Blockadetiefe, die Wirkdauer vom Ende der Injektion bis zur Erholung der neuromuskulären Überleitung auf 25% des Kontrollwertes und die Erholungszeit (von 25% bis 75% Erholung) bestimmt.

Tabelle 1

	ED_{50} (μg/kg)	ED_{95} (μg/kg)
Isofluran 1,2 MAC in 60% N_2O	17 ± 1	31 ± 4
Isofluran 1,8 MAC in 60% N_2O	13 ± 4	25 ± 5
NLA (60% N_2O)	22 ± 10	48 ± 17

Tabelle 2

	1,2 MAC ISO in 60% N_2O 31 μg/kg VEC	1,8 MAC ISO in 60% N_2O 25 μg/kg VEC
Anschlagzeit (min)	4 ± 1	4 ± 1
% nm Blockade	91 ± 10	97 ± 3
Dauer 25 (min)	13 ± 4	14 ± 2
Erholungszeit (25%–75%) min	11 ± 3	10 ± 4

Ergebnisse

Die ermittelten ED_{50}- und ED_{95}-Werte der Gruppen I, II und der Kontrollgruppe sind in Tabelle 1 aufgelistet. Die mittlere kumulative 95%-Blockadedosis von Vecuronium vermindert sich dosisabhängig unter Isoflurannarkose um 35 bzw. 49%.

Die in Tabelle 2 zusammengefaßten Werte beschreiben den Wirkungsablauf der als Bolus verabreichten ED_{95}-Dosen von Vecuronium unter Isofluran (Gruppe III und IV).

Diskussion

Die Potenzierung der Wirkung von Vecuronium durch Isofluran entspricht früheren Befunden unter Ethrane und Halothan. Das Ausmaß der Wirkungsverstärkung ist dosisabhängig. Wird eine entsprechende Dosisreduktion berücksichtigt, so gleicht der Wirkungsablauf von Vecuronium Analogwerten unter Neuroleptanalgesie. Die Ergebnisse der vorliegenden klinischen Studie entsprechen tierexperimentell gewonnenen Befunden anderer Autoren.

Interaktion von Vecuronium und Pancuronium
– Klinische elektromyographische Untersuchungen

U. Ottermann und H.-J. Schröder

Zusammenfassung

Elektromyographisch (Datex-Relaxograph) wurde in einer kontrollierten und randomisierten Studie an 72 Patienten (ASA I u. II, Alter $\bar{x}$ 50 Jahre) der Einfluß einer initialen Relaxation mit 60 µg/kg KG Pancuronium auf das Wirkprofil nachfolgender repetitiver Erhaltungsdosen von jeweils 15 µg/kg KG Vecuronium untersucht. Die Kontrollgruppe erhielt in gleicher Dosierung ausschließlich Vecuronium zur initialen Relaxation (60 µg/kg KG) und zur Erhaltung (jeweils 15 µg/kg KG). Die Erhaltungsdosen wurden in beiden Gruppen bei 25%iger Erholung der Einzelreiz-Reaktion wiederholt.

Initiale Relaxation mit Pancuronium verlängert die Wirkzeit (Duration 25) der ersten Erhaltungsdosis von Vecuronium von 11 ± 4 min auf 26 ± 6 min. Mit zunehmender Zahl der Erhaltungsdosen verminderte sich das Ausmaß der Verlängerung der Wirkzeit gegenüber der Kontrollgruppe, blieb aber bis zur 6. Repetitionsdosis von Vecuronium signifikant. Für eine mittlere Relaxationszeit von 122 ± 49 min wurden nach initialer Pancuronium-Relaxation durchschnittlich $3,8 \pm 2,5$ Erhaltungsdosen von Vecuronium benötigt, während in der Kontrollgrupe für 101 ± 37 min $6,4 \pm 2,9$ Erhaltungsdosen benötigt wurden.

Gegenüber ausschließlicher Injektion von Vecuronium war bei konsekutiver Applikation von Pancuronium und Vecuronium die Erholungsphase deutlich verlängert: Der Recovery-Index (25 ± 75%ige twitch-Erholung) verlängerte sich von 16 ± 5 min auf 22 ± 9 min; die Zeitspanne, die zusätzlich bis zur 70%igen Erholung des train-of-four Quotienten benötigt wurde, verlängerte sich von 16 ± 8 auf 32 ± 19 min.

Einleitung

Verglichen mit Pancuronium besitzt sein monoquaternäres Derivat Vecuronium eine kürzere Anschlags- und Wirkzeit und einen kurzen Erholungsindex [1, 3]. Repetitive Applikation von Vecuronium bei langdauernden Operationen zeigte, daß Vecuronium im Gegensatz zu Pancuronium keine (oder nur geringe) Kumulation aufweist [8]. Daher bleibt auch nach langen Eingriffen eine vergleichsweise rasche Wiederherstellung der neuromuskulären Transmission gewährleistet. Dieser Vorteil muß jedoch durch häufige, möglichst monitorgesteuerte, repetitive Erhaltungsdosen und hohen Gesamtverbrauch an Vecuronium erkauft werden.

Bei kombinierter Anwendung von Pancuronium und Vecuronium könnten die unterschiedlichen pharmakokinetischen Eigenschaften beider Substanzen für eine bedarfsgerechte Relaxation bei Reduktion des Gesamtverbrauchs genutzt werden. Ein

Beispiel für evtl. vorteilhafte Kombination zweier Muskelrelaxanzien mit verschiedenen Wirkzeiten wäre die Applikation von Vecuronium für den Verschluß des Peritoneums am Ende einer abdominalen Operation unter Pancuronium-Relaxation in Erwartung einer raschen Erholung.

Voraussetzung für eine sinnvolle kombinierte Anwendung von Pancuronium und Vecuronium ist die Kenntnis von Interaktionen beider Pharmaka. In einer prospektiven Studie untersuchten wir den Einfluß einer initialen Relaxation mit Pancuronium auf Wirkzeit und Erholungszeit nachfolgender repetitiver Vecuronium-Erhaltungsdosen.

Methodik

Die Untersuchungen wurden an 72 Patienten (ASA I und II) beiderlei Geschlechts durchgeführt, bei denen elektive gynäkologische oder chirurgische Operationen durchgeführt wurden. Ausgeschlossen wurden Patienten mit neuromuskulären, hepatischen oder renalen Vorerkrankungen.

Nach Prämedikation mit Atropin, Dolantin und Atosil wurde die Anästhesie mit 0,3 bis 0,5 mg Fentanyl gefolgt von 20 bis 40 mg Methohexital eingeleitet. Die Narkose wurde aufrechterhalten durch kontrollierte Beatmung mit Lachgas-Sauerstoff (2:1) und durch Nachinjektionen von Fentanyl entsprechend der individuellen Bedürfnisse. Die endexspiratorische CO_2-Konzentration wurde unter kapnometrischer Kontrolle im Normbereich konstant gehalten. Halogenierte Inhalationsanästhetika wurden nicht verwendet.

Entsprechend ihrer randomisierten Zuordnung zu den beiden Untersuchungsgruppen erhielten die Patienten zur initialen Relaxation entweder 60 µg/kg KG Vecuronium (Gruppe I, Kontrollgruppe) oder 60 µg/kg KG Pancuronium (Gruppe II). Sobald sich im Elektromyogramm EMG (s. u.) die ulnare Reizreaktion auf 25% des Ausgangswertes erholte, wurden zur Aufrechterhaltung der Relaxation allen Patienten in beiden Gruppen jeweils 15 µg/kg KG Vecuronium nachinjiziert (Abb. 1).

Es ergibt sich die Relaxanzienfolge:

Gruppe I (Kontrolle) n = 36, Alter x̄ = 48,8 ± 14,1 Jahre: Initialdosis 60 µg/kg KG Vecuronium gefolgt von repetitiven Erhaltungsdosen von jeweils 15 µg/kg KG Vecuronium.

Gruppe II, n = 36, Alter x̄ 50,6 ± 12,7 Jahre: Initialdosis 60 µg/kg KG Pancuronium gefolgt von repetitiven Erhaltungsdosen von jeweils 15 µg/kg KG Vecuronium.

Die Überwachung der neuromuskulären Übertragung erfolgt mit Hilfe evozierten hypotenaren Elektromyogrammes EMG [13] bei transkutaner Stimulation des N. ulnaris durch supramaximale Rechteckimpulse (0,1 ms 40–70 mA) in Form eines alle 20 s wiederholten Vierfachreiz-Musters (trans-of-four, TOF, 4 Impulse von 2 Hz innerhalb 2 s). Der verwendete Datex-Relaxograph [11] integrierte das Aktionspotential und bildet ein der Fläche korreliertes Analogsignal (Abb. 1). Der eingebaute Monitor errechnet sowohl die Reaktion auf den jeweils ersten Stimulus als Prozentsatz des Ausgangswertes (T 1 = twitch reaction) als auch den TOF-Quotienten [3], (d. h. das Verhältnis der vierten zur ersten Reizreaktion) und erlaubt eine Trendaufzeichnung durch den eingebauten Schreiber (Abb. 1).

Folgende Parameter der neuromuskulären Übertragung wurden ermittelt:

Anschlagszeit der Initialdosis: Zeitdauer vom Ende der Injektion der Initialdosis bis zur Reduktion von T1 auf 20%.

DUR 25 = Wirkzeit der Initialdosis: Zeitdauer vom Ende der Injektion der Initialdosis bis zur Erholung von T1 auf 25% des Kontrollwertes.

DUR rep 25 = klinische Wirkzeit der Erhaltungsdosen: Zeitdauer vom Ende der Injektion der Erhaltungsdosis bis zur Erholung von T1 auf 25%.

RI (recovery index) = Erholungsindex: Zeitdauer von der 25%igen bis 75%igen Erholung von T1 nach der letzten Erhaltungsdosis.

T4 I = train-of-four Index: Zeitdauer von der 75%igen Erholung der T1 Reaktion bis zur 70%igen Erholung des TOF-Quotienten.

EZ = Gesamterholungszeit = RI + T4 I: Zeitdauer von der 25%igen Erholung der T1 Reaktion (Ende der klinischen Wirkzeit) bis zur 70%igen Erholung des TOF-Quotienten (Ende der klinisch relevanten Beeinträchtigung der neuromuskulären Transmission).

Zur statistischen Analyse wurde der Student t-Test verwendet.

Ergebnisse

Die gewählte Initialdosis von 60 µg/kg KG Vecuronium (Gruppe I) führte bei allen 36 Patienten zu einer klinisch ausreichenden Relaxation (T1 Reduktion um 90%), während mit gleicher initialer Dosierung von Pancuronium (Gruppe II) bei 2 von 36 Patienten keine ausreichende Relaxation erreicht wurde, so daß bei diesen beiden Patienten 15 µg/kg KG Pancuronium nachinjiziert werden mußte.

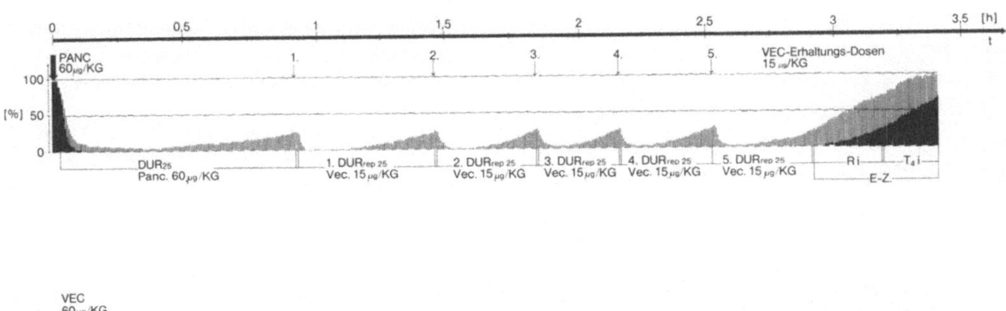

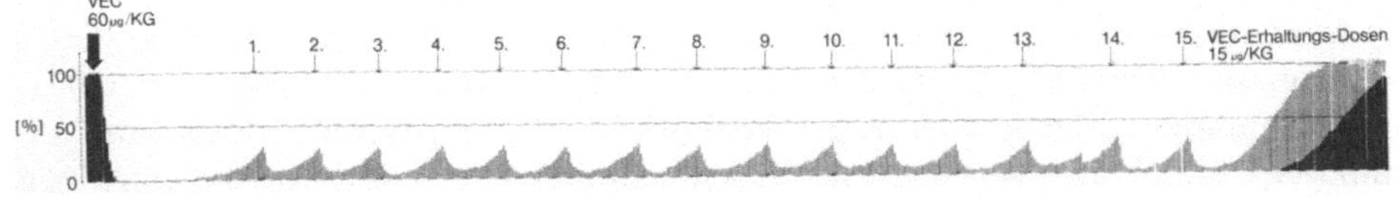

Abb. 1. Registrierung des Datex-Relaxographen. *Oben:* Konsekutive Applikation von Pancuronium und Vecuronium, 48jähriger Patient. *Unten:* Ausschließliche Applikation von Vecuronium. 36jährige Patientin. (Erläuterungen im Text)

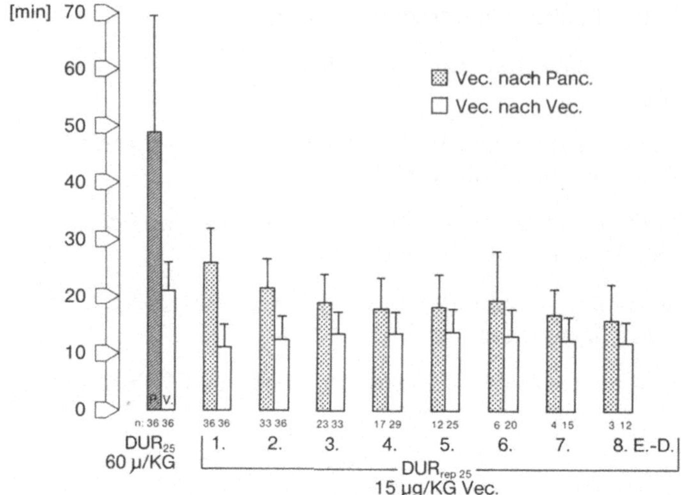

Abb. 2. Wirkzeit (DUR 25) der initialen Applikation von 60 µg/kg KG Pancuronium (P.) und von 60 µg/kg KG Vecuronium (V.) sowie Wirkzeiten (DUR rep. 25) der nachfolgenden Erhaltungsdosen (E.-D.) von jeweils 15 µg/kg KG Vecuronium; Gepunktete Säulen: Vecuronium-Erhaltungsdosen nach Pancuronium-Initialdosis. Leere Säulen: Vecuronium-Erhaltungsdosen nach Vecuronium-Initialdosis

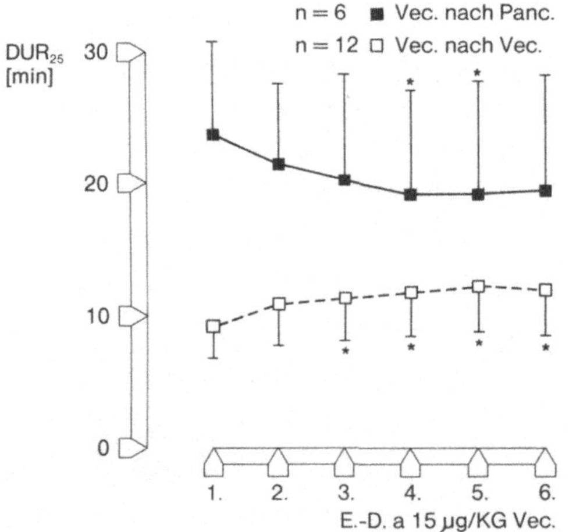

Abb. 3. Wirkzeit (DUR 25) der Erhaltungsdosen bei 6 Patienten, die mindestens 6 Repetitionsdosen (E.-D.) von Vecuronium nach Pancuronium-Relaxation bedurften (gefüllte Quadrate) sowie von 12 Patienten, die ausschließlich Vecuronium zur Relaxation erhielten.
*=signifikanter Unterschied (P<0,05) zur ersten E.-D. bei Vergleich gepaarter Daten mit Student t-Test

Mit T1 Reduktion auf 20% des Ausgangswertes wurden in beiden Gruppen befriedigende Intubationsbedingungen erreicht. Die Anschlagszeit bis zum Erreichen dieses Relaxationsgrades war bei Pancuronium (5,39 ± 3,44 min) signifikant länger (P < 0,001) als bei Vecuronium (3,29 ± 1,14 min). Die Wirkzeit (DUR 25) der Initialdosis von Pancuronium (49,1 ± 20,7 min) war mehr als doppelt so lang (P < 0,001) wie diejenige von Vecuronium (21,1 ± 5,1 min) (Abb. 2).

Obwohl in beiden Gruppen identische Erhaltungsdosen von 15 µg/kg KG Vecuronium (jeweils bei 25%iger Erholung von T1) appliziert wurden, ergaben sich signifikante Unterschiede sowohl in der Wirkzeit der Erhaltungsdosen (Abb. 1, 2, 3) als auch in der Erholung der neuromuskulären Transmission (Abb. 1, 4) in Abhängigkeit von dem initial applizierten Muskelrelaxanz: Nach Einleitung der Relaxation mit Pancuronium (Gruppe 2) waren die Wirkzeiten nachfolgender Erhaltungsdosen von Vecuronium deutlich verlängert gegenüber der Kontrollgruppe, bei der ausschließlich Vecuronium zur Relaxation verwendet worden war (Abb. 1, 2, 3). Dieser Unterschied zwischen beiden Gruppen verminderte sich zwar bis zur 4. Repetitionsdosis von Vecuronium (Abb. 3), da in Gruppe 2 die Wirkzeiten repetitiver Vecuroniumdosen mit zunehmendem Abstand von der initialen Pancuroniumgabe abnahmen ($P < 0,05$), während in der Kontrollgruppe die Wirkzeiten bis zur dritten Erhaltungsdosis zunahmen ($P < 0,05$). Es blieb jedoch ein signifikanter Unterschied in Abhängigkeit von dem initial verabreichten Pharmakon, zumindest bis zur sechsten Repetitionsdosis von Vecuronium nachweisbar ($P < 0,02$). (Ab der siebten Erhaltungsdosis war wegen der abnehmenden Fallzahl keine statistisch gesicherte Aussage möglich.)

Während bei ausschließlicher Applikation von Vecuronium für die mittlere Relaxationszeit von 101 ± 37 min durchschnittlich $6,4 \pm 2,9$ Erhaltungsdosen von Vecuronium (nach der Initialdosis) benötigt wurden, reduzierte sich nach Pancuronium (Gruppe 2) die Anzahl der durchschnittlich erforderlichen Erhaltungsdosen von Vecuronium auf $3,8 \pm 2,5$ trotz gegenüber der Kontrollgruppe verlängerter Relaxationszeit von 122 ± 49 min.

Der Erholungsindex RI, ein häufig verwendeter Parameter für die erste Phase der Wiederherstellung der neuromuskulären Transmission, war in Gruppe 2, also bei Kombination beider Relaxatien mit $22,12 \pm 8,75$ min gegenüber $15,71 \pm 5,07$ min in der Kontrollgruppe signifikant ($P < 0,001$) verlängert (Abb. 4). Mit Ablauf des RI, also bei Erholung von T 1 auf 75%, war der train-of-four Quotient in beiden Gruppen gleichermaßen noch stark reduziert (auf $30 \pm 14\%$). Die Patienten beider Gruppen konnten mit wenigen Ausnahmen (5 von 72 Patienten) ihren Kopf noch nicht von der Unterlage abheben, obwohl sie ausreichend wach und gut ansprechbar waren. Bis zur 70%igen Erholung des train-of-four Quotienten (T 4 I) der unteren Sicherheitsgrenze für eine klinisch ausreichende Wiederherstellung der neuromuskulären Transmission [6, 7, 20], wurden bei konsekutiver Applikation von Pancuronium und Vecuronium weitere

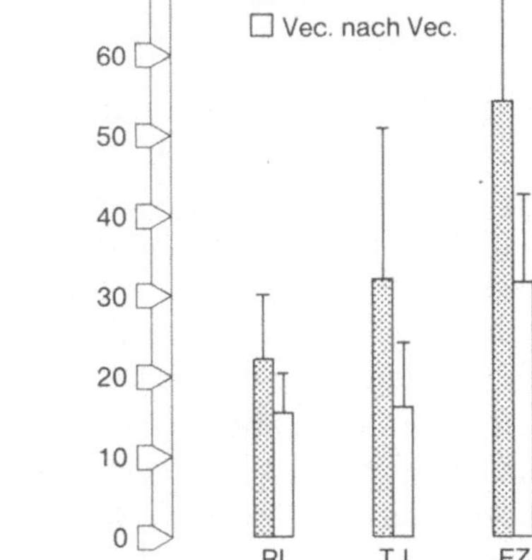

Abb. 4. Erholungsindex (RI), train-of-four Index (T 4 I) und Gesamterholungszeit (EZ) nach konsekutiver Applikation von Pancuronium und Vecuronium (gepunktete Säulen) und ausschließliche Applikation von Vecuronium (leere Säulen)

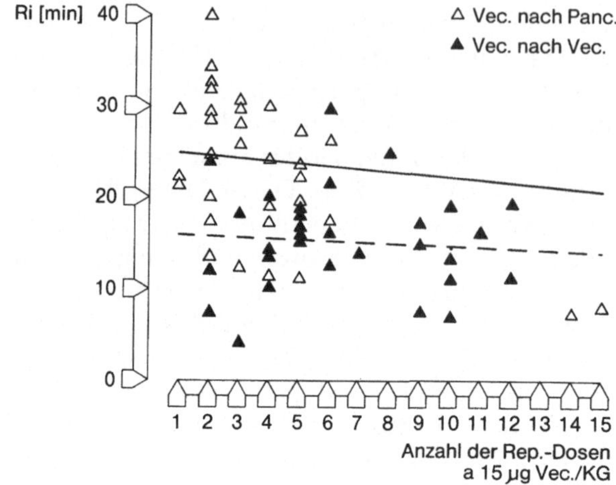

Abb. 5. Lineare Regressionsanalyse des Erholungsindex (RI) als Funktion der Anzahl der Erhaltungsdosen: In beiden Gruppen keine Signifikanz

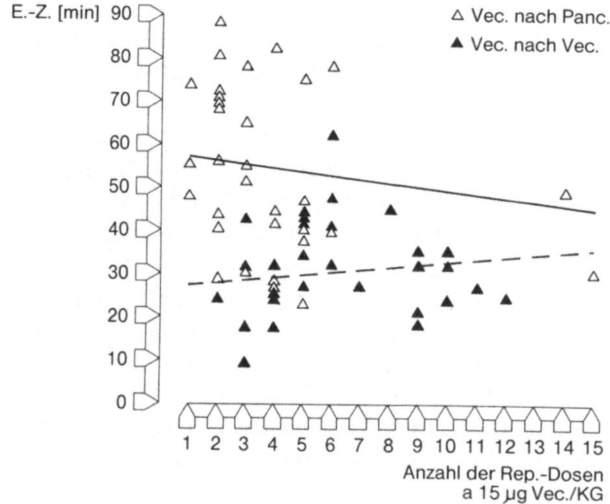

Abb. 6. Lineare Regressionsanalyse der Gesamterholungszeit (E.-Z.) als Funktion der Anzahl der Erhaltungsdosen: In beiden Gruppen keine Signifikanz

32 ± 19 min gegenüber 16 ± 8 min in der Kontrollgruppe benötigt (Abb. 4). Mit Ablauf dieser Zeitspanne war keine klinische Beeinträchtigung der Muskelfunktion feststellbar und alle Patienten konnten ihren Kopf angehoben halten. Die Gesamterholungszeit EZ war bei Komnbination beider Blocker von 32 ± 11 min auf 54 ± 19 min verlängert ($P < 0{,}001$).

Lineare Regressionsanalysen des Erholungsindex RI (Abb. 5) sowie der Gesamterholungszeit EZ (Abb. 6) jeweils als Funktion der Anzahl der Erhaltungsdosen von Vecuronium ergaben weder in Gruppe 1 noch in Gruppe 2 Signifikanz. Obwohl sich mit zunehmender Zahl der Vecuroniumdosen nach Pancuronium (Gr. 2) die EZ der Kontrollgruppe anzunähern schien, konnte dieser Trend statistisch nicht gesichert werden.

Diskussion

Die Applikation zweier Pharmaka, die wie nicht depolarisierende Muskelrelaxanzien auf gleiche Weise am gleichen Rezeptor angreifen, sollte lediglich zur Summation, also zu einem additiven Synergismus ihrer separaten Wirkungen führen [18]. Neuere in vitro Untersuchungen am Nerv-Muskel-Präparat beweisen jedoch, daß dies bei nicht-depolarisierenden Muskelrelaxantien nicht immer der Fall ist [21, 22]: Während die Kombination von d-Tubocurarin mit Gallamin sowie von Gallamin mit Pancuronium rein additive Effekte aufweist, führt die Kombination von Metocurine und Pancuronium oder von Gallamin mit Metocurine eindeutig zu hyperadditiven, also potenzierenden Wirkungen [21]. In vivo Untersuchungen dieser Pharmaka-Kombinationen kommen teils zu den gleichen Ergebnissen [14, 17, 18], teils zu entgegengesetzen Ergebnissen [12, 23]. Eine Erklärung für potenzierende pharmakodynamische Effekte bei Kombination bestimmter Relaxanzien am Nerv-Muskel-Präparat ist in praesynaptischen Wirkungen (Modifizierung der Acetylcholin-Freisetzung) zu suchen oder/und die postsynaptische Interaktion ist komplizierter als eine einfache kompetitive Wirkung an einem einzigen Rezeptortyp [12, 22]. Bei in vivo-Untersuchungen sind neben pharmakodynamischen Interaktionen an der Muskelendplatte auch pharmakokinetische Interaktionen der verwendeten Pharmaka zu berücksichtigen, woraus sich differierende Untersuchungsergebnisse erklären.

Für die Kombination von Pancuronium und Vecuronium konnten Ferres et al. [10] keine potenzierenden sondern nur additive neuromuskuläre Effekte nachweisen, wie bei Pharmaka verwandter chemischer Struktur zu erwarten war. Die vorliegende Studie widerspricht diesem Befund nicht: Die deutliche intensivierende und verlängernde Wirkung von Pancuronium auf nachfolgende repetitive Erhaltungsdosen von Vecuronium setzt keineswegs einen hyperadditiven Synergismus an der Muskelendplatte voraus, sondern läßt sich aus den unterschiedlichen pharmakokinetischen Eigenschaften der beiden Pharmaka und möglichen pharmakokinetischen Interaktionen erklären: Wirkungszeit und Erholungsindex von Muskelrelaxantien werden entscheidend von der totalen Plasma-Clearance determiniert. Die totale Plasma-Clearance von Vecuronium ist 3–5 mal größer als diejenige von Pancuronium [5]. Es resultiert eine vergleichsweise kurze Wirkzeit.

Bei 25%iger twitch-Erholung der initialen Pancuronium-Blockade, also zum Zeitpunkt der Injektion der ersten Erhaltungsdosis von Vecuronium waren noch mehr als 80% der Rezeptoren mit dem initialen Pharmakon besetzt. Dies ergibt sich aus dem Schwellenphänomen („Margin of Safety") nach Paton and Waud [15], wonach mehr als 75–80% aller postsynaptischen Rezeptoren der Muskelendplatte blockiert sein müssen, bevor eine Abnahme der Reizreaktion erkennbar wird. Dies bedeutet, daß zum Zeitpunkt der Injektion der ersten Erhaltungsdosis von Vecuronium eine große Mehrheit der Rezeptoren mit Pancuronium besetzt war. Folglich muß die resultierende Summation der Wirkungen beider Pharmaka weit überwiegend den Effekt des initial applizierten Pancuronium und nur zum geringen Teil des nachinjizierten Vecuronium reflektieren.

Bei konsekutiver Applikation verschiedener kompetitiver Blocker ist daher eine Dominanz des initial injizierten Pharmakons sowohl auf die Intensität als auch auf die Wirkzeit und den Erholungsindex des nachinjizierten Relaxanz zu erwarten. Die wesentlich geringere Plasma-Clearance des initial applizierten Pancuroniums führt daher zu einer Verlängerung der Wirkzeit des nachfolgenden Vecuroniums. Bei umgekehrter Reihenfolge der Applikation, also initial Vecuronium erfolgt von Pancuronium, wäre demnach eine abgeschwächte und verkürzte Wirkung von Pancuronium zu erwarten. Zu diesem Ergebnis kommen tatsächlich Untersuchungen von Rashkovsky et al. [16], die gleichzeitig mit unseren Studien durchgeführt wurden.

Mit zunehmendem zeitlichen Abstand von der initialen Pancuronium-Injektion ließ sich zwar eine Abnahme des Einflusses auf die Wirkzeit nachfolgender Vecuronium-dosen nachweisen, blieb aber innerhalb des Beobachtungszeitraumes von mehreren Stunden nachweisbar. Von großer klinischer Bedeutung ist die wesentlich verzögerte Erholung der neuromuskulären Übertragung nach repetitiven Vecuroniumdosen, wenn initial Pancuronium appliziert worden war. Wirkungsverlängerung und Beein-trächtigung der Erholung trotz zahlreicher repetitiver Nachinjektionen von Vecuro-nium durch das initial injizierte Pancuronium könnten auf eine pharmakokinetische Interaktion beider Pharmaka hinweisen: Möglicherweise verzögert Pancuronium die Plasma-Clearance nachfolgender Vecuroniumdosen. Eine solche Annahme bedarf je-doch der Prüfung durch Bestimmung der Plasmaspiegel. Derzeit ist jedoch eine zuver-lässige Bestimmung der Vecuronium-Konzentration in Anwesenheit von Pancuronium (unseres Wissens) nicht möglich.

Ungeachtet noch offener Fragen von wissenschaftlichem Interesse zur Interaktion von Pancuronium und Vecuronium lassen sich für die klinische Praxis folgende Schlüsse ziehen:

1. Die Applikation des kurz wirksamen Muskelrelaxanz Vecuronium mit dem Ziel ei-ner kurz dauernden Blockade in der Endphase einer Operation, bei der zuvor Pan-curonium verwendet worden war, ist fragwürdig, da mit einer wesentlichen Verlän-gerung der Wirkung gerechnet werden muß.
2. Die Wirkungsverlängerung repetitiver Erhaltungsdosen von Vecuronium nimmt zwar mit zunehmendem Abstand von der Pancuroniumgabe ab, bleibt aber mindes-tens bis zur sechsten Repetitionsdosis signifikant.
3. Mit der typischen vergleichsweise kurzen Erholungsphase der neuromuskulären Transmission und mit schneller Wiederherstellung suffizienter Spontanatmung nach Vecuronium kann nicht gerechnet werden, wenn in der gleichen Narkose zu-vor Pancuronium appliziert worden war. Vielmehr bleibt die spontane Erholung auch dann stark verzögert, wenn nach einmaliger Pancuronium-Injektion monitor-gesteuerte mehrere Erhaltungsdosen von Vencuronium gegeben wurden.
4. In Übereinstimmung mit den Ergebnissen von Rashkovsky et al. [16] ist davon aus-zugehen, daß bei kombinierter Anwendung zweier Muskelrelaxanzien mit unter-schiedlicher Kinetik die Reihenfolge der Applikation eine entscheidende Rolle spielt: Initiale Relaxation mit Pancuronium verstärkt und verlängert die Wirkung nachfolgender Vecuroniumdosen; initiale Relaxation mit Vecuronium schwächt und verkürzt die Wirkung des nachfolgenden Pancuroniums, d. h. der initiale Blok-ker ist dominant [16].
5. Da bei kombinierter Anwendung nicht-depolarisierender Blocker mit nur schwer kalkulierbaren Interaktionen gerechnet werden muß, ist (soweit derartige Kombina-tionen überhaupt empfohlen werden können) eine Monitorüberwachung der neuro-muskulären Transmission geboten.

6. Die Rückkehr des TOF-Quotienten korreliert gut mit klinischen Zeichen einer adäquaten Erholung von der Blockade [2, 3, 4, 7]. Ein TOF-Quotient von 70% wird als unterste Sicherheitsgrenze für eine genügende Erholung angesehen [6, 7, 20], um eine relevante Beeinträchtigung der Vitalkapazität und der Inspirationskraft auszuschließen. Der von uns gemessene Recovery-Index für Vecuronium von 15 min entspricht den Ergebnissen von Buzello et al. [8]. Mit Ablauf dieser Zeitspanne war jedoch (entsprechend einer Reduktion des TOF-Quotienten auf durchschnittlich 30%) die überwiegende Zahl der Patienten noch nicht fähig den Kopf zu halten. Zur spontanen Erholung des train-of-four Quotienten auf 70% wurden weitere 15 min benötigt. Mit insgesamt 30 min bis zur Wiederherstellung der neuromuskulären Transmission ist die spontane Erholungszeit zu lang als das generell ein Verzicht auf Antagonisierung mit einem Cholinesterase-Blocker nach Vecuronium-Relaxation empfohlen werden könnte. Trotz der bekannten Vorteile von Vecuronium (Kreislaufstabilität, fehlende Histaminfreisetzung, vergleichsweise gute Steuerbarkeit) bleibt die Entwicklung weiterer nicht-depolarisierender Relaxanzien mit noch kürzerer Erholungsphase (einschließlich TOF-Erholung) wünschenswert.

Literatur

1. Agoston S, Salt P, Newton D, Bencini A, Boomsma P, Erdmann W (1980) The neuromuscular blocking action of Org NC 45, a new pancuronium derivative, in anaesthetized patients. A pilot study. Br J Anaesth 52:53
2. Ali HH, Kitz RJ (1973) Evaluation of recovery from nondepolarizing neuromuscular block, using a digital neuromuscular transmission analyzer: preliminary report. Anesth Analg 52:740
3. Ali HH, Savarese JJ, Lebowitz PW, Ramsey FM (1981) Zwitch, Tetanus and Train-of-Four as Indices of Recovery from Nondepolarizing Neuromuscular Blockade. Anesthesiology 54:294
4. Ali HH, Wilson RS, Savarese JS, Kitz RJ (1975) The effect of tubocurarine on indirectly elicited train of four muscle response an respiratory measurements in humans. Br J Anesth 47:570
5. Bencini A (1982) Clinical pharmacokinetics of vecuronium bromide. In: Agoston A (ed) Clinical experiences with Norcuron. Excerpta Medica, Amsterdam, CCP 6:25
6. Booij LHDJ, Wiedemann K (1984) Überwachung der neuromuskulären Funktion im Operationssaal. Anaesth Intensivther Notfallmed 19:107
7. Brand JB, Cullen DJ, Wilson NF, Ali HH (1977) Spontaneous recovery from nondepolarizing neuromuscular blockade: Correlation between clinical and evoked response. Anesth Analg (Cleve) 56:55
8. Buzello W, Noeldge G (1982) Repetitive administration of pancuronium and vecuronium (Org NC 45, Norcuron) in patients undergoing long-lasting operations. Br J Anaesth 54:1151
9. Crul JF, Booij LHDJ (1980) First clinical experiences with Org NC 45. Br J Anaesth 52:49
10. Ferres CJ, Mirakhur RK, Clarke RSJ, Pandit SK (1983) Neuromuscular blocking effects of a combination of vecuronium and pancuronium. Br J Clin. Pharmacol 16:218
11. Gebert E (1985) Der Relaxograph™ – eine verbesserte Technik zur Messung der Relaxation. Anaesth Intensivther Notfallmed 20:147
12. Ghoneim MM, Urgena RB, Dretchen K, Long JP (1972) The interaction between d-tubocurarine and gallamine during halothane anesthesia. Can Anaesth Soc J 19:66
13. Kopman AF (1985) The Relationship of Evoked Electromyographic and Mechanical Responses lollowing Atracurium in Humans. Anesthesiology 63:208
14. Lebowitz PW, Ramsey FM, Savarese JJ, Ali HH (1980) Potentiation of neuromuscular blockade in man produced by combinations of pancuronium and metocurine or pancuronium and d-tubocurarine. Anesth Analg 59:604
15. Paton WDM, Waud DR (1967) The margin of safety of neuromuscular transmission. J Physiol 196:59

16. Rashkovsky OM, Agoston S, Ket JM (1985) Interaction between pancuronium bromide and vecuronium bromide. Br J Anaesth 57:1063
17. Riker WF, Wescoe WC (1951) The pharmacology of flaxedil, with observations on certain analogs. Ann NY Acad Sci 54:373
18. Schuh FT (1981) Über den Synergismus bei der Kombination von nichtdepolarisierenden Muskelrelaxantien. Anaesthesist 30:537
19. Taylor P (1985) Are neuromuscular blocking agents more efficacious in pairs? Anesthesiology 63:1
20. Viby-Mogensen J, Chraemmer Jorgensen B, Ording H (1979) Residual curarization in the recovery room. Anesthesiology 50:539
21. Waud BE, Waud RD (1984) Quantitative examination of the interaction of competitive neuromuscular blocking agents on the indirectly elicited muscle twitch. Anesthesiology 61:420
22. Waud BE, Waud RD (1985) Interaction among agents that block end-plate depolarization competitively. Anesthesiology 63:4
23. Wong KC (1969) Some synergistic effects of curare and gallamine. Fed Proc 28:420

Heart Rate and Blood Pressure Changes After Vecuronium During NLA. A Preliminary Investigation

E. Maestrone

Introduction

Commonly used neuromuscular blocking agents are known to have cardiovascular side effects [2].

On the contrary, vecuronium is considered to be a particularly clean drug from that point of view [3]. A few investigations were performed both in animal experiments and in patients during surgical operations.

Thus Marshall et al. [8] in 'in vivo' animal experiments, found that vecuronium in doses 20 times greater than those required for neuromuscular block, did not cause any significant variations in heart rate and blood pressure.

Marshall et al. [7], employing vecuronium in cats, reported no appreciable ganglion blocking action. Moreover vecuronium had vagolytic effects only in doses that are 60 times greater than those required for neuromuscular block.

In patients under general anaesthesia, vecuronium exhibited only minimal cardiovascular side effects [1, 4, 6, 12].

Few authors, however, questioned cardiovascular stability when vecuronium is employed as muscle relaxant during general anaesthesia [5, 9, 13]. This prompted us to check whether vecuronium has any intrinsic propensity to cause bradycardia.

Method

40 patients ASA I, either sex, undergoing routine operations, were distributed into 4 groups, according to both factors: 1. inclusion vs absence of atropine in premedication, 2. administration of vecuronium after induction of g.a. vs no neuromuscular blocking agent for at least 10 min after induction of g.a. (AV: atropine + vecuronium, NAV: non atropine-vecuronium, ANV: atropine-non vecuronium, NANV: non atropine-non vecuronium).

Premedication was with diazepam p.o. (10 mg) plus atropine 7 mcg kg^{-1} (when appropriate) ½, 1 h before operation.

General anaesthesia was started with droperidol 0.15–0.3 mg kg^{-1}, fentanil 4 mcg kg^{-1}, thiopentone 2 mg kg^{-1}. Patients were ventilated by a face mask after induction with 33% oxigen in nitrous oxide.

Tracheal intubation was performed 10 min after induction of anaesthesia. Cardiovascular measurements (HR, systolic and diastolic BP) were recorded: before induction of g.a. and 0, 3, 4, 6, 8, 10 min after induction of g.a. Data were analysed using t test (paired and when necessary unpaired data) before the administration of vecuron-

HEART RATE ($\bar{x} \pm SE$)

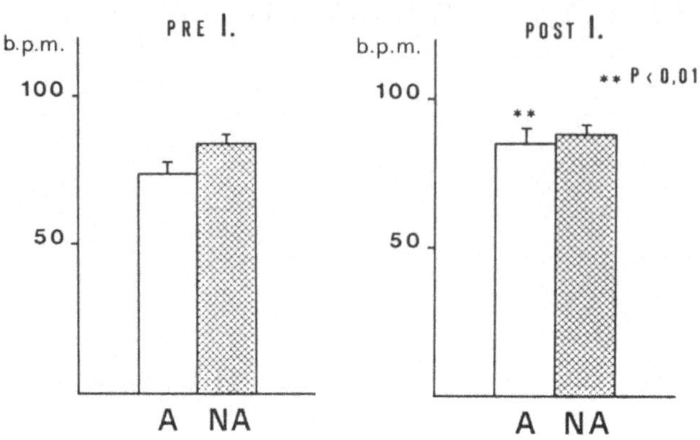

HEART RATE ($\bar{x} \pm SE$)

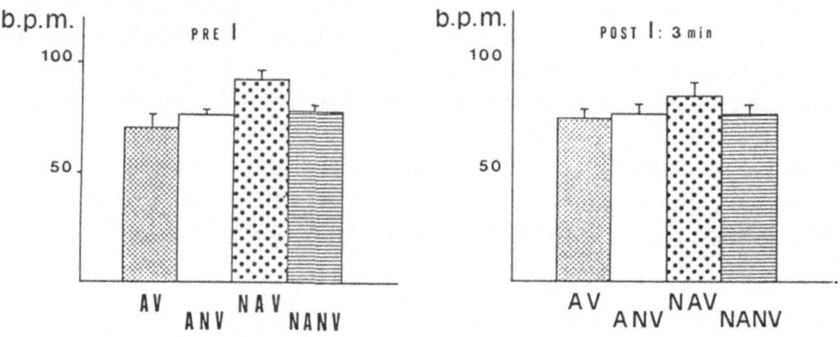

HEART RATE ($\bar{x} \pm SE$)

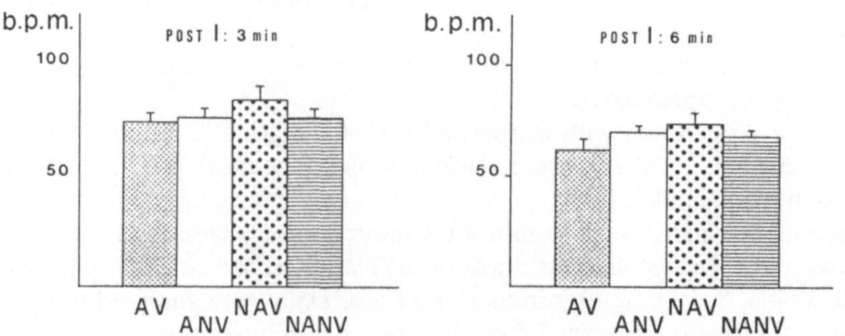

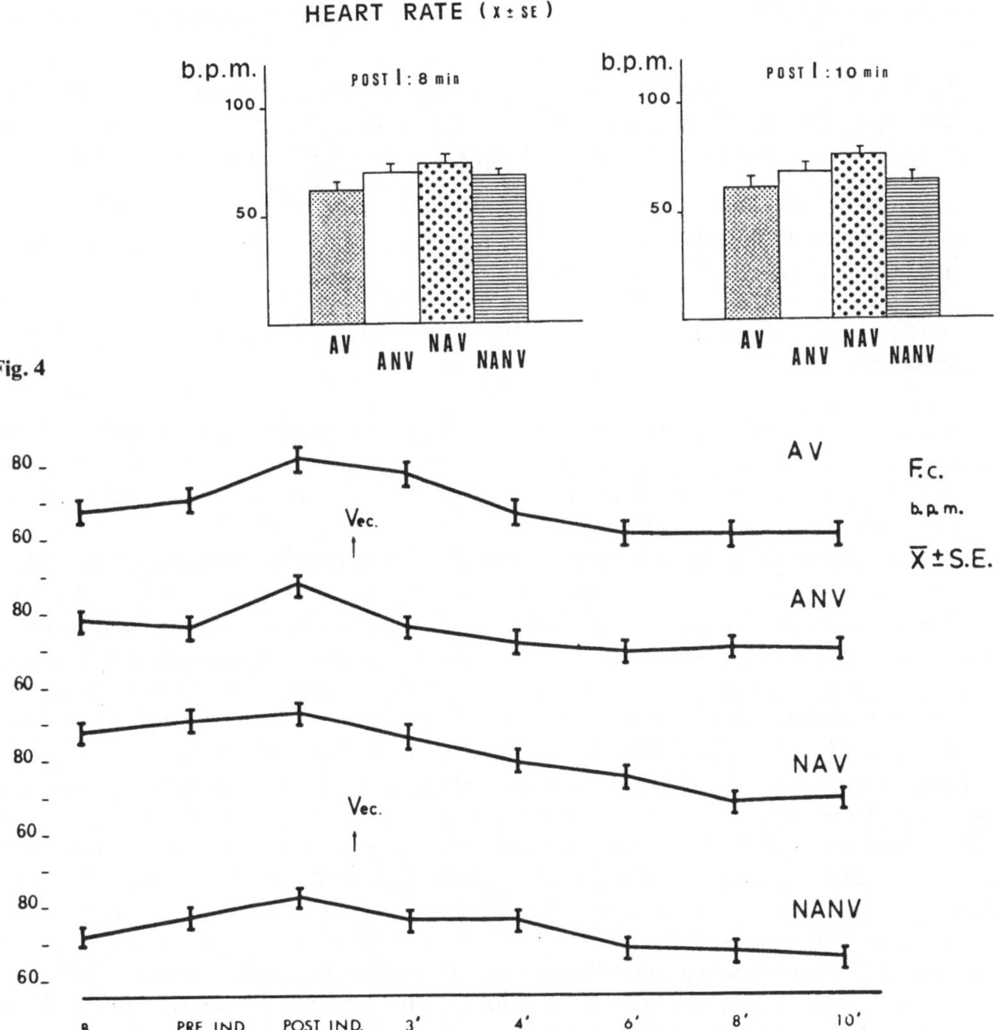

Fig. 4

Fig. 5

ium (because the only relevant factor was atropine vs non atropine) and 2 ways
ANOVA after the administration of vecuronium (2 relevant factors: atropine vs non
atropine, vecuronium vs no n.m. blocking agent).

Results

Groups were homogeneous for weight, age and cardiovascular data before the induction of g.a. Regarding HR, systolic and diastolic BP, no significant difference was
found among the 4 groups, before and after induction of g.a. and in successive times
(see Figs. 1, 2, 3).

Employing t test for paired data (after induction vs before induction of g.a.) it was possible to show:

- HR significant increases in patients, whose premedication included atropine (AV + ANV), $p < 0.01$; significant decrease of syst BP in all patients ($p < 0.005$); significant decrease of diastolic BP in all patients ($p < 0.001$); (see Fig. 4).

HR changes (paired data), 3 min vs 0 min after induction of g.a. were:
- not significant in AV and NAV groups;
- significant in ANV ($p < 0.05$) groups (Fig. 5).

Discussion

Although our results concern a sample of small size, nevertheless they deserve a through comment. First, the relevant HR increase, recorded in atropine administered patients after induction of g.a. (before vecuronium), suggests a joint tachicardic effect of both atropine and droperidol.

Whether this may be caused by the addition of a baroreflex response [11] or by a mild antimuscarinic effect of droperidol itself [10] to the action of atropine is not clear. Second, anaesthesia technique might explain the time course of systolic and diastolic BP during experimental procedure. Third, we didn't observe any significant HR difference among the 4 groups, nor any influence due to both factors: vecuronium and atropine or interaction between them. The relative pattern seen after induction of g.a. was maintained till 10 min after induction of general anaesthesia.

Furthermore considering the HR time course (Fig. 5) in the 4 groups, we found a smoother decrease in vecuronium treated groups (t test being significant only in non vecuronium administered groups). Thus, after having considered the above results, it seems unlikely vecuronium has any propensity to cause bradycardia. Anaesthesia technique was probably responsible for bradycardia we saw in all groups, irrespective of vecuronium administration.

Presently we are carrying out a large scale investigation focused on these problems. The Anaesthesia Dept-Ospedale di Sondrio and the Institut of Anaesthesiology-University of Groningen are involved in the above project.

References

1. Booij LHDJ, Robertson EN (1983) Clinical comparison between vecuronium bromide and atracurium di-besilate. In: Agoston S (ed) Clinical experiences with Norcuron. Excerpta medica, CCP 6, p 38
2. Bowman WC (1980) Pharmacology of neuromuscular function. Wright, Bristol, p 103
3. Bowman WC (1982) Non relaxant properties of neuromuscular blockers. Br J Anaesth 54:147
4. Gregoretti S, Sohn YJ, Sia R (1980) Heart rate and blood pressure changes after Org NC 45 (vecuronium) and pancuronium during Halothane and enflurane anesthesia. Anesthesiology 56:392
5. Kirkwood I, Duckworth RA (1983) An unusual case of sinus arrest. Br J Anaesth 55:1273 (corresponce)
6. Lienhart A, Desnault M, Guggiari M, Tavent A, Viars P (1983) Vecuronium bromide: dose-response curve and haemodynamic effects in anaesthetised man. In: Clinical experiences with Norcuron. Agoston S (ed) Excerpta Medica, CCP 6, p 46

7. Marshall IG, Agoston S, Booij LHDJ, Durant NN, Foldes FF (1980) Pharmacology of Org NC 45 compared with other non depolarizing neuromuscular blocking drugs. Br J Anaesth 52:11 S
8. Marshall RJ, McGrath JC, Miller RD, Docherty JR, Lamar C (1980) Comparison of the cardiovascular actions of Org NC 45 with those produced by other non-depolarizing neuromuscular blocking agents in experimental animals. Br J Anaesth 52:21 S
9. Milligan KR, Beers HT (1985) Vecuronium-associated cardiac arrest. Anaesthesia 40:385 (correspondence)
10. Parmentier P, Dagnelie P (1979) Has droperidol an atropinic effect? Br J Anaesth 51:775
11. Schaper WKA, Jageneau AHM, Bogaard JM (1963) Hemodynamic and respiratory responses to dehydrobenzperidol, a potent neuroleptic compound in intact anaesthetized dogs. Arzneim Forsch 13:316
12. Thomas B, Rolly G, Huylenbroek G, Beerens J (1982) Clinical use of vecuronium bromide in balanced anaesthesia. Comparison with pancuronium bromide. In: Clinical experiences with Norcuron. Agoston S (ed) Excerpta Medica, CCP 6, p 77
13. Williams HD, Studd C (1985) Vecuronium bromide and complete atrioventricular block. Anaesthesia 40:205 (correspondence)

Atracurium: An Update

R. Hughes

Most drugs, if not all, under certain circumstances and in certain patients will produce adverse effects and, particularly in anaesthesia, where there is an increased possibility of drug interactions. Consequently, the potential risks must be balanced against the advantages of the drug in question. In this context, atracurium is no exception, and this paper reviews the adverse experiences associated with the use of atracurium since it became generally available in the U.K. in December, 1982, with comments on its metabolites.

Degradation Pathways

Atracurium has been designed uniquely to undergo degradation at physiological temperature and pH by a self-destructing mechanism called "Hofmann elimination" to give laudanosine and a quaternary monoacrylate as metabolites [17, 21]. Laudanosine may further undergo an enzymic N-demethylation to tetrahydropapaverine. Since the chemical structure of atracurium contains an ester grouping the drug will also undergo a chemical or an enzymic ester hydrolysis to form a quaternary alcohol and quaternary acid. The quaternary alcohol and the quaternary monoacrylate may undergo further breakdown to laudanosine. The degradation of atracurium is relatively short with an elimination half-life in plasma of approximately 20 minutes [17, 23]. Studies with radiolabelled atracurium in anaesthetised cats have demonstrated that the products of "Hofmann elimination" and ester hydrolysis were found in bile and urine, but bile was quantitatively the major route for the elimination of the radioactivity [17].

Breakdown Products

Pharmacological studies have shown that the breakdown products of atracurium cause significant neuromuscular blockade and a moderate vagolytic action but only after relatively large bolus doses of 2–4 mg^{-1} i.v.; at these doses sympathetic blockade was minimal [7]. In view o f these low potencies, it is unlikely that the amounts present as an impurity or likely to be formed after the recommended clinical dose of atracurium, are of pharmacological importance.

Laudanosine

Laudanosine, one of the breakdown products of atracurium, has been found in detectable levels in human plasma [10, 22]. It has been reported that rapid bolus injections of laudanosine 9–10 mg kg^{-1} i.v. produced seizure activity in animals [15]. Recent work has demonstrated that during infusions of large amounts of laudanosine 15.7 mg^{-1} kg hr^{-1} to dogs, lightly anaesthetised with halothane, equilibrium plasma concentrations in excess of 17 µg ml^{-1} were required to produce convulsive seizures [8]. The convulsions were suppressed by diazepam 1–4 mg kg^{-1} i.v.

In contrast, laudanosine levels 2 minutes after bolus doses of atracurium 0.3–0.5 mg kg^{-1} i.v. in normal patients [10] and those in renal failure [22] were less than 0.4 µg ml^{-1}. The respective plasma levels for patients with normal and impaired renal function were 0.19±0.04 and 0.27±0.10 µg ml^{-1} and the difference was not statistically significant. The plasma elimination half-life of laudanosine in patients with normal and impaired renal function was 197±38 and 234±81 respectively and therefore a steady state plasma concentration would be reached after about 16 hours of continuous infusion. Equilibrium plasma concentrations of laudanosine in patients requiring neuromuscular relaxation in the intensive care unit, including some in renal failure and maintained at full neuromuscular block by atracurium infusion 0.6–0.9 mg kg^{-1} hr over several days, were within range 1.9–5.1 µg ml^{-1} [24].

So the use of atracurium to provide neuromuscular relaxation during surgical procedures at the recommended doses in patients with normal and impaired renal function, is unlikely to result in levels of laudanosine capable of producing convulsions. However, the patients with hepatic disease, laudanosine levels would be expected to be higher especially during prolonged infusions.

Other metabolites

Plasma levels of the monoquaternary alcohol 2 minutes after bolus doses of atracurium 0.3–0.4 mg kg^{-1} i.v. in normal patients and those in renal failure were 0.49±0.07 and 0.43±0.16 µg ml^{-1} respectively and the plasma elimination half-lives were 26±4 and 39±29 minutes [22]. Assay procedures for the monoquaternary acrylate, the monoquaternary acid and tetrahydropapaverine require further development. However, preliminary results suggest that the monoquaternary acrylate is very unstable in plasma and may be rapidly degraded to laudanosine or the monoquaternary alcohol. In view of the short half-life of the monoquaternary alcohol and the instability of the monoquaternary acrylate in plasma, it is unlikely that these breakdown products pose any clinical threat.

There was no indication from any of these studies, some in neurological patients with head injuries, of any harmful effects of the breakdown products related to the clinical condition of the patients or of any interactions with other drugs administered concomitantly.

Cardiovascular effects

In most studies in anaesthetised patients mean arterial blood pressure and heart rate were not significantly changed by neuromuscular blocking doses of atracurium 0.3–0.6 mg kg^{-1} [4, 9, 14, 18] whereas in some studies transient decreases in arterial blood pressure were observed in patients after doses of 0.5–0.6 mg kg^{-1} [1, 2] and after 0.9 mg kg^{-1} [13].

Also, there have been occasional reports of bradycardia developing during the clinical use of atracurium [5]. Atracurium, and also its breakdown products, have no significant effects on heart rate or the autonomic nervous system in amounts likely to be present after clinical dosage [7, 12]. It is probably, therefore, that bradycardia, when it occurs, is due to the effects of anaesthetic agents such as halothane and fentanyl, and to the effects of vagal stimulation during surgery. This bradycardia, to some extent, will be counteracted by the vagal blocking action of gallamine, pancuronium and alcuronium when these drugs are employed to produce neuromuscular relaxation. If bradycardia does develop, then it can be corrected with intravenous atropine.

Histamine release

Atracurium has the propensity of releasing histamine as there have been reports of skin flushing, but mostly without cardiovascular or other untoward effects during its clinical use [16]. Recent studies suggest that there is no correlation between these local reactions and plasma histamine levels [3] and that these reactions are more likely to occur in females [19]. It seems that these cutaneous reactions may be minimised if the induction agents and atracurium are each thoroughly washed into the vein, if their administration is separated by an interval of about 30 seconds and if a large vein used [11]. In fact, no local reactions were encountered when similar techniques were employed during the preliminary evaluation of atracurium [18].

Since atracurium was introduced into anaesthetic practice in the U.K. in December, 1982, the Committee on Safety of Medicines, in February 1985, had received 27 reports of adverse reactions of a more serious nature which were associated with the use of atracurium but not necessarily directly attributable to the drug. The incidence of these reactions in approximately one million patients in the U.K., who had been given atracurium during this period was: 16 bronchospasms (1/63,000), 7 anaphylactoid reactions (1/143,000) and 4 cardiac arrests but all recovered (1/250,000). Although the overall incidence was low, in those patients for example with severe cardiovascular disease, in whom substantial histamine release would be especially hazardous, then atracurium, like other anaesthetic drugs in such cases, should be administered slowly.

Toxicity

Atracurium has undergone extensive pre-clinical toxicity testing which has demonstrated that its administration in amounts which exceeded those likely to be present during clinical use, in the recommended dose range, were not associated with any significant toxicity [6, 20]. The use of several species and different routes of administration, including atracurium which had been degraded to 50 per cent of its labelled strength, resulted in the exposure of animals to atracurium and its breakdown products under a wide range of circumstances. Since the pharmacokinetic profile is very similar in these animals to that observed in humans [17, 23], the lack of toxicity in these studies indicates that it is unlikely that atracurium will have significant toxic effects in man. In fact, during the clinical use of atracurium in more than two million patients worldwide, there has been an extremely low incidence of significant adverse reactions, none of which suggest any tissue toxicity associated with its administration.

References

1. Basta SJ, Ali HH, Savarese JJ, Sunder M, Gionfriddo M, Cloutier G, Lineberry C, Cato A (1982) Clinical pharmacology of atracurium besylate (BW 33 A): a new neuromuscular blocking agent. Anaesth Analg 61:723
2. Barnes PK, Thomas VJE, Boyd I, Holloway T (1983) Comparison of the effects of atracurium and tubocurarine on heart rate and arterial pressure in anaesthetized man. Br J Anaesth 55:91 S
3. Barnes PK, Watkins J, De Renzy-Martin N, Thomas VJE (1984) Plasma histamine levels following the administration of atracurium. Br J Anaesth 56:795 P
4. Calvey TN, MacMillan RR, West DM, Williams NE (1983) Electromyographic assessment of neuromuscular blockade induced by atracurium. Br J Anaesth 55:57 S
5. Carter ML (1983) Bradycardia after the use of atracurium. Br Med J 287:247
6. Cato AE, Lineberry CG, Macklin AW (1985) Concerning toxicity testing of atracurium. Anesthesiology 62:94
7. Chapple DJ, Clarke JS (1983) Pharmacological action of breakdown products of atracurium and related substances. Br J Anaesth 55:11 S
8. Chapple DJ, Miller AA, Wheatley PL (1985) Neurological and cardiovascular effects of laudanosine in conscious and anaesthetized dogs. Anesthesiology 62:A 311
9. Eagar BM, Flynn PJ, Hughes R (1984) Infusion of atracurium for long surgical procedures. Br J Anaesth 56:447
10. Fahey MR, Rupp SM, Fisher DM, Miller RD, Sharma M, Canfell C, Castagnoli K, Hennis PJ (1984) The pharmacokinetics and pharmacodynamics of atracurium in patients with and without renal failure. Anesthesiology 61:699
11. Hughes R (1985) Local reactions and histamine release by atracurium. Anaesthesia 40:593
12. Hughes R, Chapple DJ (1981) The pharmacology of atracurium: a new competitive neuromuscular blocking agent. Br J Anaesth 53:31
13. Hughes R, Payne JP (1983) Clinical assessment of atracurium using the single twitch and tetanic responses of the adductor pollicis muscle. Br J Anaesth 55:47 S
14. Hunter JM, Jones RS, Utting JE (1982) Use of atracurium in patients with no renal function. Br J Anaesth 54:1251
15. Mercier J, Mercier E (1955) Action de quelques alcaloides secondaires de l'opium sur l'electrocorticogramme du chien. CR Soc Biol 149:760
16. Mirakhur RK, Lyons SH, Carson IW, Clarke RSJ, Ferres CJ, Dundee JW (1983) Cutaneous reaction after atracurium. Anaesthesia 38:818
17. Neill EAM, Chapple DJ (1982) Metabolic studies in the cat with atracurium: a neuromuscular blocking agent designed for non-enzymic inactivation at physiological pH. Xenobiotica 12:203
18. Payne JP, Hughes R (1981) Evaluation of atracurium in anaesthetized man. Br J Anaesth 53:45
19. Rowlands DE (1983) Atracurium-cutaneous reactions. Anaesthesia 38:1232
20. Skarpa M, Dayan AD, Follenfant M, James DA, Moore WB, Thomson PM, Lucke JN, Morgan M, Lovell R, Medd R (1983) Toxicology testing of atracurium. Br J Anaesth 55:27 S
21. Stenlake JB (1979) Ions-cyclic nucleotides-cholinergy. In: Stoclet JC (ed) Advances in pharmacology and therapeutics. Pergamon Press, New York, p 303

22. Ward S, Boheimer N, Weatherley BC, Williams SG (1985) The effect of renal impairment on the disposition of atracurium and its breakdown products. Anesthesiology 62:A 337
23. Ward S, Neill EAM (1983) Pharmacokinetics of atracurium in acute hepatic failure (with acute renal failure). Br J Anaesth 55:1169
24. Yate PM, Arnold RW, Flynn PJ, Weatherley BC, Simmonds RJ, Dopson T (1985) Atracurium infusions in the intensive care eunit including measurement of plasma laudanosine. Anesthesiology 62:A 313

IV Pharmakodynamik und Pharmakokinetik

Leitung: H. Stoeckel und S. Fitzal

Konzepte der klinischen Pharmakologie in der Anästhesiologie

H. Stoeckel, H. Schwilden, P. M. Lauven und J. Schüttler

Betrachtet man die Narkose als Arzneimitteltherapie, so können deren Besonderheiten wie folgt zusammengefaßt werden:

1. die Medikamente werden entweder direkt oder über die Lungen dem Blutkreislauf zugeführt,
2. die Dauer der Applikation ist in der Regel auf Minuten bis einige Stunden beschränkt,
3. es werden Medikamente verschiedener Pharmakonklassen gleichzeitig verabreicht, um einen adäquaten Narkosezustand herbeizuführen,
4. die verwendeten Medikamente sind hochpotent und bergen das Risiko vitaler Komplikationen, insbesondere auf Atmung und Kreislauf in sich.

Hinzu kommt, daß das Therapieziel meistens und optimalerweise präventiv ist, nämlich hinsichtlich der Erhaltung der Homöostase unter den chirurgischen und anästhesie-immanenten Reizen.

Die Applikation eines Anästhetikums bedingt deshalb die Voraussicht über die zukünftige Wirkung, sowohl in ihrer zeitlichen Entwicklung als auch in ihrer Intensität. Eine solche Voraussicht kann durch langjährige Erfahrung und „trial und error"-Methoden erworben werden. Das Ziel der Beschäftigung mit klinischer Pharmakologie in der Anästhesiologie kann darin gesehen werden, durch gezielte Forschung die unterliegende Struktur einer Vielzahl von klinischen Einzelbeobachtungen systematisierend zu erfassen und Methoden zu entwickeln, die die bestmöglichen Voraussagen über den zeitlichen Verlauf der Wirkung eines Anästhetikums bzw. der Anästhesie in einem Individuum erlauben. Solche Voraussagen sind nur auf der Grundlage von Modellvorstellungen möglich, deren Validität in der klinischen Praxis zu erproben ist.

Die klinische Pharmakologie hat in den letzten drei Jahrzehnten das Begriffspaar Pharmakokinetik und Pharmakodynamik entwickelt, welches in dem komplexen Zusammenhang, und zwar dem nichtlinearen Zusammenhang zwischen der Applikation eines Medikaments und der zeitlichen Entfaltung seiner Wirkintensität ein vereinfachendes Konzept einbringt. Unser gegenwärtiges konzeptionelles Verständnis der Beziehung zwischen der Gabe eines Pharmakons und der klinischen Wirkung ist auf Abbildung 1 dargestellt.

Nach der Verabreichung eines Pharmakons hat man drei Prozesse in Betracht zu ziehen:

Zunächst wird das Pharmakon im Körper in die Gewebe- und Körperflüssigkeiten verteilt. In einigen dieser Verteilungsräume oder Kompartimente trifft das Medikament auf Strukturen, z. B. Rezeptoren. Hierdurch wird ein Effekt E auf molekularer

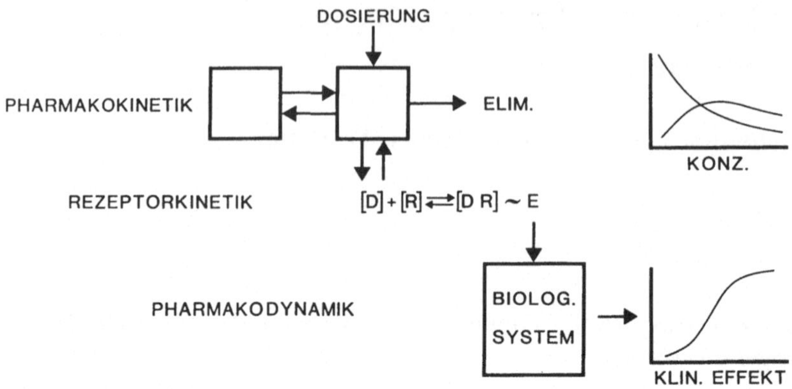

Abb. 1. Konzeptioneller Zusammenhang zwischen der Applikation eines Medikamentes und seiner klinischen Wirkung

oder zellulärer Ebene, wie z. B. Transmitterfreisetzung oder -inhibition oder Leitfähigkeitsänderungen ausgelöst, der dann als Input auf den gesamten Organismus wirkt.

Dieser reagiert gemäß seinen physiologischen Gesetzmäßigkeiten und gibt so Anlaß zu der klinischen Wirkung. Wie in allen verketteten Prozessen hat der langsamste Prozeß den bestimmenden Einfluß auf den Output – hier die klinische Wirkung als Funktion der Zeit betrachtet.

Mit den drei dargestellten Prozessen: Pharmakokinetik, Rezeptorkinetik und Pharmakodynamik ist jeweils ein Satz von Zeitkonstanten verbunden, welche die Geschwindigkeit der einzelnen Teilprozesse bestimmen:

– die pharmakokinetischen Zeitkonstanten der Verteilung und Elimination,
– die Assoziations- und Dissoziationskonstanten der Rezeptorkinetik, und schließlich
– die Zeitkonstanten der verschiedenen Servo-Regelkreise des Gesamtorganismus.

Die Zeitkonstanten der Rezeptorkinetik sind in der Regel erheblich schneller als die entsprechenden pharmakokinetischen Zeitkonstanten, während die Zeitkonstanten der Servo-Regelkreise teilweise recht schnell sind und andere wiederum so langsam, daß sie das aktuelle Anästhesiegeschehen nicht beinflussen. Hieraus leiten sich die vereinfachenden Grundzüge des konzeptionellen Zusammenhangs zwischen Dosis und Wirkung als Funktion der Zeit ab.

Die Pharmakokinetik beinhaltet die gesamte Zeitabhängigkeit; sie beschreibt den zeitlichen Verlauf der Pharmakonkonzentration und ist für praktisch alle Anästhetika linear. Das bedeutet eine Verdoppelung der Dosis, bewirkt eine Verdoppelung der Konzentration. Die Pharmakodynamik setzt die Wirkung in Beziehung zur Konzentration. Sie wird als zeitunabhängig angenommen, beinhaltet aber die gesamte Nichtlinearität der Dosis-Wirkungsbeziehung. Das bedeutet: die Untersuchungsergebnisse lassen sich unabhängig von der Wahl des Zeitpunktes reproduzierbar durchführen; während Nichtlinearität aussagt, daß die Wirkung in keinem festen Verhältnis zur Konzentration steht.

Bei der konkreten Erarbeitung eines solchen Modells sieht man sich im wesentlichen zwei Schwierigkeiten gegenüber: der im Plasma gemessene Konzentrationsverlauf muß nicht notwendigerweise mit der Konzentration am Wirkort übereinstimmen. Es erhebt sich damit die Frage, wie von der Konzentration am Meßort auf die Konzentration am Wirkort geschlossen werden kann. Die zweite grundlegende Schwierigkeit ist die Meßbarkeit und Quantifizierbarkeit der Wirkung [9]. Zum einen gibt es das prinzipielle Problem der Meßbarkeit präventiver Maßnahmen [3] – z.B. die Verhinderung von sporadischen Arrhythmien – die sich nicht an einem Individuum, sondern nur statistisch durch Vergleich zweier Kollektive nachweisen läßt. Zum anderen besteht das Problem, geeignete Meßgrößen als Korrelate klinisch definierter Zustände, wie z.B. Antinociception bzw. Analgesie, Amnesie oder Narkose zu finden.

Hier kommen dann häufig Ersatzmethoden zur Anwendung. Anstelle der schwer oder nicht zu quantifizierenden Hauptwirkung wird eine leichter erfaßbare Nebenwirkung gemessen oder es wird ganz auf die Messung der Wirkung verzichtet und die gemessene Konzentration als Ersatz genommen. Als Beispiel kann hier die Inhalationsanästhesie dienen, bei der die alveoläre Konzentration als Maß für die Anästhesietiefe angesehen wird.

Kehren wir zu dem ersten Problem zurück. Die Schwierigkeit, die Konzentration am Wirkort zu bestimmen, wurde klassischerweise bei in vitro Versuchen dadurch umgangen, daß Untersuchungen von Pharmakonwirkungen an isolierten Organen in Tauchbädern definierter Pharmakonkonzentration vorgenommen wurden.

Bei in vivo Untersuchungen – dagegen – kann man durch geeignete Dosierungstechniken einen steady-state anstreben. Da nämlich im steady-state alle Gewebe im Gleichgewicht miteinander stehen, ist für diesen Fall der Blutspiegel ein direkter Indikator der Konzentration am Wirkort. So ist die Dosierung zur Aufrechterhaltung des

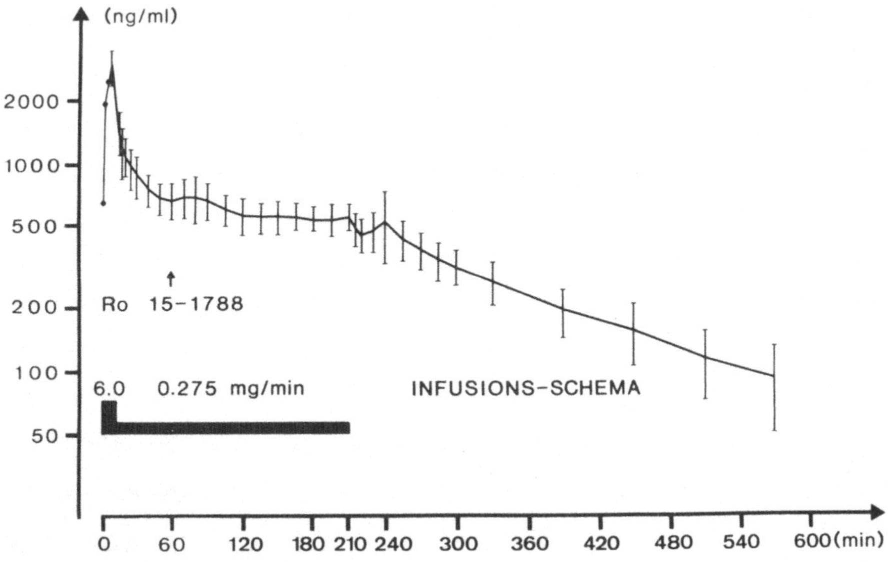

Abb. 2. Midazolam-Blutspiegel während einer zweistufigen Infusion (n = 7) [16] zur raschen Erzielung des steady-state (nach [5])

steady-state ausschließlich durch die Clearance des Medikamentes gegeben, die in einfacher Weise aus der Boluskinetik eines Medikamentes ermittelt werden kann. Diese Bolusdosis geteilt durch die Fläche unter der Blutspiegelkurve ergibt die Clearance. Clearance mal gewünschter Blutspiegel liefert die erforderliche Erhaltungsdosis pro Zeiteinheit für den gewünschten steady-state. Die Einleitungsdosis zur schnellen Erzielung des steady-state ist gegeben durch die Erhaltungsdosis geteilt durch die Zeitkonstante des terminalen Blutspiegelabfalls [16].

Abbildung 2 zeigt gemessene Midazolam-Blutspiegel während eines solchen Infusionsschemas [5] zur Erzielung eines steady-state Blutspiegels von 0,6 mg/l Midazolam.

Zunächst also können nur steady-state Blutspiegel zur Wirkung in Bezug gesetzt werden, es sei denn, man hat den Nachweis geführt, daß der Wirkort sehr schnell mit dem Blut äquilibriert. So wurde z. B. bei der Bestimmung des MAC-Wertes volatiler Anästhetika die alveoläre Konzentration über wenigstens 15–20 min konstant gehalten, um eine Äquilibrierung zwischen der arteriellen Konzentration und dem Gehirngewebe zu ermöglichen.

Für intravenöse Anästhetika können solche Äquilibrierungszeiten durch den Zeitpunkt des Auftretens der maximalen Wirkung nach einem Bolus ermittelt werden.

Für rasch wirkende Hypnotika wie Etomidat oder Propofol tritt die maximale Wirkung in weniger als einer Minute ein und liegt somit innerhalb der Kreislaufzeit. Für praktische Belange kann man deshalb annehmen, daß das Blut und der Wirkort sehr schnell äquilibrieren und somit die Blutspiegel und die Wirkortkonzentrationen parallel verlaufen.

Für Fentanyl ergibt sich jedoch ein anderes Bild [9].

Abbildung 3 zeigt den Verlauf des Medians, und zwar nach einem Bolus von 0,5 mg Fentanyl. Das Maximum der Wirkung tritt nach ca. 6 min auf.

Dieses als Hysterese bezeichnete Phänomen [4] läßt sich als notwendige Äquilibrierungszeit zwischen Blut und Wirkort deuten und ist z. B. schon seit langem von den nicht-depolarisierenden Muskelrelaxanzien bekannt.

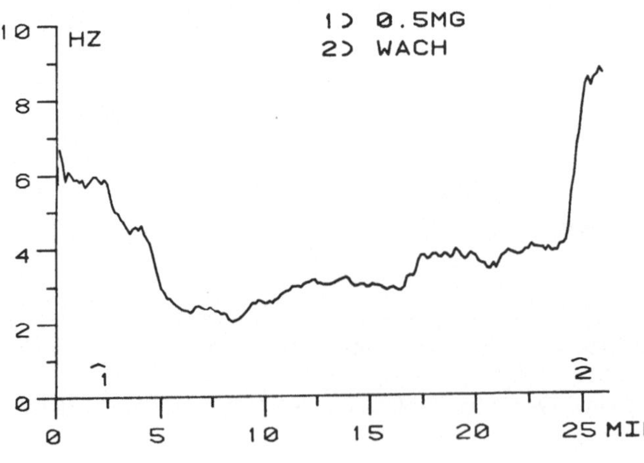

Abb. 3. Die Wirkung von Fentanyl auf das EEG kann als Indikator seiner Verfügbarkeit am Wirkort angesehen werden. Der maximale Effekt tritt erst nach einer Äquilibrierungszeit zwischen Blut und Gehirn von ca. 5–6 min auf (nach [9])

Bedingt durch die Hysterese läuft die Konzentration am Wirkort nicht mehr der Konzentration im Blut parallel. Die monoton abfallende Blutspiegelkurve führt am Wirkort durch die Äquilibrierungsverzögerung zu einer eingipfeligen Funktion, der sog. Bateman-Funktion, wobei die Gipfelzeit um so später erreicht wird, je länger die Äquilibrierungszeit ist. Eine solche Hysterese, wie sie bei Fentanyl auftritt, hat zwei interessante Konsequenzen. Zum einen werden Blutspiegelschwankungen bei repetitiver Bolusdosierung stark gedämpft und führen zu einem erheblich glatteren Konzentrationsverlauf am Wirkort [11], zum anderen können zu einer bestimmten Konzentration am Wirkort, und somit der Wirkung, gänzlich unterschiedliche Blutspiegel gehören. Trägt man die EEG-Wirkung von Fentanyl gegenüber dem Blutspiegel auf, wie er sich während und nach einer zeitlich konstanten Infusionsrate ergibt [12], so erhält man eine typische Hystereseschleife.

Die in Abbildung 4 dargestellte, nahezu rechteckige Hystereseschleife zeigt deutlich, daß zu einem Blutspiegel sehr unterschiedliche Wirkungen gehören können und zu einer Wirkung ein erheblicher Blutspiegelbereich. Scott und Mitarbeiter [12] errechneten aus der Größe der Hystereseschleife – in guter Übereinstimmung mit unseren Beobachtungen – eine Äquilibrierungszeit für Fentanyl von 6 min. Erst wenn man die Wirkung gegenüber der so definierten Konzentration am Wirkort aufträgt, ergibt sich die übliche sigmoide Konzentrations-Wirkungsbeziehung. Anästhesierelevante Medikamente mit klinisch bedeutsamer, nachgewiesener Hysterese sind praktisch alle nichtdepolarisierenden Muskelrelaxanzien sowie Fentanyl, während Alfentanil und die Hypnotika Thiopental, Methohexital, Etomidat und Diprivan nachweislich keine klinisch relevante Hysterese aufweisen.

Für Benzodiazepine und andere anästhesierelevante Psychopharmaka liegen kaum Untersuchungen vor. Für Medikamente ohne Hysterese können also die Blutspiegel unmittelbar zur Erarbeitung von Konzentrations-Wirkungsbeziehungen herangezogen werden. Am Beispiel von Etomidat kann aufgezeigt werden, wie die beschriebenen Konzepte und Methoden [6, 10] in der Praxis anwendbar sind. Bei 6 Probanden wähl-

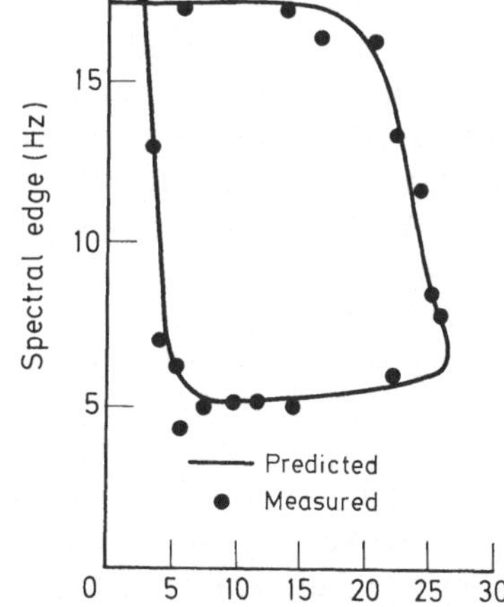

Abb. 4. Hystereseschleife von Fentanyl während und nach konstanter Infusion. Durch die Äquilibrierungszeit zwischen Blut und Gehirn können unterschiedliche Blutkonzentrationen zum gleichen Effekt führen und umgekehrt (nach [12])

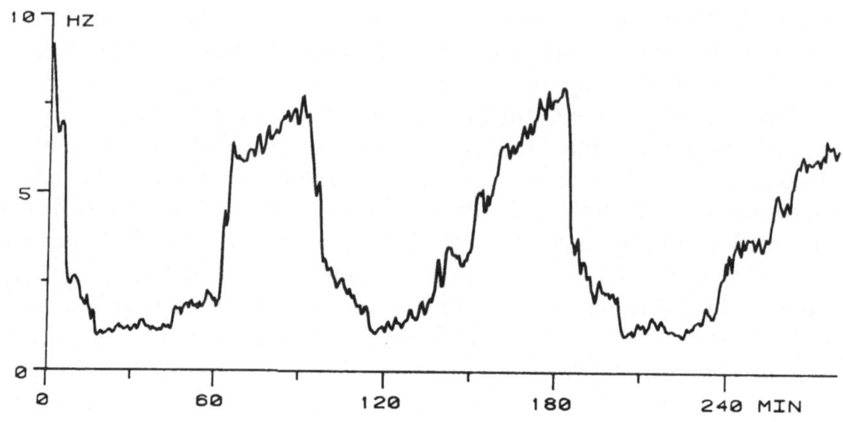

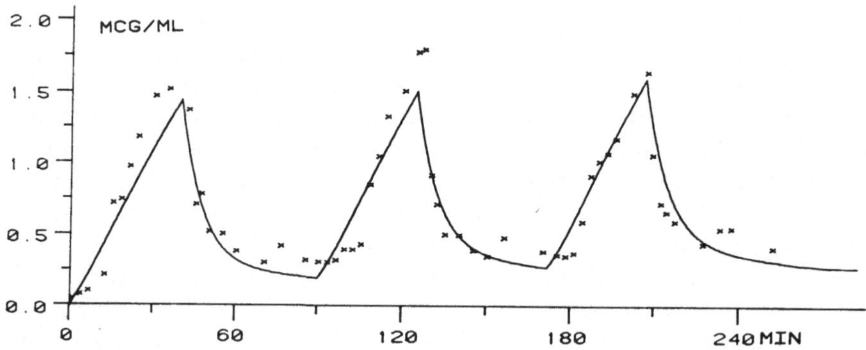

Abb. 5. Blutspiegel und Medianwerte während dreifacher linear ansteigender Etomidatkonzentrationen zur Erarbeitung eines pharmakologischen Modells eines Hypnotikums (nach [10])

ten wir ein Infusionsschema [6, 8], das zu linear ansteigenden Blutspiegeln (unterer Teil der Abb. 5) führen sollte. Ziel dieses Verfahrens war es, mit dem Blutspiegel die gesamte relevante Bandbreite der hypnotischen Wirkung von Etomidat zu durchfahren. Die Infusion wurde beendet, wenn im EEG, als pharmakodynamische Meßgröße, brust suppressions auftraten. Die Aufwachphase wurde solange verfolgt, bis der Proband wieder räumlich und zeitlich orientiert war. Dieser Zyklus wurde für jeden Probanden zweimal wiederholt. Als elektroenzephalographisches Korrelat der hypnotischen Wirkung von Etomidat wählten wir den Median des EEG-Powerspektrums [7, 13, 14].

Abbildung 5 zeigt den Verlauf des Medians und die gemessenen Blutspiegel für einen typischen Fall. Die Ausgangsfrequenz von 10 Hz wird mit Eintreten des Schlafes auf ca. 5 Hz gesenkt und fällt dann unter den weiter ansteigenden Blutspiegeln auf Werte bis zu 1 bis 2 Hz ab. Durch geeignete Maßnahmen, wie least-square Fit-Prozeduren, kann man aus dem Applikationsschema und den gemessenen Blutspiegeln die pharmakokinetischen Daten gewinnen, ebenso wie aus den Blutspiegeln und den Medianwerten die entsprechenden pharmakodynamischen Parameter erarbeitet werden können.

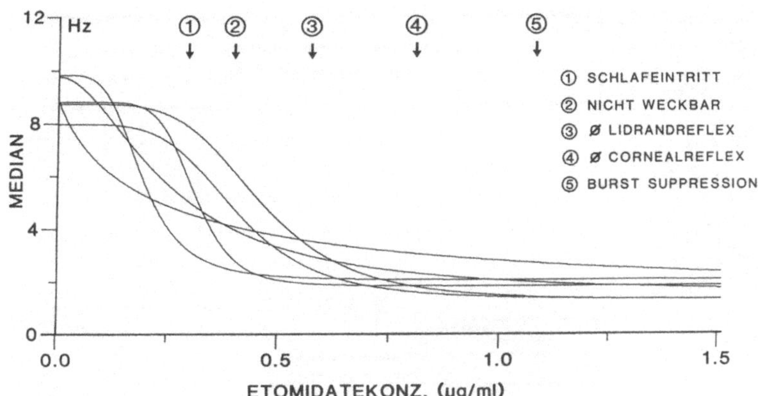

Abb. 6. Konzentration-Effektkurve für Etomidat bei 6 Probanden

Abbildung 6 zeigt die Konzentrations-Effekt-Kurven für alle 6 Probanden und im oberen Teil die mittleren Konzentrationen, die mit einem bestimmten klinischen Effekt assoziiert waren.

Der Sinn solcher quantitativer pharmakologischer Modelle für die klinische Praxis ist im wesentlichen in der Optimierung der Dosierung zu sehen. Dies gilt sowohl für die möglichst exakte Einhaltung der klinischen Hauptwirkung wie auch für die Minimierung unerwünschter intra- und postoperativen Nebenwirkungen. Die mittleren pharmakologischen Parameter des Medikaments geben somit auf der Grundlage verfügbarer Daten die beste a priori Schätzung der Dosierung für ein bestimmtes Individuum. Die interindividuelle Variabilität setzt nun der unbeschränkten Einsatzmöglichkeit dieser Methoden insofern gewisse Schranken, als daß das Therapieziel in der Regel nur innerhalb einer gewissen Variationsbreite erzielt werden kann.

Bei sehr kurz wirkenden Medikamenten mit großer therapeutischer Breite kann dies durch eine entsprechend hohe Dosierung minimiert werden. Da solche nahezu idealen Medikamente allerdings für die Narkose praktisch noch nicht verfügbar sind, wird das Problem der interindividuellen Variation z. Zt. von drei Ansatzpunkten her angegangen:

Einmal die gezielte Untersuchung der pharmakokinetisch-dynamischen Daten von Subpopulationen; zum anderen können die Identifikation des Einflußes von leicht erfaßbaren physiologischen Größen, Krankheiten und Lebensgewohnheiten auf die Modellparameter eine Individualisierung erlauben.

Letztlich ist noch die Entwicklung von feed-back-Dosierungen zu erwähnen. Solche feed-back-Dosierungen sind bis heute erfolgreich bei den Muskelrelaxanzien [1, 2] und in der Inhalationsanästhesie [17, 18] angewandt worden.

In jüngster Zeit konnte unsere Arbeitsgruppe in Bonn für Methohexital erfolgreich eine feed-back-Steuerung über den Median des EEG-Powerspektrums durchführen. Unser Ziel war es, einen sicheren hypnotischen Effekt über 2 Stunden zu erzielen. Wir wählten deshalb einen Steuerungsbereich für den Median zwischen 2 und 3 Hz. Der prinzipielle Untersuchungsaufbau ist in Abbildung 7 dargestellt.

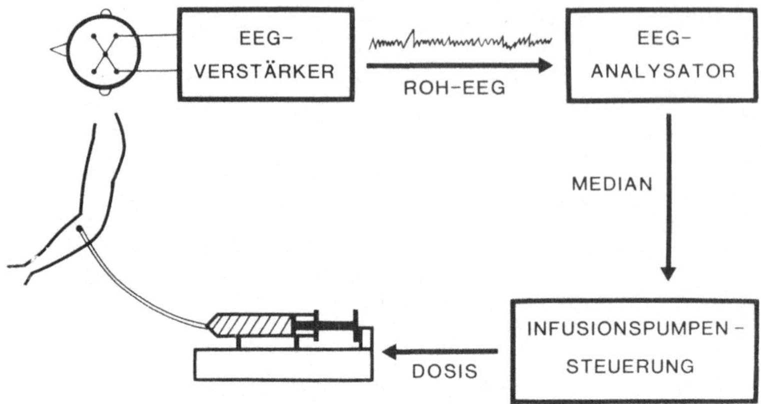

Abb. 7. Prinzipieller Aufbau zur feed-back Steuerung von Hypnotika

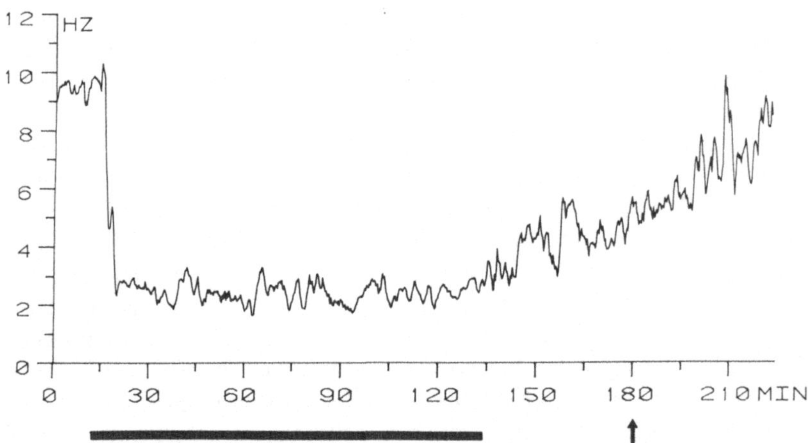

Abb. 8. Typisches Verhalten des Medians während der feed-back Steuerung von Methohexital zur Erzielung eines Medians zwischen 2–3 Hz für 2 Stunden

Das EEG wird on-line einem Signalprozessor zugeführt, der das Powerspektrum berechnet und auswertet. Der Median des Powerspektrums wird in ein Signal zur Pumpensteuerung transformiert, welches die Methohexital-Dosierung vornimmt. Der kritische Punkt, der über den Erfolg oder Mißerfolg einer solchen feed-back-Steuerung entscheidet, ist der Algorithmus, der das pharmakodynamische Signal in ein Signal zur Steuerung der Pumpen transformiert. Eine häufig angewandte Methode ist die sog. PID (proportional-integral-differential) feed-back-Steuerung, die aber mit einer Reihe steuerungstechnischer und experimenteller Probleme behaftet ist. Wir wählten deshalb die Methode der adaptiven feed-back-Steuerung. Ausgehend von dem pharmakologischen Modell von Methohexital und den mittleren kinetischen und dynamischen Daten wurde das Dosierungsschema für einen Medianwert von 2,5 Hz bestimmt und appliziert. Aus der Differenz zwischen Ist- und Sollwert des Medians wurde durch on-line least-square-fitting ein korrigierter, auf das Individuum abgestimmter Satz pharmakokinetischer und -dynamischer Parameter bestimmt, aus denen sowohl die Korrekturinfusion als auch die weitere Erhaltungsinfusion berechnet wurde.

Abbildung 8 zeigt den Medianverlauf für einen typischen Fall. Wir führen die sowohl unter klinischer als auch unter steuerungstechnischen Gesichtspunkten erfolgreiche Anwendung dieser feed-back-Steuerung auf den Einsatz der adaptiven Methode zurück. Hierdurch braucht das feed-back-System nicht das gesamte Dosierungsproblem zu bearbeiten, sondern lediglich die individuellen Korrekturen zu gegebenen mittleren Daten zu behandeln.

Die Anwendung dieser Dosierungstechnik, die die Wirkung konstant hält, wäre praktisch nicht durchführbar, wenn nicht die entscheidenden Daten des pharmakologischen Modells als 1. Näherung zur Steuerung der Dosierung verwandt werden würden und der Regelkreis somit nur noch die Feinabstimmung vorzunehmen braucht.

Die automatische Dosierung über einen physiologischen Parameter – wie eben dargestellt – ist nicht zwingend erforderlich bei bewußtseinsklaren Patienten. Hier kann der Patient selbst den Regelkreis schließen. Offensichtlich sind solche als On-demand-Verfahren bekannten Dosierungstechniken [15] von Analgetika, jedoch nicht für die Anästhesie selbst, sondern für die postoperative Schmerztherapie geeignet. Diese Methode stellt einen interessanten Ansatz zur Dosierungsoptimierung dar, der in der Klinik bereits eine gewisse Verbreitung gefunden hat.

Wie vielfältig und variationsreich die Konzepte und Methoden der Pharmakologie eines einzelnen Anästhetikums sich hier darstellen, so ungleich vielfältiger und komplexer wird die Pharmakologie der polymedikamentösen Anwendung in der Anästhesie sein. Zwar gelten die grundlegenden Konzepte und Gesetzmäßigkeiten, doch die konkrete Erarbeitung der Modelle und die Erarbeitung ihrer Parameter ist wesentlich aufwendiger. Selbst bei Anwendung nur eines Medikaments kann man durch die Entstehung aktiver Metabolite in eine erheblich kompliziertere Situation versetzt werden. Trotz der Schwierigkeiten, diese Konzepte in der klinischen Praxis zu verwirklichen, zeichnen sich gerade in den letzten Jahren deutliche Fortschritte ab. Das gilt auch für die Akzeptanz bei der jüngeren Generation der Anwender.

Literatur

1. Asbury AJ, Brown BU, Linkens DA (1980) Control of neuromuscular blockade by external feedback mechanisms. Br J Anaesth 52:633
2. Asbury AJ (1985) Feedback control and model identification in the automatic control of neuromuscular blockade. In: Stoeckel H (Hrsg): Quantitation, modelling and control in anaesthesia. Thieme, Stuttgart New York, p 274
3. Galeazzi RL (1980) The kinetic analysis of pharmacological response. In: Gladtke E, Heimann G (Hrsg) Pharmacokinetics. p 225, Gustav Fischer, Stuttgart, New York
4. Holford N HG, Sheiner LB (1981) Understanding the dose-effect relationship. Clin Pharmacokin 6:429
5. Lauven PM, Schwilden H, Stoeckel H, Greenblatt DJ (1981) The effects of a benzodiazepine antagonist Ro 15-1788 in the presence of stabile concentrations of midazolam. Anesthesiology 63:61
6. Schüttler J, Schwilden H, Stoeckel H (1985) Infusion strategies to investigate the pharmacokinetics and pharmacodynamics of hypnotic drugs: etomidate as an example. Eur J Anaesth 2:133

7. Schwilden H, Stoeckel H (1980) Untersuchungen über verschiedene EEG-Parameter als Indikatoren des Narkosezustandes. Anaesth Intensivther Notfallmed 15:279
8. Schwilden H (1981) A general method for calculating the dosage scheme in linear pharmacokinetics. Eur J Clin Pharmacol 20:379
9. Schwilden H, Stoeckel H, Schüttler J, Lauven PM (1985) Möglichkeiten zur Quantifizierung der Wirkung intravenöser Anästhetika. In: Rügheimer E, Pasch Th (Hrsg): Notwendiges und nützliches Messen in Anästhesie und Intensivmedizin, Springer, Berlin Heidelberg New York Tokyo
10. Schwilden H, Schüttler J, Stoeckel H (1985) Quantitation of the EEG and pharmacodynamic modelling of hypnotic drugs: etomidate as an example. Eur J Anaesth 2:121
11. Schwilden H (1985) Pharmakokinetik und Pharmakodynamik. Implikationen für die Dosierung und individuelle Einflußgrößen. Anaesthesist 34:311
12. Scott JC, Stanski DR, Ponganis KV (1983) Quantitation of fentanyl's effect on the brain using the EEG. Anesthesiology 59:1370
13. Stoeckel H, Schwilden H. Lauven PM, Schüttler J (1981) EEG indices for evaluation of depth of anaesthesia. Br J Anaesth 53:117
14. Stoeckel H, Schwilden H (1984) Quantitation EEG analysis and monitoring depth of anaesthesia. In: Gomez QJ, Egay LM, de la Cruz-Odi MF (Hrsg) Proceedings of the 8th World Congress of Anaesthesiologists. Excerpta Medica, Amsterdam, New York, Oxford
15. Tamsen A, Hartwig P, Fagerlung CH, Dahlström B (1982) Patient controlled and analgesic therapy. Part I: Pharmacokinetics of pethidine in the per- and postoperative periods. Clin Pharmacokin 7:149
16. Wagner JG (1974) A safe method for rapidly achieving plasma concentration plateaus. Clin Pharmacol Ther 16:691
17. Westenskow DR, Jordan WS, Hagen JK (1983) Feedback control of enflurane delivery in dogs – inspired compared to end-tidal control. Anesth Analg 62:836
18. Westenskow DR, Zbinden A, Thomson D (1985) In: Stoeckel H (Hrsg): Quantitation, modelling and control in anaesthesia. Thieme, Stuttgart New York, p 268

Pharmakokinetik und Pharmakodynamik der intravenösen Hypnotika und Benzodiazepine

A. Doenicke

Im ersten Teil dieses Beitrags sollen einige Fragen aus dem pharmakologischen Bereich der Barbiturate und barbituratfreien Hypnotika und im zweiten Teil die immer mehr in den Vordergrund rückenden Benzodiazepine besprochen werden.

Nach wie vor dürfte Thiopental das in der Anästhesie meist verwendete Barbiturat sein, so daß wir uns hauptsächlich auf diese Substanz beschränken.

1961 begannen wir gemeinsam mit Kugler pharmakokinetische und -dynamische Modelle zu entwickeln. Die an Probanden über 24 Stunden laufenden EEG-Kontrollen wurden zu verschiedenen Zeitpunkten durch psychometrische Untersuchungen unterbrochen (Abb. 1; Versuchsanordnung). Parallel hierzu erfolgte eine kontinuierliche Bestimmung der Serumkonzentration des unveränderten Thiobarbiturats sowie seines Desulfurierungsproduktes. (Insgesamt wurden 74 Barbiturat-Applikationen vorgenommen)

Wie bei allen Substanzen, die auch zu aktiv wirksamen Metaboliten abgebaut werden können, muß der alleinige Vergleich des unveränderten Thiobarbiturats im Serum zum pharmakodynamischen Profil (EEG) fehlerhaft sein.

Die höchsten Serumkonzentrationen nach einer Bolusinjektion werden innerhalb einer Kreislaufzeit erreicht. Zwei Verteilungsphasen beginnen gleichzeitig (Tabelle 1)

Column headings under "Während und nach der Narkose": the values ½, 5, 10, 20, 30, 1, 2, 3, 4, 6, 8, 12 are *in Minuten*; 16, 20, 20 v B, 24 n B are *in Stunden*.

Untersuchungsmethode / t	Vor der Narkose	½	5	10	20	30	1	2	3	4	6	8	12	16	20	20 v B	24 n B
Bestimmung von Thiobarbiturat und Barbiturat im Serum (Methode Goldbaum mod. n. H.H. Frey)		x	x	x	x	x	x	x	x	x	x	x	x	x		x	x
EEG mit 8 Ableitungen	x	←— laufend —→															
Reaktionstest mit Belastungsprobe (½ L Bier) — Zahlentest [1]	x						x	x		x		x					x
Labyrinth [2]	x							x		x		x					x
Beck/Schwartz [3]	x							x		x		x					x
KLT (Düker) [4]	x											x					
Track Tracer [5]	x							x		x		x					x
Leberfunktionsproben — Serumcholinesterase	x	x	x	x	x	x	x	x	x	x	x	x	x	x		x	x
Prothrombin	x																
Elektrophorese	x																

Abb. 1. Versuchsanordnung

Tabelle 1. Barbituratpharmakokinetik

Medikament	Halbwertzeit-verteilung (min)	Ausscheidungs-halbwertzeit (h)	Clearance ($ml\ kg^{-1} \cdot min^{-1}$)
Thiopental	2,4–3,3 (schnell) 47,0 (langsam)	5,1–11,5	1,6–4,3

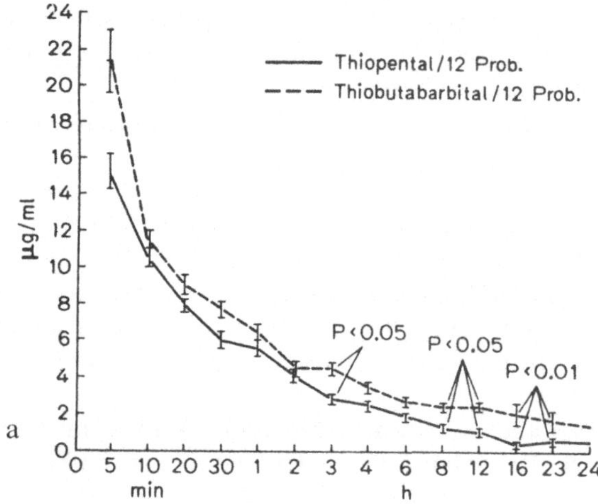

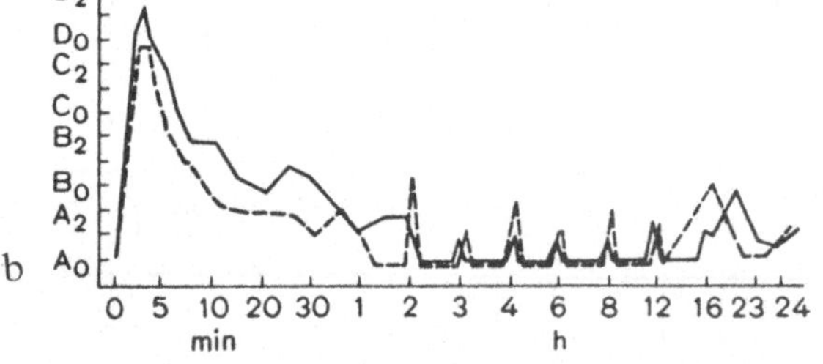

Abb. 2. a Durchschnittliche Serumkonzentration nach 500 mg Thiopental und nach 500 mg Thiobutabarbital. Die 12 Probanden erhielten die Narkosen in einem Abstand von 4 bis 6 Wochen (randomisierte Studie); **b** entsprechende Schlaftiefenkurve

[21]. Die schnelle Verteilungs-Halbwertzeit reicht von der 2. bis 4. Minute, während die langsamere 45 bis 60 Minuten beträgt. Der Abfall der Serumkonzentration ist entsprechend steil (Abb. 2). Morgan [21] bestimmte die terminale Eliminations-Halbwertzeit mit 10 bis 12 Stunden, die unsere früheren Befunde bestätigte. – Die von Brodie und Mitarb. [2, 3] und von Gnoneim und van Hamme [16] errechnete Halbwertzeit von 4 bis 6 Stunden ist auf geringere Blutprobenbestimmungen zurückzuführen.

Eine Diskrepanz besteht z. T. auch über die Frage der Desulfurierung nach Thiopental. Furand und Greene [15] fanden 1963 nur geringe Mengen Pentobarbital in den ersten 15 Minuten nach Thiopental i.v., während wir gemeinsam mit H. H. Frey [4, 5, 7, 8, 14] die Bedeutung der Desulfurierung von Fall zu Fall nicht in Abrede stellten. Wir konnten nämlich von 24 Probanden, die 5–7 mg/kg KG Thiobarbiturat erhielten,

Tabelle 2. Desulfurierung von Thiobutabarbital 500 mg i.v.

Zeit	6 h	8 h	12 h	16 h	23 h	24 h
Thio-pental (μg/ml)	1,96 ±0,17	1,36 ±0,18	1,15 ±0,19	0,40 ±0,12	0,62 ±0,17	0,50 ±0,12
Pento-barbital (μg/ml) Versuch Nr.						
2 a						7
3 a			3	5,5	3,5	2,5
3 c						2,8
4 a				0,8		3,5
4 c		5,5				
5 a					2,5	
6 a						2
7 c	5	2				
10 c			4,5		6	
11 a		1				
12 a						
22 a				2,5	5,9	
23 a		1			2	4,5
24 a	4			4,5		
24 c						3
Thiobuta-barbital (μg/ml)	2,71 ±0,22	2,40 ±0,22	2,42 ±0,17	2,03 ±0,60	1,69 ±0,61	1,40 ±0,21
Buta-barbital (μg/ml) Versuch Nr.						
7 b				3,5		
9 b		2				1,5
10 b	1,1					
12 b		8		8,5		
13 b						

bei 15 Probanden Pentobarbital bzw. Butabarbital, vorwiegend allerdings ab der 6. Stunde, bestimmen (Tabelle 2). Die nachgewiesenen Konzentrationen von 2–7 μg/ml dürften eine Erklärung sein für die nach unseren psychometrischen Befunden nachgewiesene sedierende Komponente nach Thiobarbiturat-Narkosen.

Stanski und Mitarb. [22, 23] (Abb. 3) räumten der Desulfurierung bei der Langzeitsedierung mit Thiopental z. B. zur Hirnprotektion eine gewisse Bedeutung ein, denn Pentobarbital-Konzentrationen von 3–7 μg/ml wurden gemessen. Allerdings hat Stanski recht, daß das Desulfurierungsprodukt Pentobarbital keinen Einfluß auf den anästhesiologischen Primäreffekt einer Thiopental-Einzeldosis besitzt.

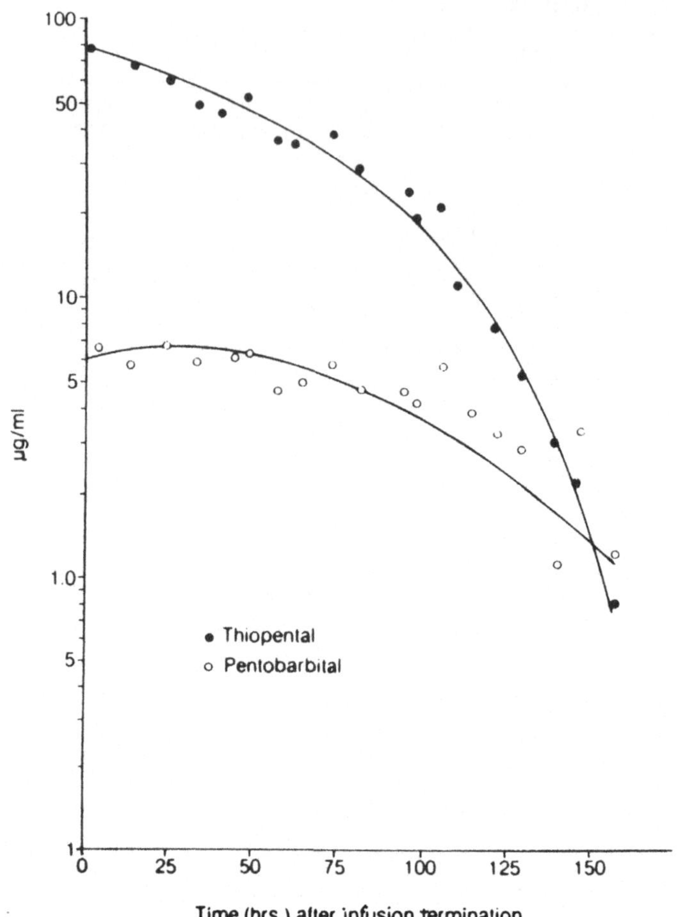

Abb. 3. Plasmakonzentrationen von Thiopental und Pentobarbital bei einem Patienten, der über 42 h (zwecks zerebraler Wiederbelebung) eine Infusion von insgesamt 502 mg Thiopenton erhielt. Die verstärkte Linie, mit der die nichtlineare Regression der Werte charakterisiert wird, entspricht dem pharmakokinetischen Modell nach Michaelis/Menten

Daß die Enzymaktivität der Leber die Thiobarbiturat-Clearance beeinflussen soll, konnten wir mit einem kombinierten Modell der Pharmakokinetik und -dynamik 1963 aufzeigen. 7 Probanden erklärten sich zu zwei Thiopentalnarkosen mit je 500 mg Thiopental bereit. Vor der zweiten Narkose im Abstand von 6 Wochen mußten sie 14 Tage lang ein barbituratfreies Schlafmittel einnehmen. Die Schlafzeit nach Thiopental, d.h. die Rückkehr zum Ausgangsverhalten im EEG war von 28 Minuten auf 13,5 Minuten nach der 14tägigen Vorbehandlung verkürzt (Abb. 4). Die Thiopental-Konzentration lag in den ersten 10 Minuten signifikant tiefer. Bemerkenswert war ferner, daß nach der 14-tägigen Behandlung nur bei zwei Probanden Pentobarbital nachweisbar war, während in der Gruppe ohne Vorbehandlung bei 6 von 7 Probanden der aktive Metabolit gefunden wurde. Die Enzyminduktion muß den Metabolismus des Thiopental

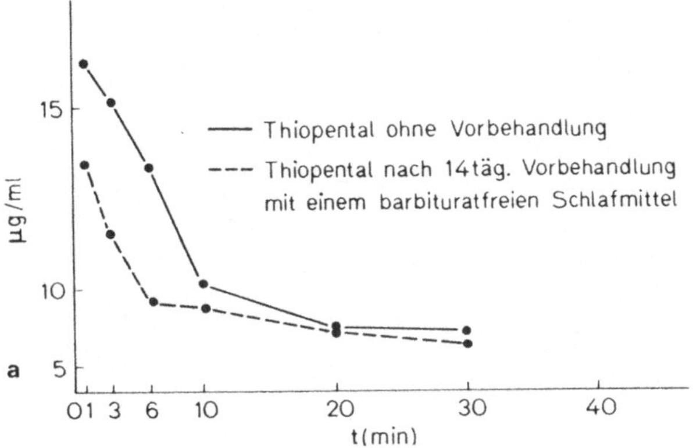

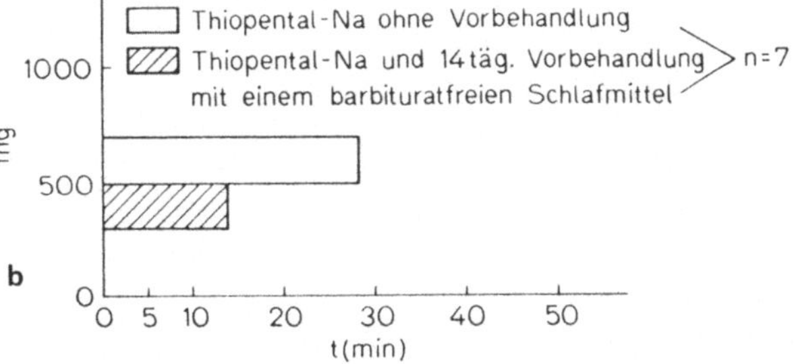

Abb. 4. a Mittelwerte der Serumkonzentration nach 500 mg Thiopental i.v. (n = 7). Nach Induktion ist die Thiopentalkonzentration im Serum verringert. **b** Dauer der Schlafzeit im EEG bis zum Ausgangsverhalten – nach je 500 mg Thiopental i.v., Mittelwerte (n = 7)

vorwiegend in Richtung Seitenkettenoxydation zu nicht hypnotisch wirksamen Metaboliten [4] und auch die Thiopental-Clearance beeinflußt haben.

Die wesentlich kürzeren terminalen Halbwertzeiten der barbituratfreien Hypnotika haben uns seit 20 Jahren immer wieder zu pharmakodynamischen Vergleichen mit Thiopental angeregt, um Wirkunterschiede zu objektivieren. Da diese Hypnotika keine aktiven Metaboliten besitzen, ist eine gute Übereinstimmung der Pharmakokinetik und -Dynamik vorhanden.

1967 wählten wir hierzu eine 10minütige Methoxyfluran-Inhalation und leiteten einmal mit 7 mg/kg KG Propanidid, zum anderen mit Thiopental nach Wirkung, im Durchschnitt um 5 mg/kg KG, ein (n = 10 pro Gruppe) [9].

10 Minuten nach Absetzen der Inhalation kam es bei der Propanidid-Einleitung (Abb. 5) ab der 20. Minute zur Rückkehr des Ausgangsverhaltens, die Intervallanalyse bestätigte dies. Nach Thiopental dagegen waren unter Methoxyfluran langanhaltende mitteltiefe Narkosestadien vorhanden, die auch nach Absetzen der Inhalation noch bis zur 45. Minute anhielten.

Eine graphische Darstellung mit Intervall-Indexwerten (Stadieneinteilung nach Loomis) veranschaulicht den länger anhaltenden Nachschlaf bei der Kombination Barbiturat/Methoxyfluran (Abb. 6). Auch nach 4 Stunden ist der Unterschied noch nachweisbar. Die Indexwerte um 4 entsprechen einem B_1-Stadium, d.h. Ermüdungs- und Einschlafstadium [10].

Wie sehr uns pharmakodynamische Untersuchungen zur Aufklärung eines Hangovers nach i.v. Barbiturat-Applikation geholfen haben, zeigt ein interessanter Versuch:

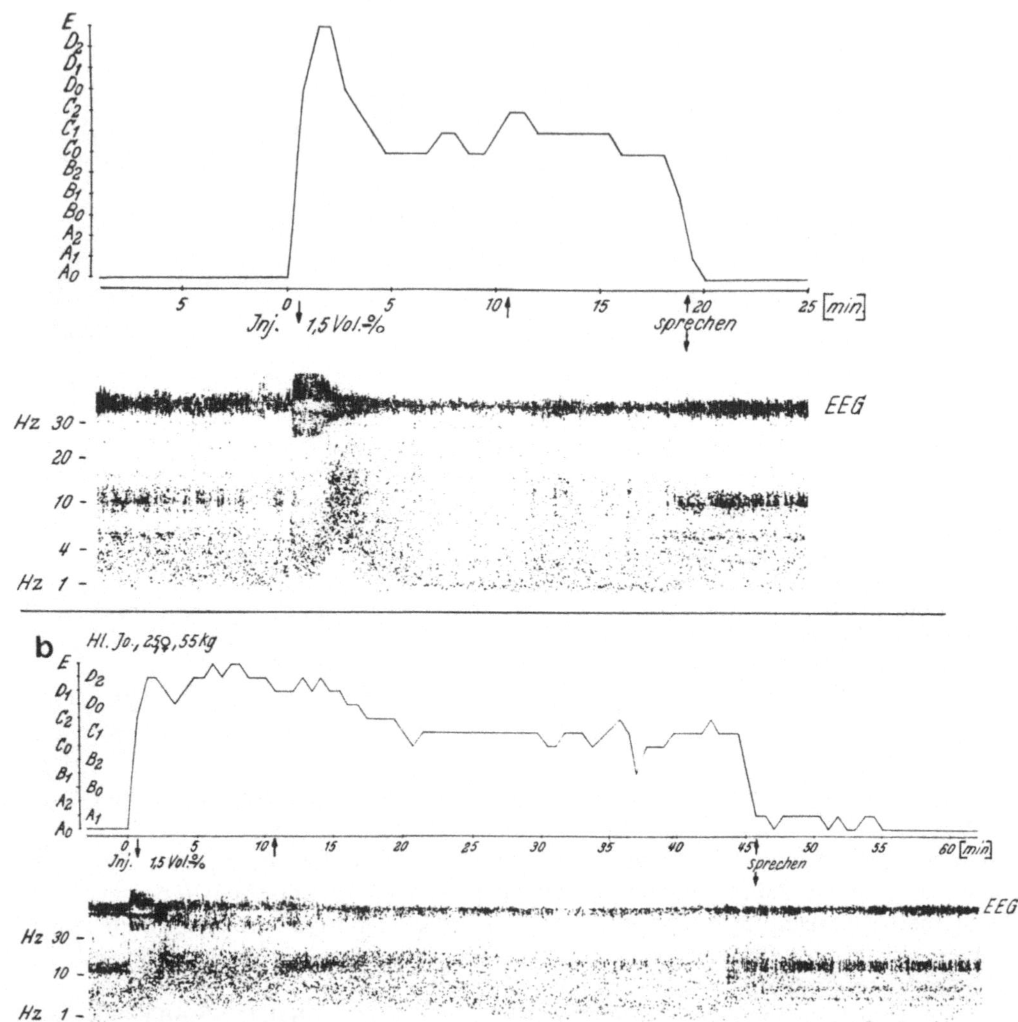

Abb. 5. a Epontol 7 mg/kg KG + Methoxyfluran, 10 min, **b** Thiopental 5 mg/kg KG + Methoxyfluran, 1,5 Vol.-%, 10 min

6 Stunden nach Methohexital, Propanidid, Placebo (n = 14 pro Gruppe) hatten die Probanden eine definierte Menge Alkohol zu trinken, so daß ca. 0,8‰ erreicht wurden [8, 9]. Nicht nur im EEG (Abb. 7), sondern auch bei dem psychodiagnostischen Test kam es zu deutlichen Unterschieden. Signifikant waren diese zwischen Propanidid und Methohexital, beim Labyrinth-, Rechen- und beim Konzentrations-Leistungstest (Abb. 8). Propanidid und Alkohol unterscheiden sich nicht vom Placebo/Alkohol-Versuch. Mit dieser Methode konnte ohne kinetische Untersuchungen, d. h. mit Hilfe der Pharmakodynamik, eine Barbituratwirkung 6 Stunden nach Methohexital erfaßt werden.

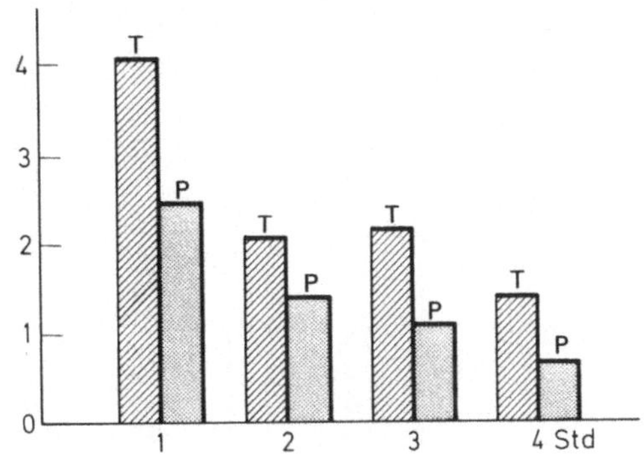

Abb. 6. Indexwerte der mittleren Schlaftiefe, ermittelt aus dem EEG (Nach Doenicke et al. 1968) P = Propanidideinleitung, 10 min lange Methoxyfluraninhalation; T = Thiopentalein-leitung, 10 min lange Methoxyfluraninhala-tion; (n=10)

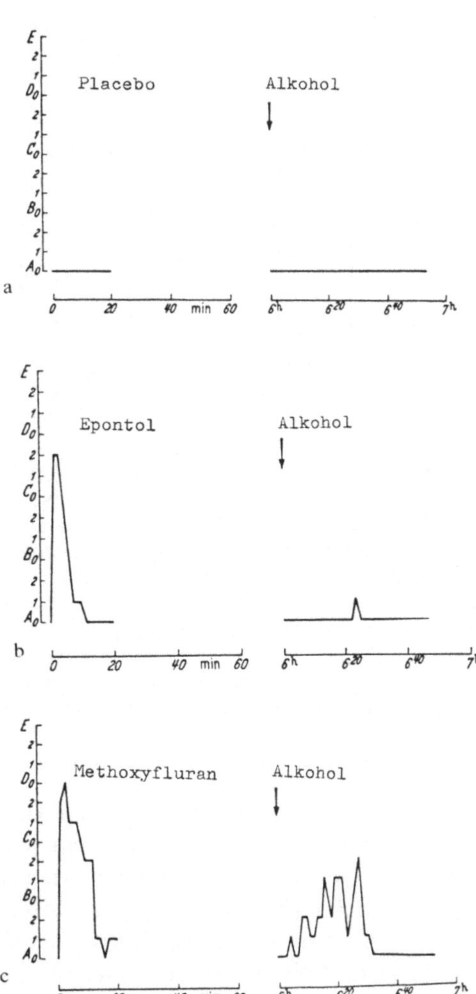

Abb. 7a–c. Schlaftiefenverlauf bei einer 21jäh-rigen, 55 kg schweren Versuchsperson (GR. He., ♀) 6 h nach Placebo (10 ml NaCl i.v.), 38%iger Alkohol (0,8·0,7·3 ml/kg KG)

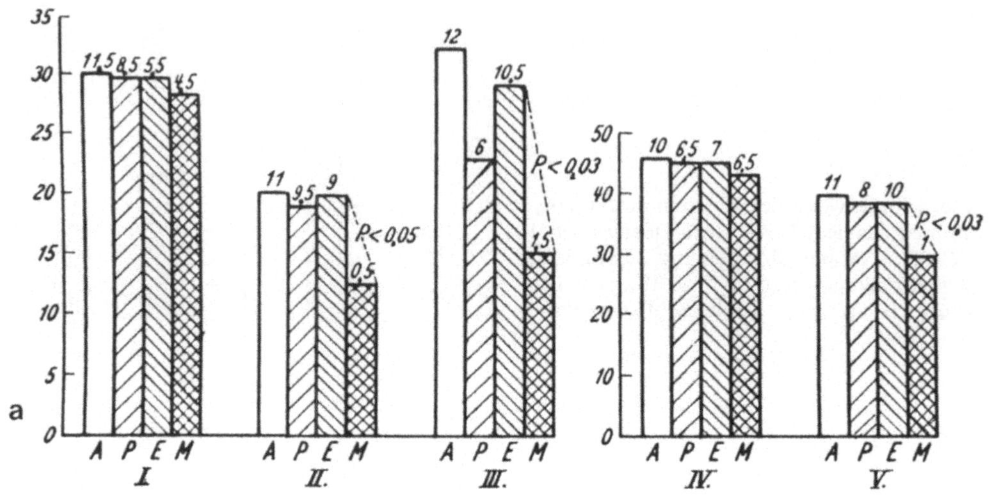

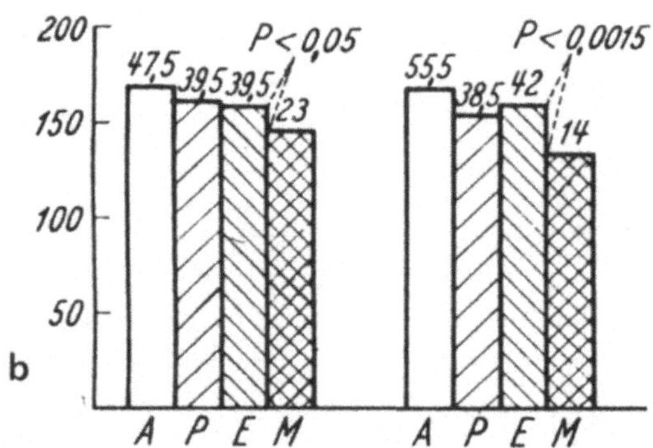

Abb. 8. a *I.* Konzentrationsleistungs-, *II.* Labyrinth-, *III.* Rechen-, *IV.* Mierke-CP-, *V.* Dücker-CP-Test. Vergleich der Testmittelwertergebnisse von 5 gesunden Freiwilligen. Tests 2,5 h nach Experimentbeginn. Einnahme von 38%igem Alkohol (0,8·0,7 ml/kg KG). Die Zahlen über den Säulen geben die Summe der Scores (Punktskala) der 5 Freiwilligen wieder. (Errechnung der Signifikanz durch H. Rost, mathematisches Institut, Universität München).
Ordinate: Fehler und Zeit nach Punkten bewertet. *Abszisse: A* Anfangswert ohne Alkohol, *P* Placebo (10 ml physiologische Kochsalzlösung) + Alkohol, *E* Propanidid (7 mg/kg KG) + Alkohol, *M* Methohexital (2 mg/kg KG) + Alkohol. **b** Zusammenfassung der psychodiagnostischen Tests: *links* 1,5 h, *rechts* 2,5 h nach Experimentbeginn. Einnahme von 38%igem Alkohol (0,8·0,7·3 ml/kg KG) 30 min vor Testbeginn. Mittelwerte der Scores (wie bei **a**)

Ambulanznarkosen mit der Frage der Straßenverkehrstüchtigkeit verlangen nach kombinierten Untersuchungen, denn mit EEG-Kontrollen allein ist die Konzentrationsleistungsfähigkeit nicht zu erfassen. Anästhesien mit Etomidat allein sind jedoch nicht möglich (fehlende Analgesie, störende Myokloni), so daß wir eine Kombination mit Diazepam und Fentanyl bevorzugten [6]. Aus dem EEG wurde eine Wirkzeit von 13 Minuten (Abb. 9) ermittelt und die psychodiagnostischen Tests in der 90. Minute ergaben einen Leistungsabfall von 5,8%. Die Verlängerung der Anästhesie auf ca. 40

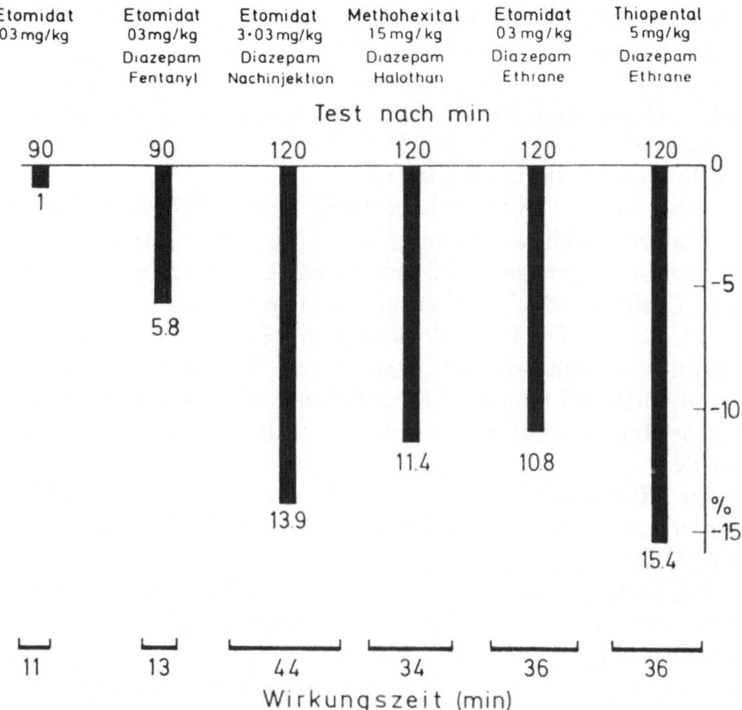

Abb. 9. Prozentualer Leistungsabfall nach sechs verschiedenen Anästhesiekombinationen

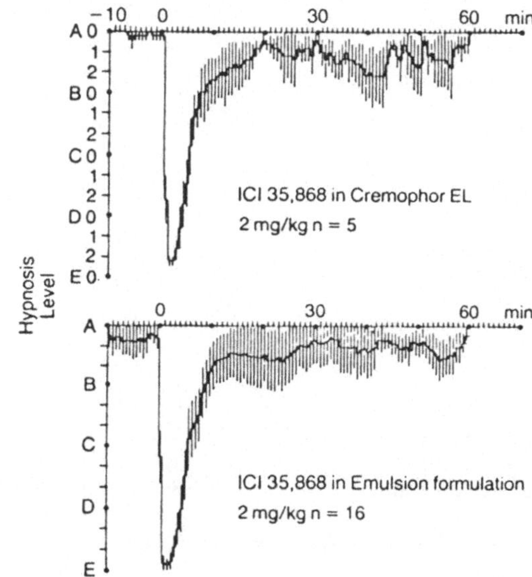

Abb. 10. Das obere Vigilosomnogramm nach Diprivan 2 mg/kg KG ist aus einer Dosiswirkungsstudie 1979 entnommen; das untere Vigilosomnogramm stammt aus dem Jahr 1983. Bei der Studie 1979 wurde über eine Atemmaske das Atemminutenvolumen und Atemgase kontrolliert. 1983 fiel dieser Weckreiz fort, daher sind ab der 10. Minute mehr Schläfrigkeitsstadien aufgetreten

Minuten mit 3 × Etomidat nach Injektion führte zu einer erheblichen Leistungseinbuße von ca. 14%. Günstiger zeigte sich eine Kombination mit Enfluran. Die Probanden wachten nach der zehnminütigen Inhalation schneller auf, das Ausgangsverhalten im EEG war nach 36 Minuten erreicht und der Leistungsabfall, gemessen in der 120. Minute, mit 10,8% geringer. Die stärkste Leistungseinbuße war nach der Thiopental/ Enfluran-Anästhesie eingetreten.

Das noch in klinischer Erprobung stehende Propofol, Diisopropylphenol, ist nicht in Wasser löslich, wurde anfangs in Cremophor [11] und die jetzige Charge in Intralipid gelöst. Unsere vergleichenden EEG-Untersuchungen mit einem zeitlichen Intervall von 4 Jahren haben eine ausgezeichnete Reproduzierbarkeit unserer Methodik ergeben (Abb. 10). Die kurze Wirkzeit von 5 Minuten ohne Nachschlaf entspricht der sehr kurzen Verteilungs-Halbwertzeit von ca. 3 Minuten. Die kurze Halbwertzeit von Propofol dürfte bei fehlender Beeinflußung der Cortisolsynthese für die Langzeittherapie auf der Intensivstation eine gute Alternative zu allen bisher gebräuchlichen Hypnotika werden.

Im Mittelpunkt der Untersuchungen von Wirkung und Nachwirkung der Benzodiazepine steht die Pharmakodynamik (EEG, Psychometrie), nicht so sehr die Pharmakokinetik.

Pharmakokinetische Befunde erlauben jedoch eine gute Charakterisierung. Midazolam besitzt mit 6–5 Minuten die kürzeste Verteilungs-Halbwertzeit und mit $2,3 \pm 0,4$ Stunden eine ebenfalls sehr kurze Eliminations-Halbwertzeit, Diazepam mit ca. 40 Stunden eine sehr lange, Flunitrazepam und Lormetazepam mit ca. 6–10 Stunden eine mittellange Halbwertzeit (Tabelle 3).

Tabelle 3. Benzodiazepinderivate

Internationaler Freiname	Halbwertzeit	Aktive Metabolite	Halbwertzeit
Nitrazepam	18 –38 h	keine	
Flurazepam	sehr kurz	N-Desalkylflurazepam	2 – 4 Tage
Flunitrazepam	15 –30 h	7-Amino-Derivat	$23 \pm$ 4 h
		Desmethyl-Derivat	$31 \pm$ 8 h
Diazepam	20 –50 h	Desmethyl-Derivat	30 – 60 h
		3-Hydroxy-Derivat	
		(Temazepam)	4 – 10 h
		Oxazepam	6 – 24 h
Temazepam	4 –10 h	keine	
Oxazepam	6 –24 h	keine	
Triazolam	5 –10 h	unbekannt	
Chlordiazepoxid	7 –14 h	Desmethyl-Derivat	
		Demoxepam	
		Desmethyldiazepam	
Lorazepam	9 –22 h	keine	
Chlorazepat		Desmethyldiazepam	30 – 60 h
Midazolam	1,3– 2,2 h	keine[a]	
Lormetazepam	8 –10 h	keine[b]	

[a] unveröffentlichte Angaben von Roche
[b] Angaben des Herstellers

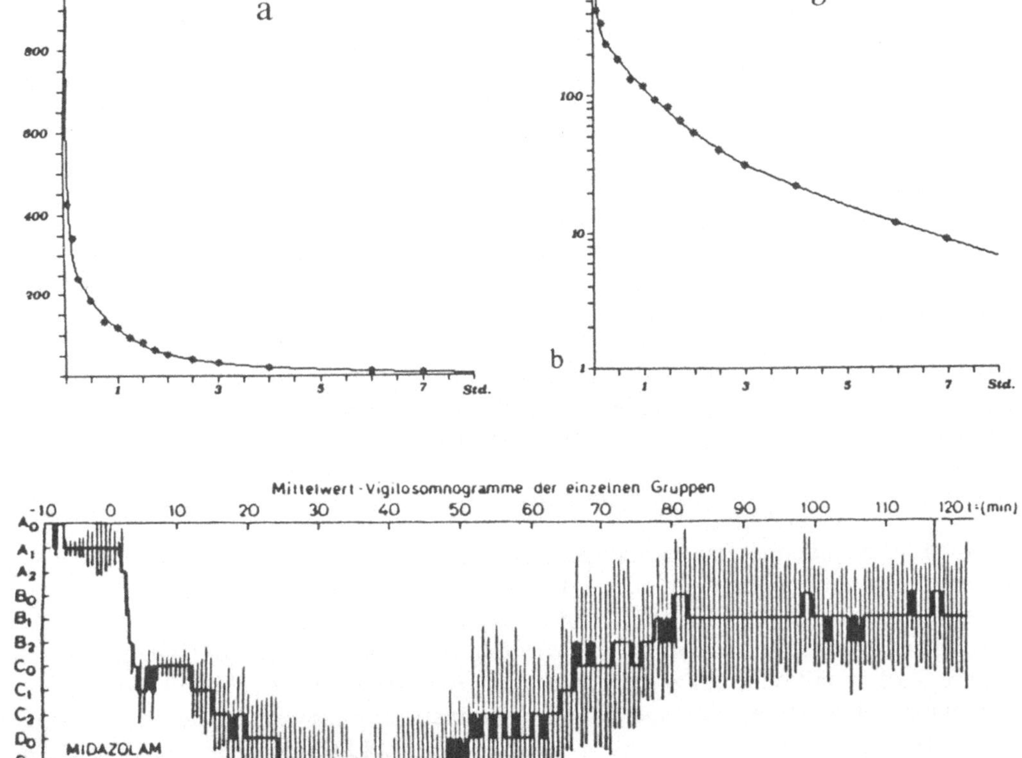

Abb. 11. a Plasmakonzentrationsverlauf nach rascher i.v. Injektion von 0,15 mg Midazolam/kg KG (Proband J. J. M.). **b** Plasmakonzentrationsverlauf in halblogarithmischer Darstellung nach rascher i.v. Injektion von 0,15 mg Midazolam/kg KG (Proband J. J. M.). **c** Vigilosomnogramme (n = 6)

Vergleichen wir die EEG-Untersuchungen [1, 12] mit dem Plasmaspiegel nach 0,15 mg/kg KG Midazolam, so erfolgt nach einer sehr schnellen Anflutung initial ein schneller Konzentrationsabfall, der durch Verteilung des Pharmakons in das periphere Compartment bedingt ist. In wenigen Minuten wird ein Tiefschlafstadium erreicht, entsprechend der hohen Anfangskonzentration. Abb. 11 zeigt den raschen Abfall der Konzentration im venösen Plasma innerhalb der ersten Viertelstunde nach Applikation auf 10–20% des ursprünglichen Wertes. Nach 1 Stunde sind noch 10%, nach 2 Stunden noch annähernd 5% der ursprünglichen Plasmakonzentration vorhanden.

In der halblogarithmischen Darstellung der Plasmakonzentrationen wird der dreiphasische Verlauf der Kurve erkennbar.

Während der beiden ersten Phasen ist der Konzentrationsabfall durch Verteilungsvorgänge bedingt; für den Konzentrationsabfall in der terminalen β-Phase sind hingegen ausschließlich Metabolisierungsvorgänge verantwortlich.

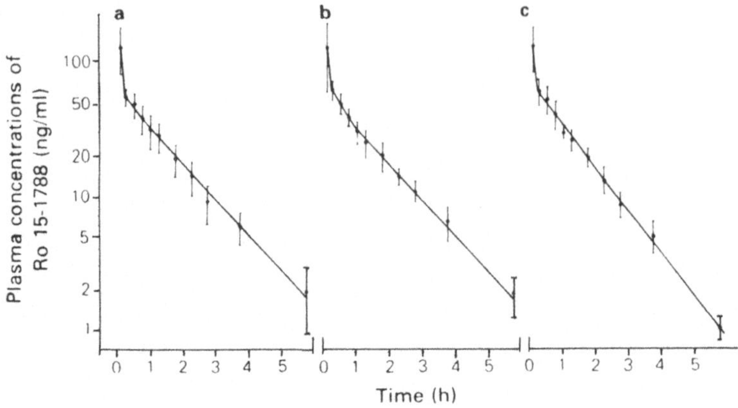

Abb. 12a–c. Plasmakonzentrationsverlauf (Mittelwert ± SD) nach Ro-15-1788-Einzeldosis i.v. (0,1 mg/ kg KG); **a** 5 min zuvor: i.v.-Injektion von 0,03 mg/kg KG Flunitrazepam; **b** mit vorher verabreichter Kochsalzlösung; **c** 5 min zuvor: Lormetazepaminjektion (0,06 mg/kg KG)

Nach 1½ Stunden ist das Verteilungsgleichgewicht erreicht und es beginnt die langsamere Eliminationsphase. In dieser Phase kann es immer wieder zum Einschlafen kommen, jedoch ist der Proband leicht erweckbar.

Eine zusätzliche Erkenntnis in der Wirkung der genannten Benzodiazepine haben unsere Studien mit dem Benzodiazepinantagonisten Ro 15 1788 gebracht. Nach pharmakokinetischen Untersuchungen ist die Eliminations-Halbwertzeit des Benzodiazepin-Antagonisten Ro 15 1788 (Abb. 12) mit 1,15 ± 0,14 Stunden kürzer als die Halbwertzeit der Agonisten [18]. In dieser Studie wurden 20 Minuten nach den Agonisten Lormetazepam, Flunitrazepam und einem Placebo der Antagonist injiziert. Aus einem Tiefschlaf wachten die Probanden sofort auf, schliefen dann aber immer wieder nach Abklingen der Wirkung des Antagonisten ein. Weckreize zeigten nur vorübergehende Wirkung. Bei der Anwendung des Antagonisten in der Klinik ist dieser Erkenntnis Rechnung zu tragen, denn erneute Wirkungen der Benzodiazepine am Rezeptor können in Kombination mit Analgetika zu Interaktionen führen.

In einer weiteren Studie mit Midazolam trat eine Antagonisierung mit Ro 15 1788 ebenfalls sofort ein [13]. Nachschlafstadien waren nach Midazolam noch bis zur 4. bis 5. Stunde, nach Lormetazepam und Flunitrazepam bis zur 7. Stunde aufgetreten (Abb. 13). Psychometrische Tests und Konzentrations-Leistungstests sind nach den mittellangen Benzodiazepinen bis zur 7. Stunde eingeschränkt, nach Midazolam war ab der 4. Stunde das Ausgangsverhalten wieder erreicht.

Aufschlußreich war bei diesen psychometrischen Untersuchungen, daß nach Midazolam kurzdauernde Tests sehr gut absolviert werden konnten, daß aber längerandauernde Konzentrations-Leistungstests zu einer deutlichen Einbuße der Konzentration führten.

Da Patienten in der präoperativen Phase den H_2-Rezeptor-Antagonisten Cimetidin häufig erhalten, muß auf die Interaktion dieser Substanz mit Benzodiazepinen eingegangen werden. Nach Klotz und Reimann [19, 20] wird die Eliminations-Halbwertzeit von Diazepam durch Cimetidin signifikant von 34 auf 51% bei gesunden Probanden

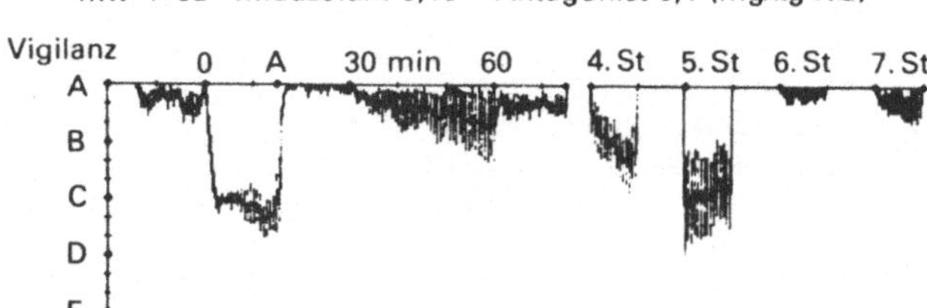

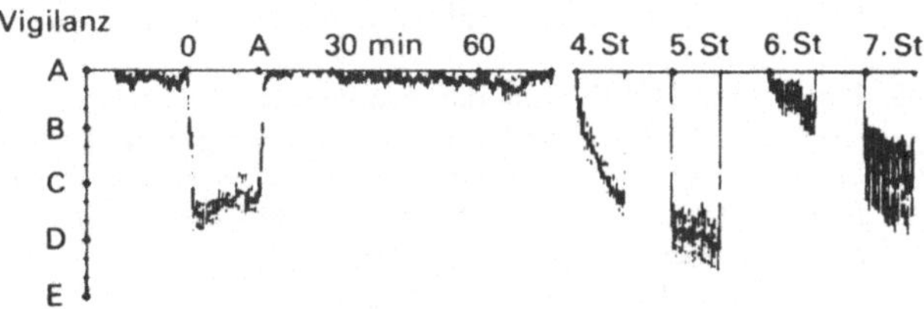

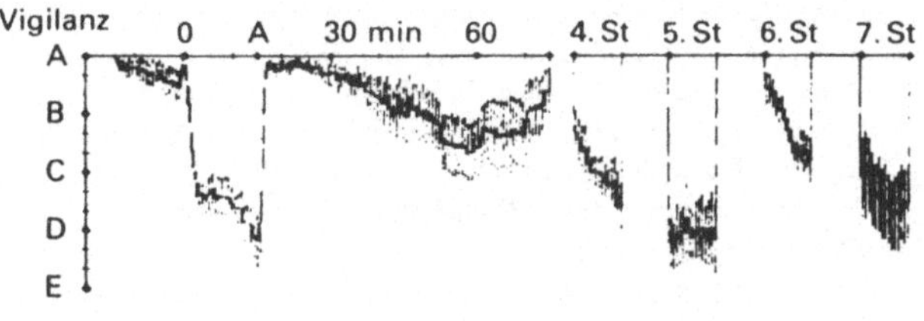

Abb. 13. Die Antagonisierung mit Ro 15-1788 (0,1 mg/kg KG) wurde auch nach Midazolam (0,15 mg/kg KG), Flunitrazepam (0,03 mg/kg KG) und Lormetazepam (0,06 mg/kg KG) sicher in 30 bis 60 Sekunden erreicht. Tiefere Schlafstadien traten nach Flunitrazepam und Lormetazepam bis zur 7. Stunde auf. Nach Midazolam waren die Nachschlafstadien deutlich geringer und die Probanden fühlten sich ab der 6. Stunde frisch

verlängert. Die totale Plasma-Clearance war signifikant von 19,9 ml/min auf 11,5 ml/min reduziert. Cimetidin beeinträchtigt auch die Elimination von Desmethyl-Diazepam und verlängert diese Eliminations-Halbwertzeit von 52 auf 73 Stunden. In wieweit nun diese Ergebnisse auch auf andere Benzodiazepine wie z.B. Flunitrazepam oder Lormetazepam zu übertragen sind, steht noch aus, vor allen Dingen, ob eine Bolusinjektion von Cimetidin wie sie zur Prophylaxe anaphylaktoider Reaktionen empfohlen wird, einen Einfluß auf die Metabolisierungsrate oder intraoperativ verabreichten Benzodiazepine ausübt, muß noch untersucht werden. Es ist jedoch anzunehmen, daß Lormetazepam mit der Verstoffwechselung zum Konjugat keine Interaktion hervorruft. In einer noch nicht veröffentlichten Untersuchung von Klotz und Mitarb. [17] kam es nach einer Einzelbolus-Injektion von 800 mg Cimetidin zu einer signifikanten Erhöhung der Plasmakonzentration von Midazolam.

Literatur

1. Amrein R, Cano JP, Eckert M, Coassolo Ph (1981) Pharmakokinetik von Midazolam nach intravenöser Verabreichung. Arzneim.-Forsch/Drug Res 31:2202
2. Brodie BB, Burns JJ, Mark LC, Lief PA, Bernstein E, Papper EM (1953) The fate of pentobarbital in man and dog and a method for its estimation in biological material. J Pharmacol Exp Ther 109:26
3. Brodie BB, Mark LC, Papper EM, Lief PhA, Bernstein E, Rovenstine EA (1950) The fate of thiopentone in man and a method for its estimation in biological material. J Pharmacol Exp Ther 98:85
4. Doenicke A (1964) Beitrag zur Klärung der Nachwirkungen von Thiobarbituratnarkosen. Habilitationsschrift, München
5. Doenicke A (1965) General pharmacology of barbiturates. Acta Anaesthesiol Scand. Suppl XVII 11
6. Doenicke A (1981) Etomidat, Propanidid, Gammahydroxybuttersäure, In: Die intravenöse Narkose. Klin Anästh u. Wiederbel 23:107. Springer, Berlin Heidelberg New York
7. Doenicke A (1982) Die Pharmakologie verschiedener Narkosemittel im Hinblick auf die Aufwachphase. Intravenöse Anästhetika (Hypnotika und Sedativa). In: Klinische Anästhesiologie und Intensivmedizin 24:15. Springer, Berlin Heidelberg New York
8. Doenicke A, Kugler J (1965) Untersuchungen nach Barbiturat-Medikation und zusätzlichem Alkoholgenuß im 24-Stunden-Verlauf. In: Aktuelle Probleme der Verkehrsmedizin, p. 134. Enke, Stuttgart
9. Doenicke A, Kugler J, Laub M (1967) Evaluation of recovery and street fitness by EEG and psychodiagnostic tests after anaesthesia. Can Anaesth Soc J 14:567
10. Doenicke A, Kugler J, Laub M (1968) EEG-Untersuchungen während Epontol-Methoxyfluran-Narkose. Prakt Anästh u. Wiederbelebung 3:213
11. Doenicke A, Kugler J, Suttmann H, Bretz Ch, Haegler H. Wörschhauser J (1981) Ausblick über weitere Entwicklungen von i.v. Hypnotika. In: Klinische Anästhesiologie und Intensivmedizin 23:309 Springer, Berlin Heidelberg New York
12. Doenicke A, Kugler J, Suttmann H, Grote B, Donner W (1980) Midazolam: Abhängigkeit der Schlaftiefe von Injektionszeit und Dosis. Anaesthesist 29:637
13. Doenicke A, Suttmann H, Kapp W, Kugler J, Ebentheuer H (1984) Zur Wirkung des Benzodiazepin-Antagonisten Ro 15 1788. Anaesthesist 33:343
14. Frey H-H, Doenicke A (1961) Quantitative Bedeutung der Desulfurierung im Stoffwechsel von Thiobarbituraten, Naunyn-Schmiedebergs Arch Exp Path 241:514
15. Furano ES, Greene NM (1963) Metabolic breakdown of thiopental in man determined by gas chromatographic analysis of serum barbiturate levels. Anesthesiology 24:796
16. Gnoneim MM, van Hamme MJ (19789) Pharmacokinetics of thiopentone: Effects of enflurane and nitrous oxide anesthesia and surgery. Br J Anaesth 50:1237
17. Klotz U, Arvela P, Rosenkranz B (1985) Effect of single doses of cimetidine and ranitidine on the steady state plasma levels of midazolam. Clin Pharm & Therapeutics
18. Klotz U, Duka Th, Dorow R, Doenicke A (1985) Flunitrazepam and Lormetazepam do not affect the pharmacokinetics of the benzodiazepam antagonist Ro 15 1788. Br J Clin Pharmac 19:95
19. Klotz U, Reimann J (1980) Influence of cimetidine on the pharmacokinetics of desmethyldiazepam and oxazepam. Eur J Clin Pharmacol 18:517
20. Klotz U, Reimann J (1980) Delayed clearance of diazepam due to cimetidine. N Engl J Med 302:1012
21. Morgan DJ, Balckman GL, Paul JD, Wolf LJ (1981) Pharmacokinetics and plasma binding of thiopental: I. Studies in surgical patients. Anesthesiology 54:468
22. Stanski DR (1984) Pharmacokinetics of Barbiturates in: Pharmacokinetics of Anaesthesia. Prys-Roberts PC, Hug CC jr. (eds) Blackwell Scientific Publ, p 112
23. Stanski DR, Mihm FG, Rosenthal MH, Kalman SM (1980) Pharmacokinetics of high dose thiopental used for cerebral resuscitation. Anesthesiology 53:159

Infusions- und Bolustechniken in der intravenösen Anästhesie

J. Schüttler, H. Stoeckel, H. Schwilden und P. M. Lauven

Bei der konzeptionellen Erarbeitung von Dosierungsschemata für die Narkoseführung in der intravenösen Anästhesie sind das pharmakodynamische Profil der verwendeten Pharmaka, deren pharmakokinetisches Verhalten und die voraussichtliche Dauer der durchzuführenden Narkose von ausschlaggebender Bedeutung für die Wahl der anzuwendenden Technik. Das pharmakodynamische Profil eines Pharmakons wird charakterisiert durch die sog. Konzentrations-Effekt-Beziehung. Dabei sind sowohl die Steilheit der Konzentrations-Effektkurve, als auch eine eventuell vorhandene Hysterese zu beachten. Das pharmakokinetische Verhalten wird maßgeblich bestimmt durch Clearance und Verteilungsvolumina sowie der daraus resultierenden Halbwertszeit. Das Dosierungsregime hat sich darüber hinaus an der Art des operativen Eingriffs sowie an dessen voraussichtlicher Dauer zu orientieren.

Betrachtet man die klinische Einführung der kurzwirksamen Barbiturate Hexobarbital und Thiopental in den frühen 30er Jahren als Beginn der Aera intravenöser Anästhetika, so muß man was Dosierungskonzepte anbetrifft feststellen, daß über mehr als 30 Jahre in der Regel eine einzige Bolusinjektion dieser Pharmakonklasse zum Zweck der Narkoseeinleitung erfolgte.

Die erste Abbildung stammt aus einer Arbeit, die schon 1950 im Journal of Pharmacology and Experimental Therapeutics von der Arbeitsgruppe um Brodie veröffentlicht wurde [1], (Abb. 1). Dargestellt ist der Plasmaspiegelverlauf nach einer Bolusinjektion von Thiopental, wobei der kleine Pfeil den Zeitpunkt des Aufwachens des Probanden markiert. Die Ergebnisse dieser wohl ersten klinisch-pharmakologischen Un-

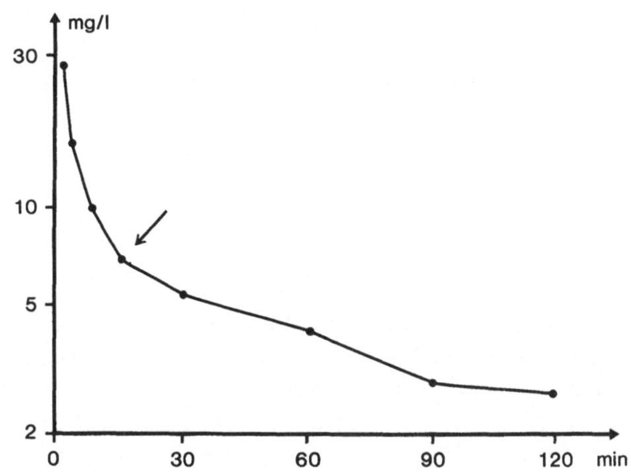

Abb. 1. Plasmaspiegel von Thiopental nach einer Bolusdosierung bei einem einzelnen Probanden. Der Pfeil gibt den Aufwachzeitpunkt an

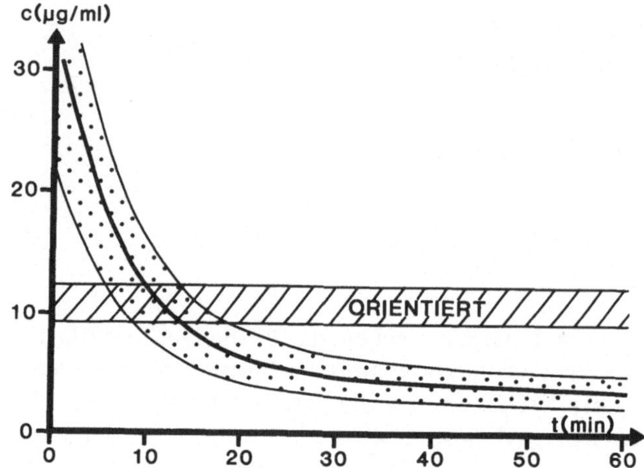

Abb. 2. Mittlere Plasmaspiegel ± Standardabweichung von Thiopental (D = 350 mg) bei einer Gruppe von Probanden. Die schraffierte Fläche gibt den Zeitpunkt der Orientiertheit wieder (MW ± SD). Computersimulation mittels gemessener Daten

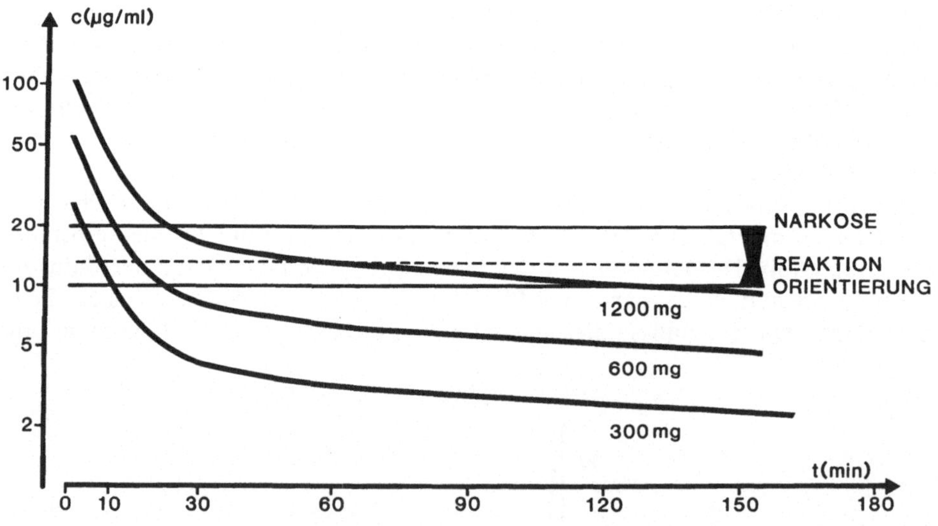

Abb. 3. Theoretisch simulierte Plasmaspiegelverläufe bei 3 verschiedenen Thiopentaldosierungen von 300, 600 und 1200 mg, sowie das therapeutische Fenster von Thiopental

tersuchungen mit intravenösen Anästhetika haben bis heute ihre Gültigkeit behalten, wie aus Abbildung 2 ersichtlich wird. Man erkennt wiederum den mittleren Plasmaspiegelverlauf nach einer Bolusinjektion von 350 mg Thiopental, wobei die gepunktete Fläche die Variation bei einem Kollektiv von 7 Probanden andeutet. Die gestrichelte Fläche gibt den Konzentrationsbereich wieder in dem die von uns untersuchten Probanden nach Thiopentalapplikation örtlich und zeitlich orientiert waren. Aus dieser

Abbildung geht außerdem deutlich hervor, daß der Wirkungsverlust von Thiopental bei dieser Dosierung durch die schnelle Verteilungsphase bedingt ist [2].

Soll nun über die 10–15 Minuten dauernde Wirkung einer üblichen Einleitungsdosis ein längerdauernder Thiopentaleffekt erzielt werden, so wird vielfach die Applikation einer höheren Bolusdosis praktiziert (Abb. 3). So kann durch eine Verdopplung der Thiopental-Dosis auf beispielsweise 600 mg eine Wirkdauer von ca. 30 Minuten erzielt werden. Eine weitere Verdopplung der Dosis auf 1200 mg resultiert jedoch nicht in einer erneuten Verdopplung auf etwa 60 min, sondern führt zu einer erheblich verlängerten Wirkung, die unter Umständen mehrere Stunden andauern kann. Bei solch hohen Dosen ist die um vieles langsamere Eliminationsphase von Thiopental nahezu ausschließlich für den Wirkungsverlust verantwortlich und man sollte sich diese Gefahr bei Anwendung höherer Thiopentaldosierungen immer vor Augen halten.

Ein ähnliches Verhalten weist das noch recht junge intravenöse Opiatanalgetikum Alfentanil auf, das als kurz- oder sogar ultrakurzwirkend bezeichnet wird [3, 4]. Bei einer Dosis von 2,5 mg Alfentanil ist mit einem analgetischen Effekt von wenigen Minuten zu rechnen (Abb. 4). Die volle Erholung ist nach ca. 10 Minuten erreicht. Verdoppelt man die Dosis auf 5 mg, so erzielt man eine adäquate Analgesiezeit von etwa 10–15 Minuten und eine Erholungszeit bis zur vollständigen Wiederkehr der suffizienten Spontanatmung von 30 min. Bis zu diesem Dosisbereich wird die Beendigung der Wirkung maßgeblich durch die schnelle Verteilungsphase bestimmt. Bei höheren Dosierungen gewinnt jedoch die langsamere Eliminationsphase zunehmendes Gewicht und bei einer weiteren Verdopplung der Dosis auf 10 mg Alfentanil ist mit einer Nachwirkung von etwa 90 Minuten zu rechnen.

Diese Erkenntnisse, die durch Computersimulationen auf pharmakokinetisch-dynamischer Grundlage erzielt wurden, konnten durch Messungen bestätigt werden (Abb. 5). Die Punkte und Sternchen geben die Alfentanil-Plasmaspiegel wieder, die bei Ansprechbarkeit bzw. beim ersten Atemzug nach totaler intravenöser Narkose bei Mikrolaryngoskopien unter Jet-Ventilation vorlagen. Dosiert wurde nach Körpergewicht, und zwar 100 μg Alfentanil/kg KG [4].

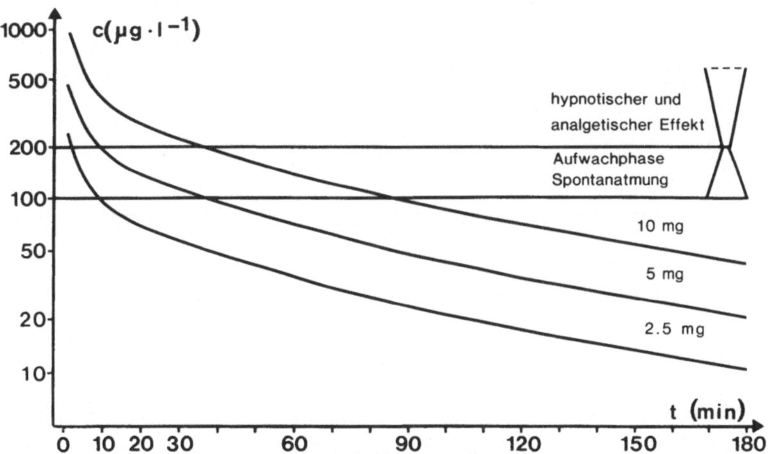

Abb. 4. Theoretisch simulierte Plasmaspiegelverläufe bei 3 verschiedenen Alfentanildosierungen von 2,5, 5 und 10 mg, sowie das therapeutische Fenster von Alfentanil

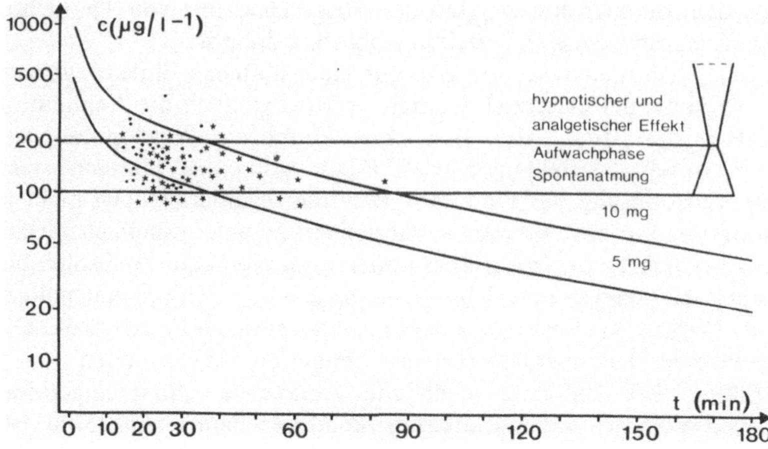

Abb. 5. Theoretisch simulierte Plasmaspiegelverläufe bei 2 verschiedenen Alfentanildosierungen von 5 und 10 mg sowie die minimale therapeutische Schwelle von Alfentanil. Tatsächlich gemessene Plasmaspiegel von Alfentanil bei 43 Patienten zu Beginn der Aufwachphase (·) und Spontanatmung (*)

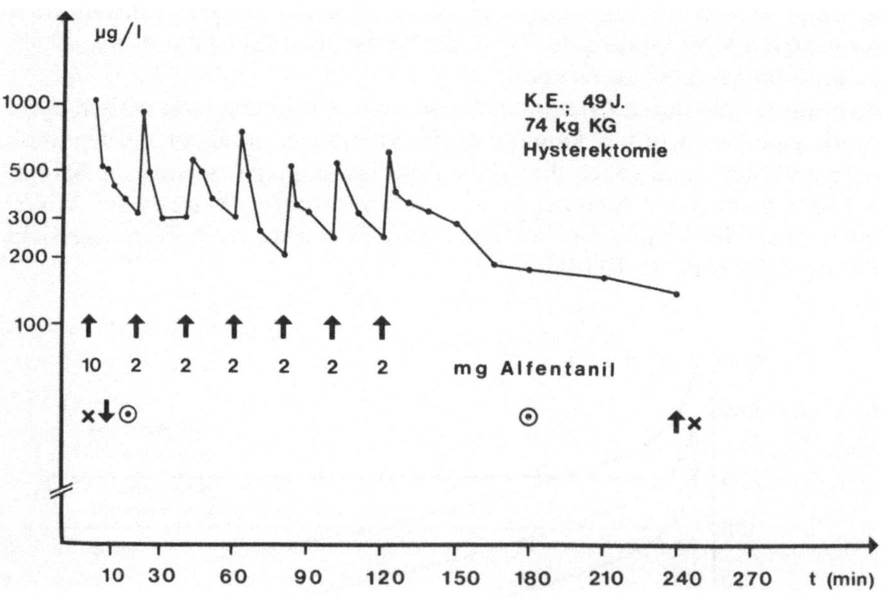

Abb. 6. Repetitive Alfentanildosierung bei einer Patientin mit Hysterektomie

Neben den eben dargelegten Prinzipien des Wirkungsverlusts nach Bolusdosierung konnte bei diesem Untersuchungsansatz auch gezeigt werden, daß eine auf kg Körpergewicht bezogene Dosierung bei schwergewichtigen Patienten zur Überdosierung führen kann.

Reichte beim Normalgewichtigen die so festgelegte Dosis für die Operationsdauer von ca. 20–30 Minuten aus, so war bei den Patienten mit hohem Körpergewicht eine Nachwirkung von bis zu 90 Minuten zu beobachten. Diese Eigenschaft ist bei nahezu allen heute gebräuchlichen intravenösen Hypnotika und Analgetika zu beobachten, und sollte dazu führen eine feste Dosis zu applizieren, die gegebenenfalls durch eine Repetitionsdosis gefolgt werden kann. Wobei das Prinzip der repetitiven Dosierung dann auch ausgedehnt werden kann für die Anwendung bei längerdauernden Anästhesieverfahren.

Abbildung 6 zeigt eine solche repetitive Bolusapplikation für Alfentanil. Ein initiale Dosis von 10 mg Alfentanil wird durch Repetitionsdosen von je 2 mg alle 20 Minuten gefolgt. Bei dieser Dosierung, die auf pharmakokinetischen Berechnungen basiert, dient die initiale Dosis oder auch „loading dose" zur Sättigung der Verteilungsvolumina von Alfentanil [5].

Die Repetitionsdosen betragen ein fünftel der Initialdosis und dienen zur Kompensation der durch Metabolismus und Sekretion eliminierten Pharmakonmenge. Das Dosierintervall von 20 Minuten wurde gewählt, um eine Kumulation zu vermeiden. Das heißt die mittleren Plasmaspiegel sollen keinen kontinuierlichen Anstieg zeigen, sondern gleichbleibend über die gesamte Therapiedauer verlaufen. Ein kürzeres Injektionsintervall, bzw. höhere Repetitionsdosen würden zu einem kontinuierlichen Ansteigen der Plasmaspiegel und somit zur Kumulation führen. Somit ist der Begriff *Kumulation* immer abhängig von Dosis und Dosierungsschema und stellt eben nicht, wie manchmal fälschlicherweise behauptet wird, eine pharmakonspezifische Eigenschaft per se dar.

Vom klinischen Verlauf mußte diese Alfentanildosierung (Abb. 6), die durch die kurzen Repetitionsintervalle von 20 Minuten an den Rand der klinischen Praktikabilität stößt, eher als unbefriedigend bezeichnet werden. Für den durchgeführten Eingriff

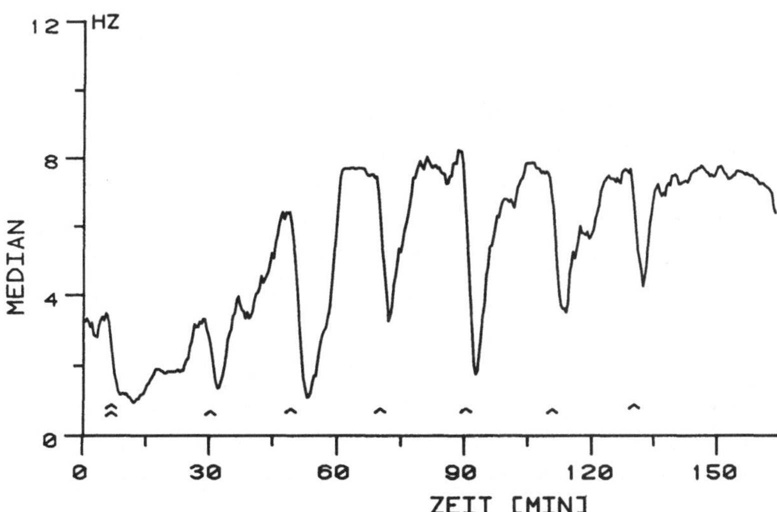

Abb. 7. Verlauf der EEG-Medianfrequenz als Parameter der Narkosetiefe unter repetitiver Alfentanildosierung

waren bei Plasmaspiegelminima Zeichen einer unzureichenden Narkosetiefe festzustellen.

Dies spiegelt sich auch im Verhalten der EEG-Medianfrequenz als Parameter für die Narkosetiefe bei einem ähnlichen Dosierungsschema wieder [6]. Liegt der Median der EEG-Frequenzverteilung nach der initialen Bolusdosierung noch deutlich unter 5 Hz (Abb. 7), so wird diese Schwelle spätestens nach der zweiten Repetition ständig überschritten und spiegelt den auch klinisch beobachteten eher flachen Narkoseverlauf wider.

Warum treten nun solche Schwierigkeiten bei repetitiven Fentanyldosierungen, die im Rahmen der sogenannten Neuroleptanästhesie seit mehr als zwanzig Jahren mit gutem Erfolg praktiziert wurden, nicht auf?

Die Antwort auf diese Frage deutet sich in Abb. 8 an. Im oberen Teil sind die Plasmaspiegel von Fentanyl aufgetragen; im unteren Abschnitt die Fentanylmenge, die sich im peripheren Kompartment eines offenen Zweikompartmentmodells befindet

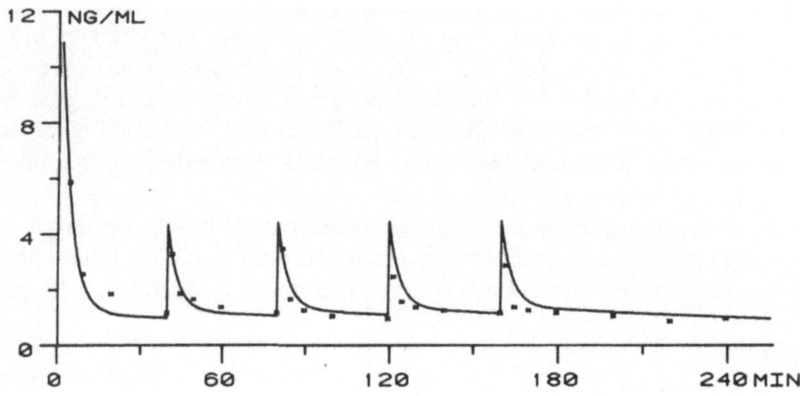

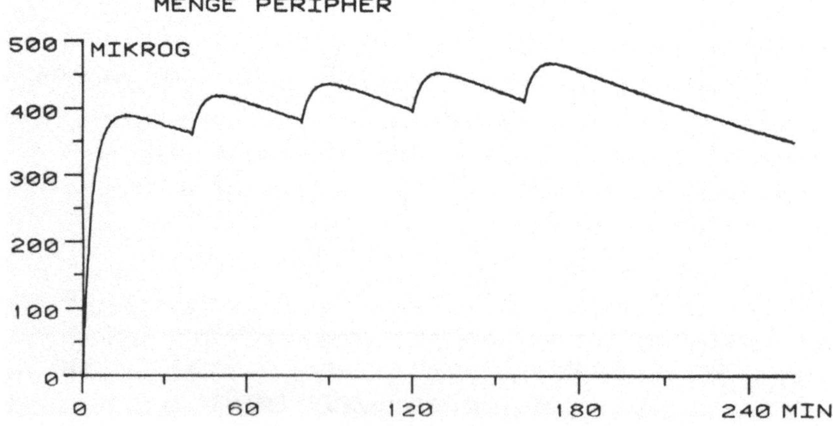

Abb. 8. Plasmaspiegel von Fentanyl (*oberer Teil*) und Pharmakonmenge (*unterer Teil*) im peripheren Kompartment eines offenen Zwei-Kompartmentmodells bei repetitiver Fentanyldosierung

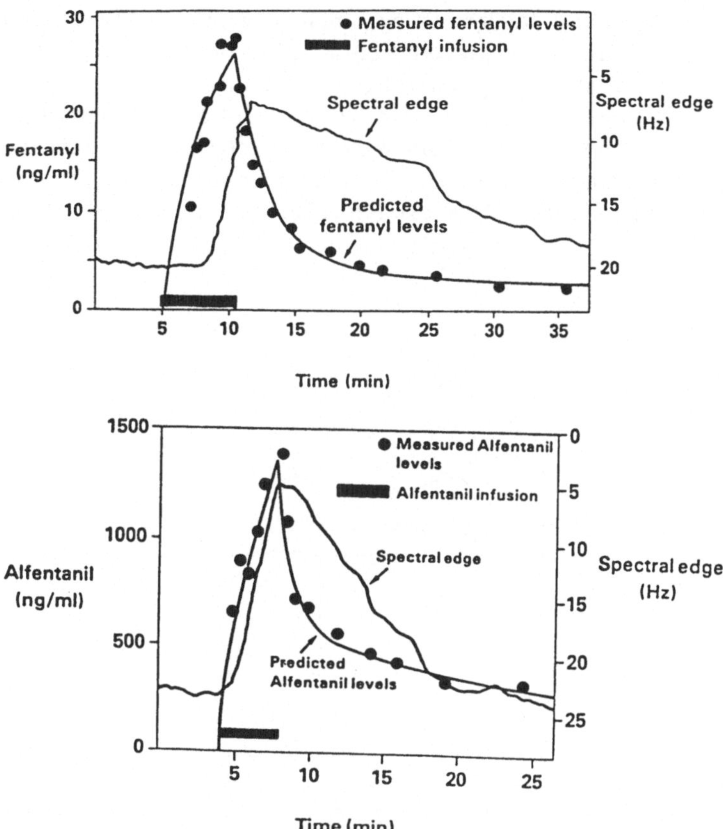

Abb. 9. Plasmaspiegel von Fentanyl (*oben*) bzw. Alfentanil (*unten*) und Verlauf der EEG-spectral edge frequency als Parameter der Narkosetiefe während und nach Kurzinfusion bei Probanden. (Aus [7], mit Erlaubnis der Autoren)

unter Zugrundlegung der folgenden klinisch häufig gebrauchten Dosierung. Eine initiale „loading dose" von 0,5 mg Fentanyl wird von Repetitionen mit 0,1 mg alle 40 Minuten gefolgt. Der bei dieser Dosierung eher gleichmäßig ruhige Anästhesieverlauf spiegelt am ehesten die nur geringen Schwankungen der Pharmakonmenge im peripheren Kompartment wieder. Die Mechanismen für dieses Verhalten nun lassen sich durch pharmakodynamische Untersuchungen näher aufklären.

Abbildung 9 zeigt Untersuchungen der Arbeitsgruppe Stanski [7] von der Stanford University. Dargestellt ist jeweils der Plasmaspiegelverlauf und der Verlauf eines EEG-Parameters, der kontinuierlich den pharmakodynamischen Effekt beider Opiate reflektiert. Bei Fentanyl – im oberen Bild – tritt das Maximum der Wirkung erst mit erheblicher Verzögerung auf, das heißt zu einem Zeitpunkt wo die Kurzinfusion längst beendet war und die gemessenen Plasmaspiegel längst eine abfallende Tendenz aufwiesen. Diesen Effekt bezeichnet man als *Hysterese*.

Bei Alfentanil dagegen ist ein solch ausgeprägter Hystereseeffekt nicht zu beobachten. Der Verlauf der „spectral edge"-EEG-Frequenz als pharmakodynamischer Parameter folgt nahezu deckungsgleich den gemessenen Plasmaspiegeln.

Berechnet man nun mit dem Konzept des Effektkompartments die Biophase Konzentrationen für Fentanyl am Wirkort, so zeigt sich bei einer für dieses Opiat typischen Äquilibrierungszeit von ca. 6–7 Minuten ein im Gegensatz zu den Plasmaspiegeln stark gedämpfter Verlauf (Abb. 10). Bei Alfentanil ist bei einer Äquilibrierungszeit von etwa

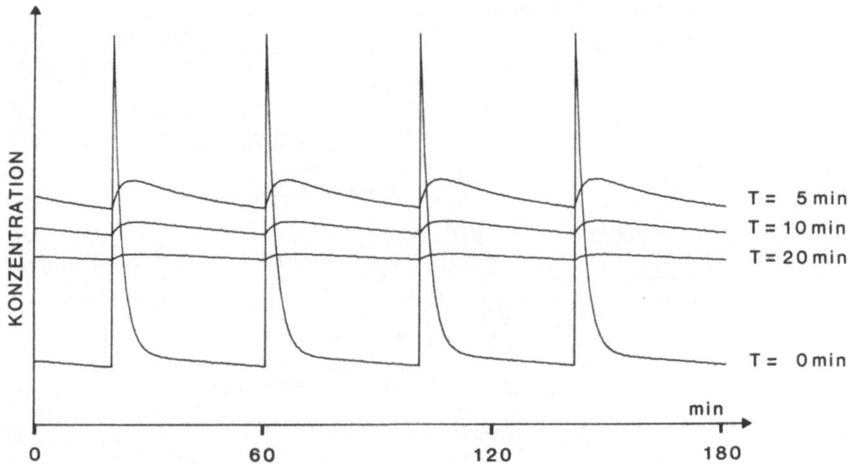

Abb. 10. Oszillation der Plasmaspiegel und der „Biophase-Konzentration" in Abhängigkeit von der Äquilibrierungszeit von Fentanyl mit dem Effektkompartiment

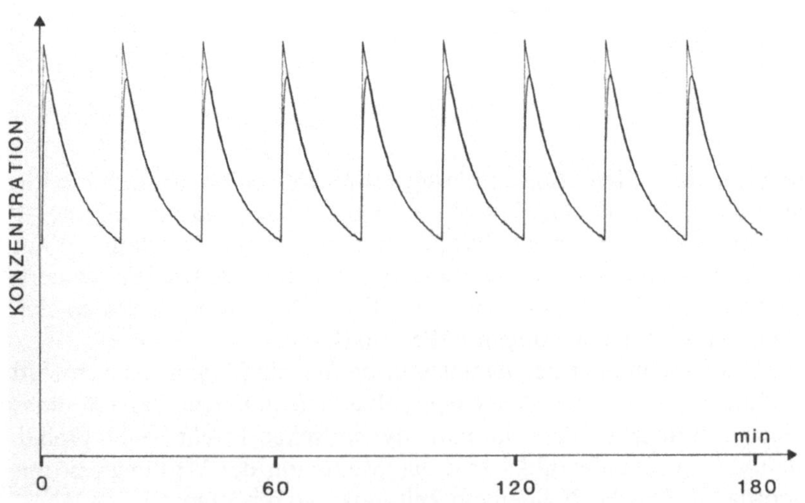

Abb. 11. Oszillation der Plasmaspiegel und der „Biophase-Konzentration" bei der typischen Äquilibrierungszeit von Alfentanil mit dem Effektkompartiment

1 min die Biophase-Konzentration vom Plasmaspiegelverlauf kaum noch zu unterscheiden (Abb. 11).

Für die Dosierung bedeutet das, daß solche Hysterese-freien Pharmaka bei entsprechend schneller Pharmakokinetik am sinnvollsten per infusionem verabreicht werden sollten. Da jedoch bei einer Infusion mit nur einer einzigen Infusionsrate ca. 3,5 Halbwertzeiten bis zum Erreichen des Gleichgewichtes oder „steady states" vergehen, muß nach Techniken gesucht werden, die von Anfang an konstante Blutspiegel bzw. „Biophase"-Konzentrationen garantieren.

Eine Möglichkeit, dies zu erreichen, besteht darin, wie im mittleren Abschnitt der Abbildung gezeigt (Abb. 12), die von der repetitiven Dosierung bekannte initial notwendige Sättigungsdosis oder „loading dose" mittels einer Bolusinjektion zu applizieren. Die dadurch erzielten initialen Spitzenblutspiegel erweisen sich jedoch vielfach als zu hoch und können je nach verwendetem Medikament mit erheblichen Risiken behaftet sein.

Verteilt man jedoch wie im unteren Teil von Abb. 12 gezeigt die initial notwendige „loading dose" mittels einer Schnellinfusion über etwa 5–10 Minuten, wie dies erstmals von Wagner 1974 für Theophyllin gezeigt wurde [8], so vermeidet man unnötig hohe Initialblutspiegel und gelangt recht schnell, ohne Unterschreitung des therapeutischen Spiegels, innerhalb kürzester Zeit zu einem „steady state".

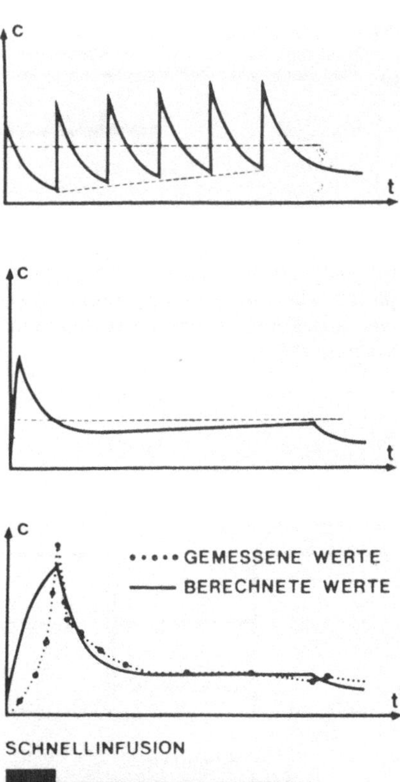

Abb. 12. Drei unterschiedliche Dosierungsstrategien für längerdauernde Etomidatanwendung. *Oben:* repetitive Bolusdosierung; *Mitte:* Bolus plus Infusion; *Unten:* Zwei verschiedene Infusionsraten

Unsere Arbeitsgruppe hat diese Dosierungstechnik für Etomidat an Probanden überprüft. In den 1980 im Anästhesisten veröffentlichten Untersuchungen [9] wurde eine initiale Schnellinfusion von 8 mg Etomidat pro Minute über ein Intervall von 10 Minuten als Sättigungsdosis verabreicht. Die Erhaltungsinfusion von 0,8 mg/min garantierte eine therapeutische Zielkonzentrtion von 0,5 µg/ml.

Ähnliche Ergebnisse konnten wir mit Alfentanil erzielen. Abb. 13 zeigt die Anwendung von Alfentanil in der kardiochirurgischen Anästhesie bei aortokoronaren Bypassoperationen. Eine initiale Schnellinfusion von 1 mg/min Alfentanil über 15 Minuten wird gefolgt von einer Erhaltungsfusion mit 0,15 mg/min. Die sich dabei einstellenden Plasmaspiegel von 400–500 µg/l garantieren eine ausreichende Narkosetiefe und kurze postoperative Nachwirkzeit von ca. 1–2 Stunden [5].

Will man nun die bei den gezeigten Infusionsschemata auftretenden unnötig hohen initialen Blutspiegel vermeiden, so muß man sich komplexer Infusionsstrategien bedienen, die dem pharmakokinetischen Profil der verwendeten Pharmaka in subtiler Weise gerecht werden.

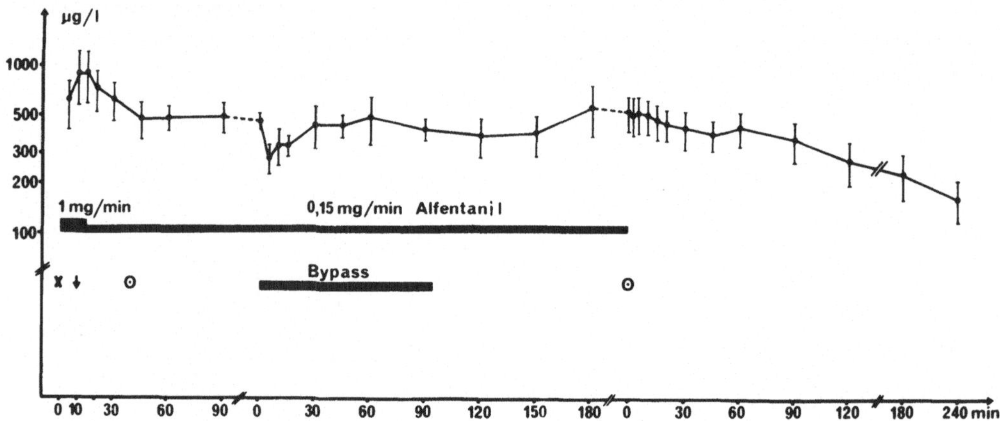

Abb. 13. Alfentanildosierung unter Anwendung zweier unterschiedlicher Infusionsraten bei Patienten unter aortokoronarer Bypassoperationen. Plasmaspiegelverlauf (MW±SD; n=6) von Alfentanil und Infusionsschema

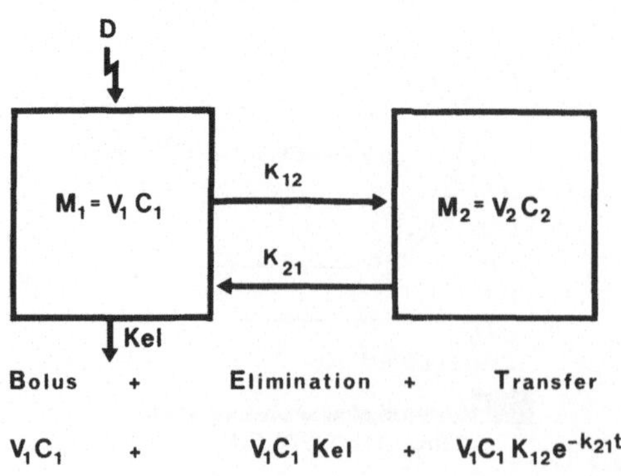

Abb. 14. Offenes Zwei-Kompartmentmodell (*oberer Teil*) und B.E.T.-Infusionsschema zur Erzielung konstanter Blutspiegel

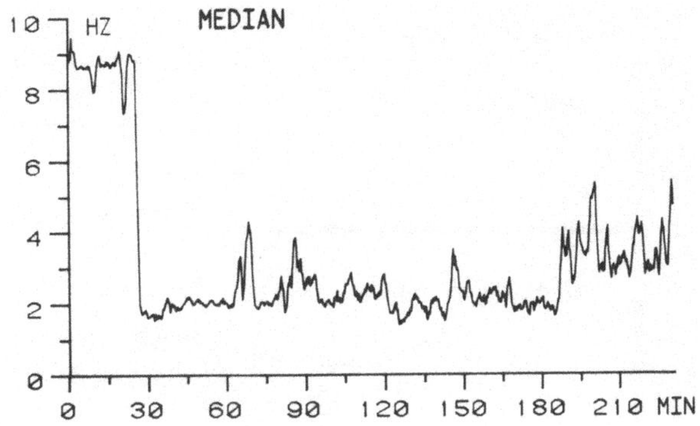

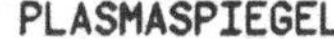

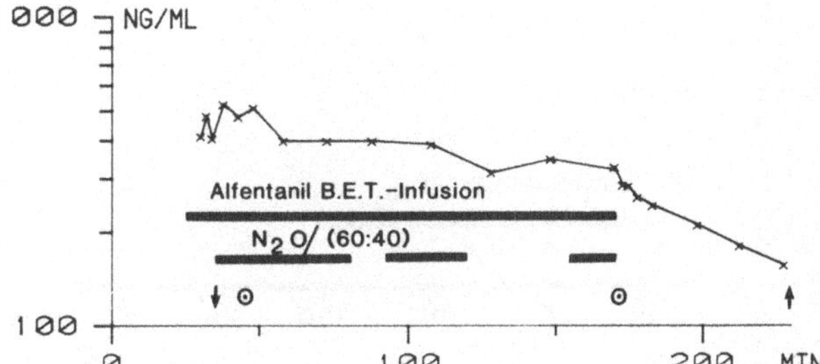

Abb. 15. Plasmaspiegel von Alfentanil (*unterer Teil*) und Verlauf der EEG-Medianfrequenz als Parameter der Narkosetiefe bei einer Patientin unter Hysterektomie

Die Realisierung dieses Zieles wird durch das von unserer Arbeitsgruppe entwikkelte sog. B.E.T.-Infusionsschema erreicht [10, 11, 12]. Dieses B.E.T.-Regime geht von der Überlegung aus, daß zur Erzielung konstanter Plasmaspiegel von Anbeginn drei Prozesse quantitativ berücksichtigt werden müssen. Als erstes hat man – bei Zugrundelegung eines 2-Kompartmentmodells – im zentralen Verteilungsvolumen durch einen Bolus – dafür steht B. – die therapeutisch gewünschte Plasmakonzentration herzustellen. Im folgenden müssen dann die Pharmakonmengen substituiert werden, die aus diesem zentralen Kompartment eliminiert werden – dafür steht E. – Drittens ist der Transfer des Pharmakons vom zentralen in das periphere Kompartment zu substituieren – dafür steht dann das T. – (Abb. 14).

Die praktische Durchführung einer solchen eher komplizierten Dosierungsstrategie ist an ein mikroprozessorgesteuertes Infusionssystem gebunden.

In Abbildung 15 sind die Plasmaspiegel von Alfentanil unter einer B.E.T.-Dosierung dargestellt. Das Opiat wurde kombiniert mit Lachgas bei einer Hysterektomie verwendet. Der von Anbeginn konstante Alfentanil-Plasmaspiegel führte zu einer ruhigen Narkoseführung und der im oberen Teil gezeigte spiegelbildliche Verlauf der EEG-Medianfrequenz ist in keiner Weise dem bereits gezeigten stark schwankenden Verlauf unter repetitiver Alfentanil-Bolusdosierung ähnlich (Abb. 7).

Eine Kombination von Alfentanil und Etomidat zur totalen intravenösen Anästhesie ist in Abbildung 16 dargestellt. Beide Pharmaka wurden mittels B.E.T.-Infusion verabreicht, wobei Etomidat zur Narkoseeinleitung und Alfentanil erst beim Hautschnitt gestartet wurde. Die Alfentanilinfusion wurde beim Peritonealverschluß und die von

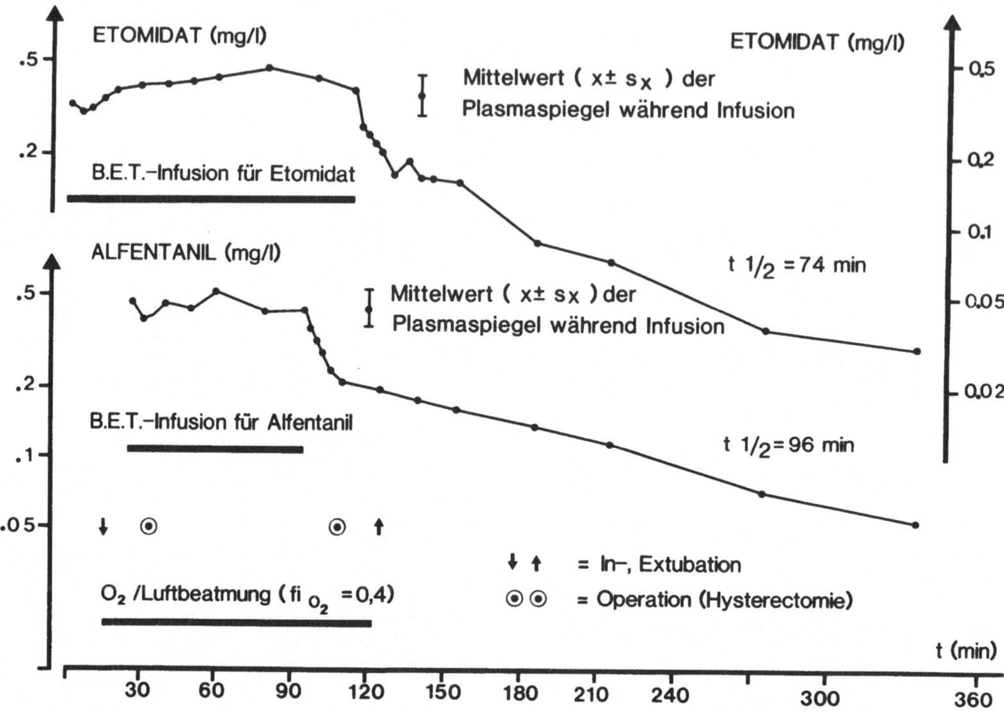

Abb. 16. Plasmaspiegel von Etomidat (*obere Kurve*) und Alfentanil (*untere Kurve*) während einer totalen intravenösen Anästhesie mittels Mikroprozessor-gesteuerter Infusionen bei einer Patienten unter Hysterektomie

Etomidat bei der Hautnaht abgestellt. So ließ sich in einer Untersuchungsgruppe von 6 Patientinnen im Vergleich zur alleinigen Anwendung von Alfentanil eine bedeutende Reduzierung der Alfentanilgesamtdosis erzielen, was ebenfalls zu einer Verkürzung der postoperativen Aufwachphase bis zur Erlangung einer suffizienten Spontanatmung führte [13].

Will man eine weitere Reduzierung der Gesamtdosis des verwendeten Opiates erhalten, so muß man eine sogenannte interaktive oder adaptive Infusionsdosierung durchführen, wie sie in Abbildung 17 für Alfentanil dargestellt ist. Mittels des eben gezeigten mikroprozessor gesteuerten Infusionssystems wurden 9 Patienten untersucht. Die sich abdominellen Hysterektomien unterziehen mußten. Der Alfentanil-Plasmaspiegel wurden – wie hier im unteren Teilbild repräsentativ gezeigt – adaptiv der jeweiligen Schmerzintensität angepaßt [14].

Das demonstrierte Beispiel zeigt, daß mittels mikroprozessorgesteuerter Infusionen, was die Applikationstechnik anbetrifft, nahezu ein Optimum erreicht worden ist. Bezogen auf die zur Verfügung stehenden Pharmaka wurden bisher zwar Fortschritte erzielt, eine optimale Steuerbarkeit konnte jedoch durch den zu langsamen Plasmaspiegelabfall nach längerdauernder Dosierung nicht erreicht werden.

Doch betrachtet man als jüngstes Mitglied der Familie der intravenösen Anästhetika das kurz vor der klinischen Einführung stehende Hypnotikum *Propofol* [15], dann zeigt

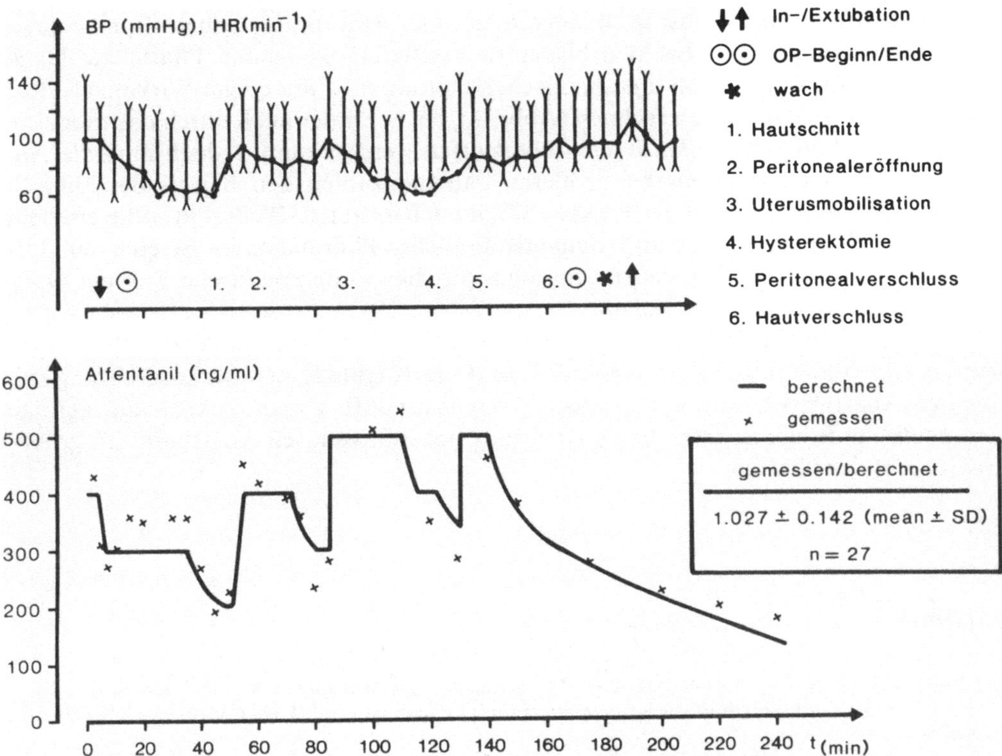

Abb. 17. Plasmaspiegel von Alfentanil unter einer bedarfsadaptierten, interaktiven Infusionsstrategie mit Hilfe einer Mikroprozessor-gesteuerten Infusion bei einer Patientin unter Hysterektomie

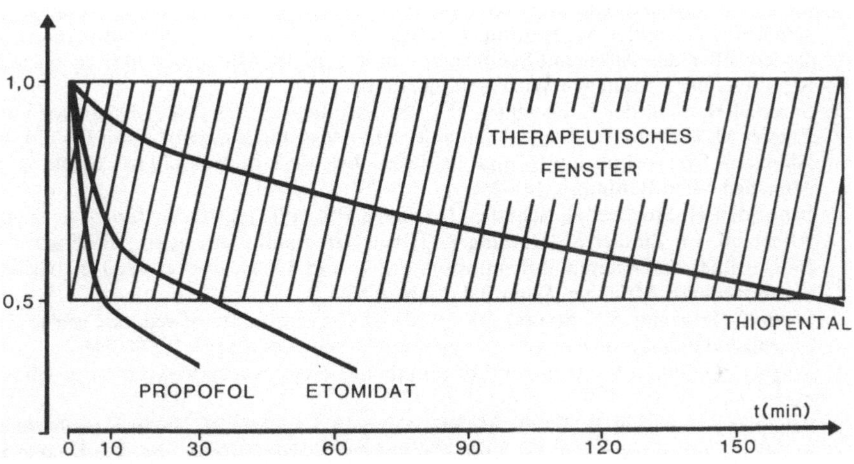

Abb. 18. Theoretisch berechneter Plasma- bzw. Blutspiegelabfall von Thiopental, Etomidat und Propofol nach Abstellen einer dreistündigen Infusion zur intravenösen Anästhesie. Die induviduellen, pharmakonspezifischen Konzentrationen wurden auf 1 normiert (therapeutisches Optimum). Bei der Hälfte der Ausgangskonzentration (therapeutisches Minimum) ist bei allen Pharmaka der Aufwachzeitpunkt erreicht

sich, was den Wirkungsverlust nach längerdauernder Anwendung anbetrifft, eine deutliche Verbesserung gegenüber den bisher zu Verfügung stehenden Pharmaka. Nach dreistündiger Anwendung im therapeutischen Optimum ist mit einem Wirkungsverlust innerhalb von 10 Minuten zu rechnen (Abb. 18), ein Wert der auch durch das moderne Inhalationsnarkotikum *Isofluran* nicht übertroffen werden kann. Jedoch muß die Anwendung dieses Pharmakons bei größeren Patientenzahlen den Beweis des klinisch relevanten Fortschrittes und der Praktikabilität noch antreten. Weiterhin sollte ein dem Propofol in Pharmakokinetik und -dynamik ähnliches Pharmakon im Bereich der Opiatanalgetika zur Verfügung stehen, um auch für dieses therapeutische Ziel ein Optimum an Steuerbarkeit zu erreichen.

Dann wäre nämlich in punkto „gute Steuerbarkeit" ein Gleichstand zwischen intravenöser und Inhalationsanästhesie erzielt, und die Nachteile der Narkoseführung mit volatilen Anästhetika, wie Kontamination der Raumluft, Organtoxizität und geringe therapeutische Breite könnten der Anwendung der intravenösen Anästhesie ein größeres Gewicht verschaffen.

Literatur

1. Brodie BB, Mark LC, Papper EM, Lief PA, Bernstein E, Rovenstein EA (1950) The fate of thiopental in man and a method for its estimation inbiological material. J Pharmacol exp Ther 98:85–96
2. Lauven PM, Stoeckel H, Schwilden H (1985) Phramakokinetische Untersuchungen mit Thiopental zur Ermittlung der hypnotischen Wirkschwelle. Anäesthesist 34 (Suppl):223
3. Schüttler J, Stoeckel H (1982) Alfentanil (R 39209) ein neues kurzwirkendes Opioid. Pharmakokinetik und erste klinische Erfahrungen. Anäesthesist 31:10–14
4. Schüttler J, Stoeckel H, Mück R, Apffelstaedt C (1985) Anwendung von Alfentanil bei Kurzeingriffen in der Gynäkologie und Hals-Nasen-Ohren-Heilkunde: Dosierungsvorschläge und klinische Aspekte. In: Zindler M, Hartung E (Hrsg): Alfentanil – ein neues, ultrakurzwirkendes Opioid. Bericht über das Alfentanil-Symposium am 9. und 10. Dezember 1983 in Düsseldorf. Urban & Schwarzenberg, München Wien Baltimore, 108–111
5. Stoeckel H, Schüttler J, Schwilden H (1985) Grundlagen der Infusionsnarkose mit Alfentanil. In: Zindler M, Hartung E (Hrsg): Alfentanil – ein neues, ultrakurzwirkendes Opioid. Bericht über das Alfentanil-Symposium am 9. und 10. Dezember 1983 in Düsseldorf. Urban & Schwarzenberg, München Wien Baltimore, 141–150
6. Schwilden H, Stoeckel H, Schüttler J, Lauven PM (1985) EEG-Veränderungen bei Narkosen mit Alfentanil. In: Zindler M, Hartung E (Hrsg): Alfentanil – ein neues, ultrakurzwirkendes Opioid. Bericht über das Alfentanil-Symposium am 9. und 10. Dezember 1983 in Düsseldorf. Urban & Schwarzenberg, München Wien Baltimore, 40–44
7. Scott JC, Ponganis KV, Stanski DR (1985) EEG quantitation of narcotic effect: The comparative pharmacodynamics of fentanyl and alfentanil. Anesthesiology 62:234–241
8. Wagner JG (1985) A safe method of rapidly achieving plasma concentration plateaus. Clin Pharmacol Ther 16:175–179
9. Schüttler J, Stoeckel H, Wilms M, Schwilden H, Lauven PM (1980) Ein pharmakokinetisch begründetes Infusionsmodell für Etomidat zur Aufrechterhaltung von steady-state Plasmaspiegeln. Anästhesist 29:662–666
10. Stoeckel H, Schwilden H, Lauven PM, Schüttler J (1982) Prinzipien der klinischen Pharmakokinetik in der Anästhesiologie. Anästh Intensivther Notfallmed 17:3–10
11. Schwilden H, Schüttler J, Stoeckel H, Lauven PM (1983) Strategies of infusion for intravenous anaesthesia. In: Tiengo M, Cousins MJ (eds) Pharmacological basis of anesthesiology: Clinical pharmacology of new analgesics and anesthetics. Raven Press, New York 117–125

12. Lauven PM, Stoeckel H, Schwilden H (1982) Ein pharmakokinetisch begründetes Infusionsmodell für Midazolam. Eine Mikroprozessor-gesteuerte Applikationsform zur Erreichung konstanter Plasmaspiegel. Anästhesist 31:15–19

13. Schüttler J, Schwilden H, Stoeckel H (1983) Pharmacokinetics as applied to total intravenous anaesthesia: Practical implications. Anaesthesia 38 (Suppl):53–56

14. Schüttler J, Stoeckel H, Schwilden H (1985) Clinical experience with interactive rate control of intravenous anaesthesia. In: Prescott LF, Nimmo WS (eds): Rate control in drug therapy. Churchill Livingstone, New York Edingburgh London Melbourne 232–236

15. Schüttler J, Schwilden H, Stoeckel H (1985) Pharmacokinetic and pharmacodynamic modelling of propofol ('diprivan') in volunteers and surgical patients. Postgraduate Medical Journal 61 (Suppl 3):53–54

Postoperative On-Demand-Analgesie mit Alfentanil, Buprenorphin und Fentanyl: Plasmakonzentrationen und Effektivität

K. A. Lehmann, R. van Heihs, B. Gördes, U. Reichling und N. Ribbert

Einleitung

Die postoperative Schmerztherapie gilt wohl nicht zu Unrecht als Stiefkind der Anästhesiologie: viele Patienten sehen heute nicht mehr so sehr der Narkose, sondern den ersten Stunden nach einem Eingriff mit Sorge entgegen [1, 9]. Einer der Hauptgründe für unzählige „Versager" dürfte im mangelnden Problembewußtsein der zuständigen Ärzte zu finden sein. Im Gegensatz zu allen anderen therapeutischen Bemühungen im Umfeld der Erkrankung fehlt hier zumeist die Rückkopplung, wird der Behandlungserfolg kaum einmal ärztlich überprüft. Traditionell starre, intramuskuläre Dosierungsschemata – fast immer der Stationsschwester quasi als Dienstanweisung übertragen – gestatten keine Anpassung der Dosis oder gar des Präparates an das im Einzelfall recht unterschiedlich ausgeprägte Schmerzniveau und -erlebnis [12].

Anfang der 70er Jahre wurden neuere Strategien entwickelt, wie die offensichtlich prinzipielle Unvorhersagbarkeit des akuten (postoperativen) Schmerzes angegangen werden kann. Quantitative Bioverfügbarkeit des benutzten Analgetikums, möglichst geringe Latenzzeit zwischen Applikation und Wirkungseintritt und vor allem eine unmittelbare Erfolgskontrolle waren dabei die wichtigsten Ziele. Die heutigen Verfahren der sog. On-Demand Analgesie (patient-controlled analgesia) ermöglichen es den Patienten, bei Bedarf (on-demand) per Knopfdruck intravenöse Schmerzmittelboli so häufig selbst anzufordern, bis ihr individuelles Analgesieniveau als ausreichend empfunden wird; die Abhängigkeit vom Pflegepersonal entfällt. Kommerziell erhältliche Infusionspumpen mit Mikroprozessor-Kontrolle überwachen dabei Funktion und Sicherheit; Überdosierungen werden nach menschlichem Ermessen verhindert [4, 6].

Wenngleich die Bedeutung der On-Demand Analgesie vornehmlich in einer Verbesserung konventioneller Behandlungserfolge zu sehen ist, sollten einige grundsätzliche Erkenntnisse aus derartigen Untersuchungen nicht unerwähnt bleiben. Die Dokumentation des Anforderungsmusters bei praktisch freiem Zugang zur Dosis ermöglicht so z. B. eine Objektivierung der individuellen Variabilität im Schmerzverhalten, die auch bei den klassischen Behandlungsansätzen berücksichtigt werden müßte. Auf der anderen Seite definiert jede neue Dosisanforderung eine klinische Situation, nämlich die nachlassender Analgesie. Es liegt auf der Hand, diesen subjektiven Zustand mit objektiven Parametern zu korrelieren (zu versuchen) [8, 11]. Gegenstand der vorliegenden Untersuchung war es deshalb unter anderem, „analgetische Minimalblutspiegel" (MEC, minimum effective concentrations) für Alfentanil, Buprenorphin und Fentanyl zu bestimmen, um Aussagen über das „therapeutische Fenster" zu erhalten.

Patienten und Methodik

Untersucht wurden insgesamt 285 Patienten (ASA I–III) während und nach elektiven abdominalchirurgischen und orthopädischen Eingriffen von mindestens 60 min Dauer, die in standardisierter Neuroleptanalgesie (NLA) durchgeführt wurden (Tabelle 1). Die intramuskuläre Prämedikation bestand aus 2 ml Thalamonal (entsprechend 0,1 mg Fentanyl und 5 mg Droperidol) bzw. 2 ml Psyquil comp. (entsprechend 50 mg Pethidin und 20 mg Triflupromazin) 60 min vor Operationsbeginn. Nach Einleitung mit Atropin 0,5 mg, Diazepam 0,15 mg/kg KG, Hexobarbital 3 mg/kg KG, Fentanyl 4–6 µg/kg KG und N_2O/O_2 (50:50) wurde unter Succinylcholin 1 mg/kg KG endotracheal intubiert und mit Alcuronium 8 mg vollständig relaxiert. Die Aufrechterhaltung der Narkose erfolgte mit repetitiven Fentanyl- (0,1 mg) bzw. Alcuroniumdosen (3 mg) jeweils bei klinischem Bedarf und kontrollierter Normoventilation mit N_2O/O_2 (60:40). Zur Ausleitung wurde die neuromuskuläre Blockade mit Neostigmin 1 mg und Atropin 0,5 mg aufgehoben; Opiatantagonisten kamen nicht zur Anwendung.

Bei 165 Patienten wurden intraoperativ venöse Blutproben zu je 3 ml stets dann entnommen, wenn das Analgesieniveau nach Auffassung des Anästhesisten abgeflacht war und eine Nachinjektion von Fentanyl erforderlich machte (Blutdruck- bzw. Pulsfrequenzanstieg auf über 20% des präoperativen Ausgangswertes, Tränensekretion, Schwitzen) [5].

120 Patienten wurden postoperativ mit Hilfe des On-Demand Analgesia Computers (ODAC) [10] mit Alfentanil, Buprenorphin oder Fentanyl behandelt, nachdem sie am Vortag mit der Gerätebedienung vertraut gemacht worden waren. Dieses mikroprozessor-gesteuerte Infusionssystem liefert mit Hilfe einer maschinengetriebenen Injektionsspritze bei Anforderung über einen Handdruckknopf kleine, vorprogrammierbare Boli von Analgetikaverdünnungen, die im Bypass patientennah in die postoperativ übliche Infusion abgegeben werden (Injektionszeit 10–15 s). Der Mikrocomputer kontrolliert

Tabelle 1. Patientenkollektive
(Angaben als arithmetischer Mittelwert + Standardabweichung; MEC = Proben zur Bestimmung von Minimalblutspiegeln, minimum effective concentrations)

Kollektiv	n (m/w)	Alter (a)	Gewicht (kg)	MEC	MEC/Patient
ODAC Alfentanil	40 (21/19)	49,5 ± 19,1	71,1 ± 11,7	387	10,2 ± 3,3
ODAC Buprenorphin	40 (12/28)	47,3 ± 13,8	70,5 ± 10,4	297	7,4 ± 2,0
ODAC Fentanyl	40 (15/25)	54,9 ± 16,6	70,1 ± 14,1	299	9,0 ± 3,5
NLA Fentanyl	165 (79/86)	51,8 ± 15,9	70,2 ± 11,7	718	4,5 ± 1,9

Tabelle 2. Dosierungsparameter bei postoperativer On-Demand Analgesie

Analgetikum	Demand-Dosis (µg)	Infusionsrate (µg/h)	Stundenmaximaldosis (mg)
Fentanyl	34	4	0,25
Buprenorphin	80	10	0,40
Alfentanil	212	25	1,50

226   K. A. Lehmann et al.

eine zuvor verordnete Stundenmaximaldosis, nach deren Überschreitung das Gerät
abschaltet und nur vom Arzt wieder freigegeben werden kann. Ferner ist eine kontinuierliche (bedarfsunabhängige) Infusion vorgesehen, die Katheterverstopfungen vor-
beugen soll. Eine Reihe von Sicherheitskontrollen soll Überdosierungen verhindern:
so ist für eine gültige Patientenanforderung ein zweimaliges Betätigen des Handdruck-
knopfes innerhalb einer Sekunde nötig (bewußtseinsgetrübte Patienten vermögen dieses Limit nicht einzuhalten); zwischen zwei Anforderungen („Demands") bleibt das
Gerät für eine frei wählbare Zeitperiode refraktär. Der Rechner kontrolliert ferner
Lecks, Luftblasen oder zu starke Reibung im Leitungssystem und steuert über ein
Dreiwegeventil das rechtzeitige Auffüllen der 10 ml-Injektionsspritze aus einer Vor-
rats-Infusionsflasche. Ein integrierter Thermodrucker dokumentiert jede gültige Anforderung mit der aktuellen Uhrzeit. Die Dosierungsparameter sind aus Tabelle 2 ersichtlich; die Geräterefraktärzeit betrug jeweils 1 min. Unter diesen Bedingungen waren etwa 7 Anforderungen (Demands) pro Stunde möglich. Die Patienten wurden
möglichst bald nach Beendigung der Operation an den ODAC angeschlossen und bis
zur vollen Orientierung überwacht. Nach nochmaliger Erläuterung der Handhabung
wurden sie dann bis zum folgenden Morgen im Rahmen der üblichen Stationsroutine
betreut; Sedativa und zusätzliche Analgetika waren nicht zugelassen. Nur bei Unwirksamkeit der On-Demand Behandlung war eine intramuskuläre Injektion von 15 mg
Piritramid vorgesehen. Beginnend mit der zweiten Anforderung wurden venöse Blutproben von je 3 ml kontralateral zum Infusionsarm jeweils unmittelbar vor einem
neuen Demand entnommen; die Probenzahl war jedoch auf maximal 15 pro Patient
begrenzt. Alle Patienten aus den ODAC-Kollektiven wurden am nachfolgenden Tag in
standardisierten Interviews befragt. Lebensgewohnheiten (Rauchen, Alkohol),
Schmerzanamnese, grundsätzliche Einstellung zu Analgetika, Erfahrungen bei früheren Operationen wurden ebenso erfaßt wie die Akzeptanz der On-Demand Analgesie
(Einstellung zum Gerät im Vergleich zur Behandlung durch das Pflegepersonal, Nebenwirkungen). Aus einer 6-stufigen Skala wurde schließlich ein retrospektiver
Schmerzscore für den Behandlungszeitraum erfragt (Tabelle 3).

Serumkonzentrationen der jeweiligen Opioide zum Zeitpunkt nachlassender Analgesie (MEC) wurden jeweils in Doppelbestimmungen radioimmunologisch ermittelt.
Die nachstehenden Angaben über relative Häufigkeitsverteilungen wurden nach logarithmischer Transformation der Konzentrationswerte erhalten. Für eine statistische
Auswertung wurden arithmetische Mittelwerte, Standardabweichungen (s), Standard-
fehler (SEM) und Variationskoeffizienten (VK) berechnet; Aussagen über intra- und
interindividuelle Variabilität der Minimalblutspiegel wurden nach Berechnung mittlerer individueller Konzentrationen und deren Mittelung über einen Vergleich der jeweiligen Variationskoeffizienten erhalten [2].

Tabelle 3. Retrospektive Pain Scores

---

0 überhaupt keine Schmerzen
1 gelegentlich mäßige Schmerzen
2 ständig mäßige Schmerzen
3 gelegentlich starke Schmerzen
4 ständig mäßige, gelegentlich starke Schmerzen
5 Abbruch wegen Unwirksamkeit

Ergebnisse

Der Analgetikaverbrauch unter On-Demand Bedingungen war großen individuellen Schwankungen unterworfen. Abbildung 1 zeigt das Anforderungsmuster exemplarisch für das Alfentanil-Kollektiv, wobei die kumulativen Dosis-Zeit-Plots je nach erzieltem Behandlungserfolg (retrospektiver Pain Score) differenziert werden. In Tabelle 4 sind Angaben über Analgesiequalität, zeit- und gewichtsbezogenen Opiatverbrauch, Wirkdauer eines einzelnen Demands und die Patientenakzeptanz wiedergegeben.

In Abbildung 2 sind Alfentanil-Blutkonzentrationen (MEC), die mit der subjektiven Einschätzung nicht mehr ausreichender Analgesie verbunden waren, gegen die ODAC-Behandlungsdauer aufgetragen; Abbildung 3 zeigt die Häufigkeitsverteilung derartiger Minimalblutspiegel in Form von Histogrammen, Tabelle 5 gibt die zugehörigen numerischen Parameter wieder. In Abbildung 4 sind mittlere individuelle MEC gegen den erzielten Pain Score aufgetragen. Abbildung 5 zeigt eine Gegenüberstellung von intra- und postoperativ gewonnenen Fentanyl-Minimalblutspiegeln.

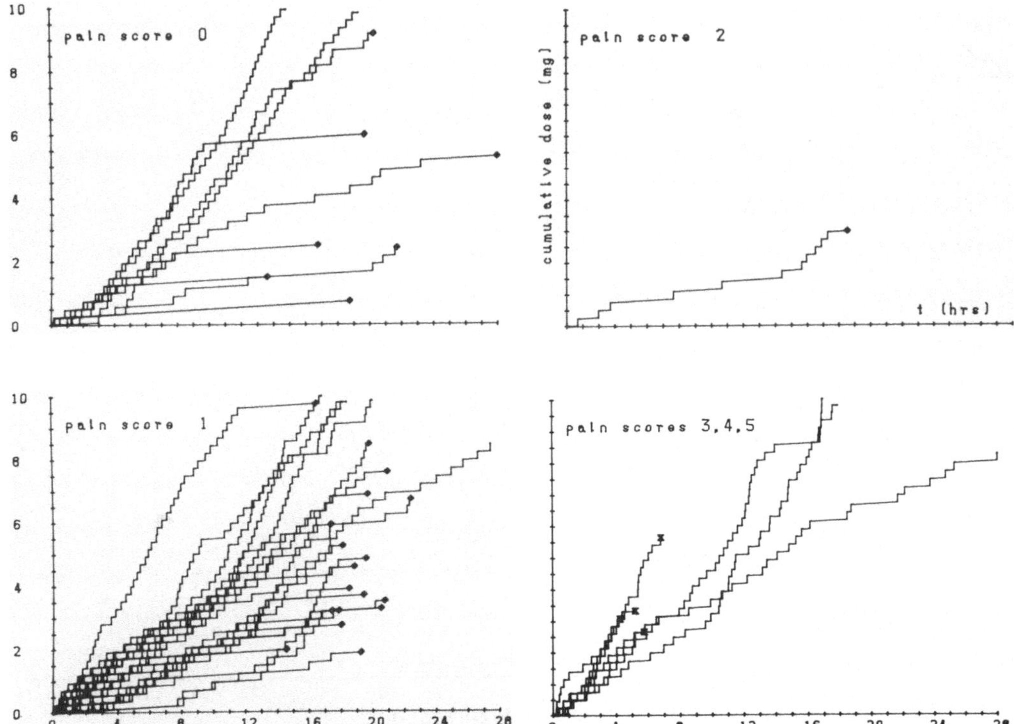

Abb. 1. Darstellung individueller kumulativer Dosis-Zeit-Plots für das Kollektiv von 40 Alfentanil-Patienten, aufgeschlüsselt nach dem jeweils erzielten retrospektiven Schmerzscore (vgl. Tabelle 3). Jede Treppenstufe kennzeichnet eine gültige Alfentanil-Anforderung; die geringe Steigung zwischen den Demands ist auf die niedrig eingestellte Dauerinfusion zurückzuführen

Tabelle 4. ODAC-Ergebnisse
(Angaben als arithmetischer Mittelwert und Standardabweichung)

	ODAC-Dauer (h)	Demands pro Pat.	Opiat-verbrauch (μg/kg/h)	retrosp. Painscore	Demand-wirkdauer (min)
Alfentanil	18,3 ± 5,5	23,8 ± 14,2	4,95 ± 3,02	1,37 ± 1,47	36,2 ± 51,6
Buprenorphin	21,0 ± 2,7	12,2 ± 6,2	0,80 ± 0,37	1,00 ± 0,90	97,6 ± 90,4
Fentanyl	20,2 ± 4,3	15,5 ± 12,9	0,46 ± 0,35	1,07 ± 0,88	47,7 ± 123,3

Patientenakzeptanz
(Angaben in %; + besser/zustimmend, = vergleichbar/ungewiß, − schlechter/ablehnend)

	Vergleich ODAC mit konventioneller Schmerztherapie			aktuelle Weiterbehandlung erwünscht			Pflege-personal bevorzugt
	+	=	−	+	=	−	
Alfentanil	80,0	13,3	6,7	67,5	25	7,5	15
Buprenorphin	80,8	19,2	0	70	20	10	5
Fentanyl	81,0	19,1	0	65	30	5	17,5

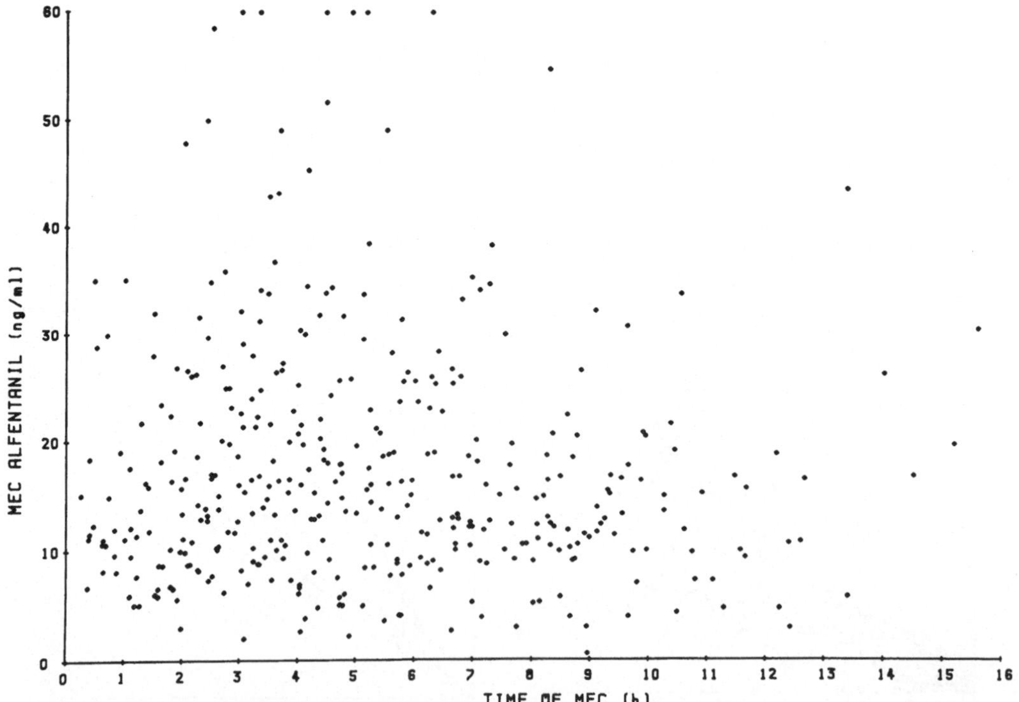

Abb. 2. Analgetische Minimalblutspiegel (MEC) bei postoperativer On-Demand Analgesie mit Alfentanil nach Standard-Neuroleptanalgesie, aufgetragen gegen die Behandlungsdauer. Bei jedem der 40 Patienten wurden venöse Blutproben unmittelbar vor den ersten 8–15 Anforderungen entnommen; Konzentrationsbestimmungen mittels Radioimmunassay

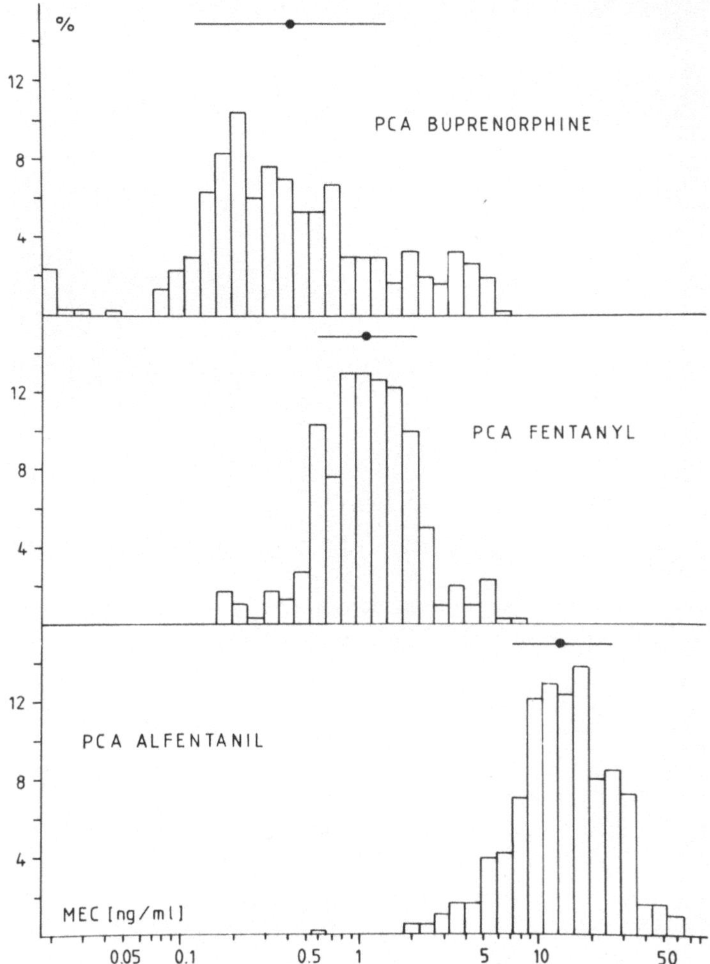

Abb. 3. Relative Häufigkeitsverteilungen analgetischer Minimalblutspiegel (MEC) bei postoperativer On-Demand Analgesie mit Alfentanil, Buprenorphin und Fentanyl. Die ausgefüllten Kreise symbolisieren den arithmetischen Mittelwert (nach logarithmischer Transformation der Konzentrationen); vgl. auch Tabelle 5

Tabelle 5. Häufigkeitsverteilung von Minimalblutspiegeln

Kollektiv	Median (ng/ml)	Min.	Max.	Variabilität (Variations- koeffizient in %) intra-	inter-
ODAC Alfentanil	14,87	0,57	99,20	37,0	62,5
ODAC Buprenorphin	0,38	0,01	6,56	67,9	107,3
ODAC Fentanyl	1,16	0,18	8,01	27,2	63,9
NLA Fentanyl	2,76	0,18	30,56	38,6	65,4

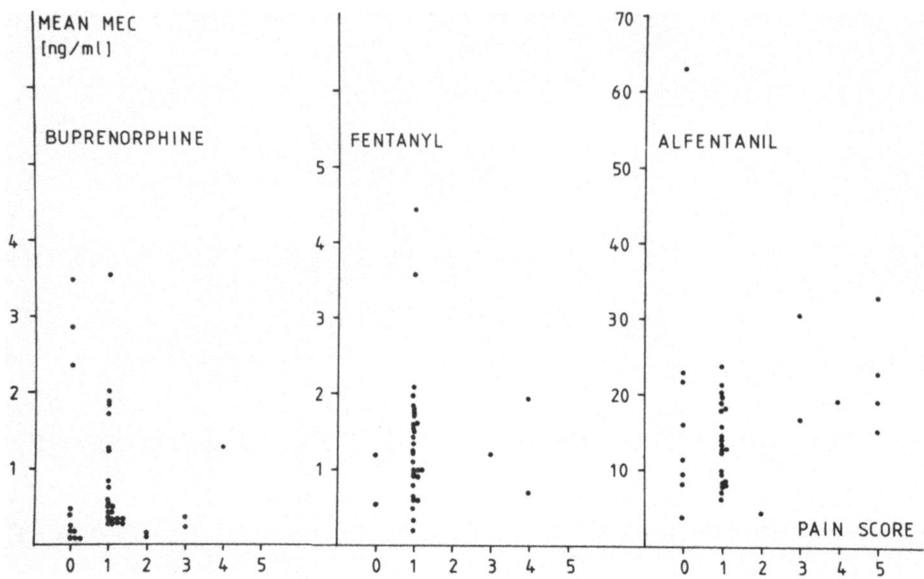

Abb. 4. Zuordnung der mittleren individuellen Minimalblutspiegel zum retrospektiv (nach Beendigung der ODAC-Periode) erfragten Pain-Score; vgl. Tabelle 3

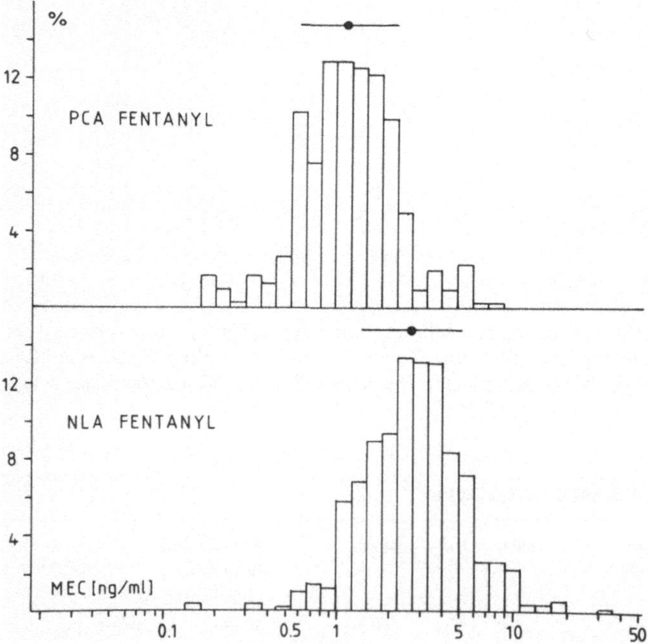

Abb. 5. Relative Häufigkeitsverteilungen analgetischer Fentanyl-Minimalblutspiegel (MEC) bei postoperativer On-Demand Analgesie bzw. während Neuroleptanalgesie (intraoperative Blutprobeentnahme bei klinischen Zeichen nachlassender Analgesie, vgl. Text). Die ausgefüllten Kreise symbolisieren den arithmetischen Mittelwert (nach logarithmischer Transformation der Konzentration); vgl. auch Tabelle 5

Diskussion

Die postoperative On-Demand Analgesie erwies sich klinisch als ein ausgezeichnetes Therapiekonzept mit hoher Akzeptanz. Die fehlende Abhängigkeit vom Pflegepersonal in bezug auf die Analgesie wurde von fast allen Patienten als besonders positiv hervorgehoben; Einwände gegen den „Ersatz" der Krankenschwester durch eine Maschine wurden lediglich in etwa 10% vorgebracht. Bei allen verwendeten Opiaten schätzten etwa 80% der Patienten den Behandlungserfolg als besser ein als den einer früher erlebten konventionellen (intramuskulären) Schmerztherapie; die meisten hätten es vorgezogen, nach Ablauf der 24stündigen Untersuchungsperiode weiter am Gerät zu verbleiben.

Als auffälligstes Ergebnis muß die außerordentlich große Variabilität im Anforderungsmuster angesehen werden: so gab es Patienten, die selbst nach Oberbaucheingriffen keine oder nur sehr geringe Schmerzen angaben und deshalb kaum Analgetika benötigten, während andererseits sog. „kleine" orthopädische Eingriffe gelegentlich einen hohen Schmerzmittelkonsum nach sich zogen. Die individuell benötigten Dosen überstiegen in Einzelfällen deutlich den in der Routine üblichen Rahmen, ohne daß es zu erkennbaren zentral-bedingten Atemdepressionen gekommen wäre. Die mittlere Wirkdauer eines einzelnen Demands entspricht bei den verschiedenen Opiaten der klinischen Erfahrung: Alfentanil kann danach als kurzwirksames, Fentanyl als mittellang und Buprenorphin als lang wirkendes Schmerzmittel angesehen werden (Tabelle 4). Verwendet man für Äquipotenzberechnungen das Produkt aus mittlerem gewichts- und zeitbezogenen Opiatverbrauch und dem damit erzielten retrospektiven Pain Score, so ergeben sich relative äquipotente Dosen, die bei Buprenorphin 1,6mal, bei Alfentanil 13,8mal höher als bei Fentanyl ausfallen. Es sei ausdrücklich hervorgehoben, daß diese Angaben sowohl Wirkintensität und -dauer beinhalten und sich damit möglicherweise von anderen Untersuchungen unterscheiden.

Der Variabilität im Anforderungsverhalten entspricht eine vergleichbare Streuung in den analgetischen Minimalblutspiegeln (MEC). Aus den Abbildungen 2 und 3 wird deutlich, daß derartige Konzentrationen im peripheren Blut offensichtlich log-normal verteilt sind; die intraindividuelle Variabilität ist dabei stets geringer ausgeprägt als die zwischen verschiedenen Patienten (Tabelle 5). Bis heute existiert kein Verfahren, den für den Einzelfall notwendigen Konzentrationsbereich (und damit eine individuell befriedigende Opiatdosis) hinreichend genau vorherzusagen; die hier aufgezeigte Breite der „therapeutischen Fenster" muß bei pharmakokinetisch geplanten Therapieansätzen entmutigen. Das Konzept der On-Demand Analgesie ist wegen des praktisch freien Zugangs zur Dosis dagegen besonders gut geeignet, diesem Mangel abzuhelfen.

Nach den vorliegenden Ergebnissen scheint es weiterhin nicht gerechtfertigt, eine bestimmte Opiatblutkonzentration mit klinischer Analgesiequalität gleichzusetzen. Diese Einschränkung wird besonders durch Abbildung 4 unterstrichen, in der die mittleren individuellen Minimalblutspiegel dem erzielten Behandlungserfolg gegenübergestellt sind. So finden sich bei allen untersuchten Präparaten etwa in den Untergruppen Pain Score 0 und 1 (überhaupt keine/gelegentlich mäßige Schmerzen) hohe wie sehr niedrige Konzentrationen; andererseits sind Spiegel, die bei manchen Patienten eine gute Linderung hervorrufen, bei anderen nur wenig oder überhaupt nicht wirksam. Über die Ursachen für solche Diskrepanzen läßt sich bisher nur spekulieren, vermutlich spielen psychologische Momente eine ganz gewichtige Rolle [3]! Weiterführende Untersuchungen zu dieser Frage werden derzeit durchgeführt.

Abschließend sei noch auf den Unterschied in den „analgetischen Minimalblutspiegeln" von Fentanyl hingewiesen, der sich bei der Gegenüberstellung des postoperativen (ODAC)-Kollektivs und der intraoperativen Untersuchungsgruppe ergibt (Abbildung 5, Tabelle 5). Die Einschätzung nachlassender Analgesie durch den Anästhesisten führte während einer Neuroleptanalgesie zu einer 2,3fach höheren Fentanyl-MEC als postoperativ durch den Patienten. Geht man davon aus, daß nur der Patient selbst das subjektive Phänomen „Schmerz" adqäquat beschreiben kann, kommt den letztgenannten Ergebnissen vermutlich ein höherer Stellenwert zu. Natürlich ist anzumerken, daß intraoperativ stärkere Schmerzreize als in der postoperativen Erholungsphase vorliegen mögen, andererseits aber während der Narkose mit 60% Lachgas ein potentes zusätzliches Analgetikum verwendet wurde, das – wie oft gezeigt wurde – in vielen Fällen auch ohne Opiatsupplementierung in der Lage ist, einen angemessenen Anästhesieverlauf zu gewährleisten [7]. Mithin bleibt die Frage, ob die gängigen klinischen Zeichen nachlassenden *Analgesie*niveaus (Blutdruck und Pulsfrequenzsteigerungen, Tränensekretion, Schwitzen) nicht eher als Zeichen unzureichender *Anästhesie*tiefe zu interpretieren sind, die nicht in jedem Fall zur Analgesie korreliert werden dürfen. In diesem Fall sollte die intraoperative Opiatdosierung auch im Hinblick auf die atemdepressorischen Gefahren eines postoperativen Überhangs noch einmal kritisch überdacht werden.

Literatur

1. Angell M (1982) The quality of mercy. N Engl J Med 306:98
2. Gourlay GK, Willis RJ, Wilson PR (1984) Postoperative pain control with methadone: influence of supplementary methadone doses and blood concentration-response relationships. Anesthesiology 61:19
3. Grabow L, Schubert F, Pyhel N, Eysenck HJ (1980) Postoperative Analyse des Opiatgebrauchs und seine Beziehung zu Persönlichkeitsfaktoren. Anästhesist 29:464
4. Graves DA, Foster TS, Batenhorst RL, Bennett RL, Baumann TJ (1983) Patient-controlled analgesia. Ann Intern Med 99:360
5. Lehmann KA, Gensior J, Daub D (1982) „Analgetische" Fentanyl-Blutkonzentrationen unter Neuroleptanalgesie. Anästhesist 31:655
6. Lehmann KA (1984) On-Demand Analgesie: Neue Möglichkeiten zur Behandlung akuter Schmerzen. Arzneim Forsch 34:1108
7. Lehmann KA, Horrichs G, Hoeckle W (1985) Zur Bedeutung von Tramadol als intraoperativem Analgetikum. Eine randomisierte Doppelblindstudie im Vergleich zu Placebo. Anästhesist 34:11
8. Mather LE (1983) Importance of blood concentrations of narcotics: basis of understanding, controlling, and individualizing therapy. In: Bonica JJ (ed) "Advances in pain research and therapy", Vol. 5. Raven Press, New York:461
9. Parkhouse J, Lambrechts W, Simpson BRJ (1961) The incidence of postoperative pain. Br J Anaesth 33:345

10. Peeters M, Brugmans J (1980) Postoperative pain relief by demand analgesia. Acta Anaesthesiol Belg 31 (Suppl):233
11. Tamsen A (1985) Facteurs affectant l'analgesie. L'autoadministration d'analgesiques. Cahiers d'Anesthesiologie 33:115
12. Weis OF, Sriwatanakul K, Alloza JL, Weintraub M, Lasagna L (1983) Attitudes of patients, housestaff, and nurses toward postoperative analgesic care. Anesth Analg 62:70

Pharmacokinetics of Anesthetic Gases

E. A. Ernst

The movement of anesthetic molecules from their source (vaporizer) to site of action (tissue) follows a partial pressure gradient.

Table 1. Partial Pressure Gradients of Anesthetic Gases

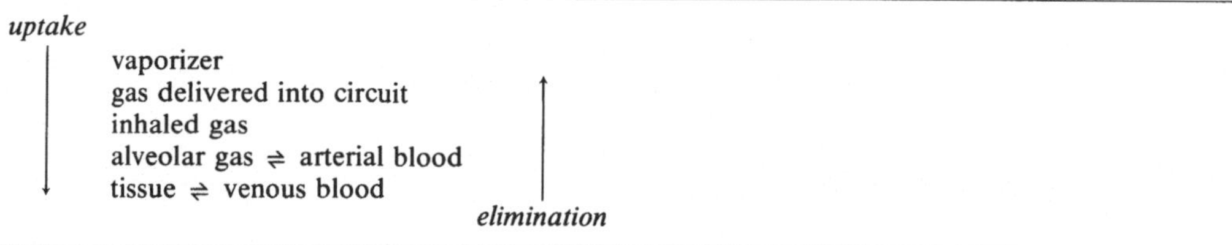

Table 1 makes three points:

1. there is a partial pressure gradient during uptake from the vaporizer to the tissue;
2. the partial pressures of an anesthetic gas in alveoli and arterial blood are approximately equal, and a similar equilibrium exists between tissue and venous blood; and
3. the partial pressure gradient reverses during elimination.

Partial Pressures and Concentrations

The concept of partial pressure gradients is helpful, but a consideration of pharmacokinetics requires a quantification of amounts. For instance, what tissue partial pressure is required to bring about anesthesia? How is that partial pressure attained and maintained during anesthesia, and then eliminated during recovery? How much anesthetic agent is required? Do molecules ever move against a concentration gradient?

The tissue partial pressure may not be known, but it *is* known that the partial pressure in the alveoli supports the partial pressure in arterial blood which, in turn, is the driving force for the movement of anesthetic molecules into tissue. The alveolar partial pressure required to produce anesthesia isn't commonly known either, but the alveolar *concentration* (MAC) is. MAC is the minimum alveolar concentration required to produce immobility in 50% of the patients exposed to a noxious stimulus. Table 2 displays 1 MAC values of commonly used anesthetic agents and the corresponding partial pressures.

Although MAC was originally stated in atmospheres, it is usually expressed in % and can be used to quantitate the anesthetic concentration.

$$MAC = \% = \frac{amount}{100} = ml/dl$$

The desired alveolar concentration (C_A) is the fractional (f) MAC needed to produce anesthesia (1.3, 1, 0.75, etc.).

$$C_A = fMAC \; ml/dl \qquad\qquad\qquad (eq.\ 1)$$

Table 2 demonstrates that concentration values are more familiar to the practitioner than partial pressures, and equation 1 prepares us for quantifying the amount of anesthetic agent used.

Table 2. MAC and Alveolar Partial Pressures

	MAC (%)		pp (torr)
halothane	0.76		5.8
isoflurane	1.2	$\times \dfrac{760}{100}$	9.9
enflurane	1.7		12.9
nitrous oxide	101.0		767.6

The alveolar concentration provides the driving force for transfer of anesthetic molecules into arterial blood. Any factor that increases C_A will accelerate the increase in the arterial concentration (C_a) of the anesthetic, and factors that decrease C_A will retard the increase in C_a and delay the induction of anesthesia. *The ultimate influence of any factor (inhaled concentration, ventilation, anesthetic solubility in blood, cardiac output) upon the rate of induction or emergence will be the influence of that factor upon C_A.*

The Anesthetic Uptake Cascade

The uptake of anesthetic molecules is a continuous process. Uptake by the lungs is dependent upon uptake by the blood which, in turn, is dependent upon uptake by the tissue. Factors controlling anesthetic uptake in each of these three compartments (lungs, blood and tissue) will now be considered separately.

Uptake by lungs – the alveolar to inhaled anesthetic difference

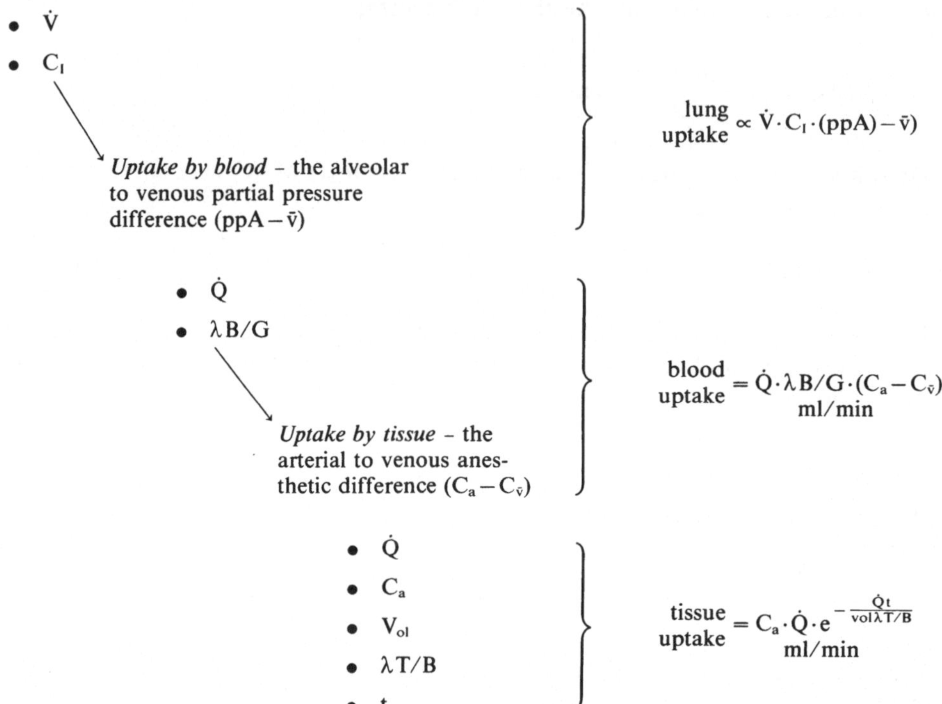

$\dot{V}$ = minute ventilation; C_I = inhaled concentration; $\dot{Q}$ = cardiac output; $\lambda B/G$ = blood gas partition coefficient; C_a = arterial anesthetic concentration; V_{ol} = size of organ; $\lambda T/B$ = tissue blood partition coefficient; e = the natural logarithm (2.718); and t = time.

Uptake by Lungs

Ventilation ($\dot{V}$)

Ventilation delivers anesthetic molecules to the alveoli by conduction. If there were no uptake by blood, C_A would very rapidly attain the inhaled concentration (C_I). Dilution by the functional residual capacity (FRC) would be the only factor to overcome. The time required is predicted using the concept of time constants (Tc).

$$Tc = \frac{capacity}{flow\ rate}$$

If the FRC is 2 liters, and the alveolar minute ventilation is 4 L/min, the time constant is 0.5 minutes.

$$Tc = \frac{2\ L}{4\ L/min} = 0.5\ min$$

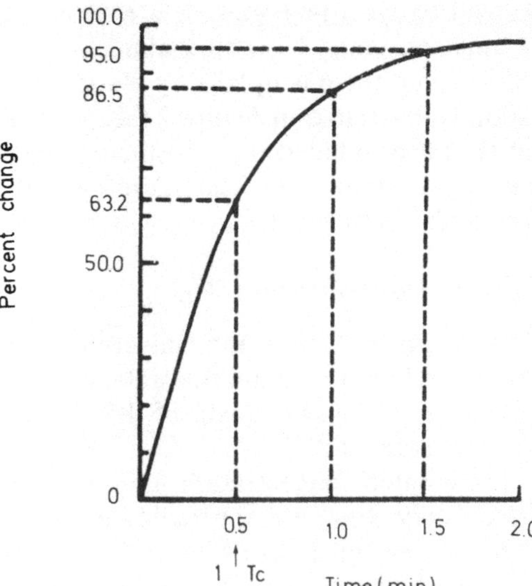

Fig. 1. Dilution by FRC

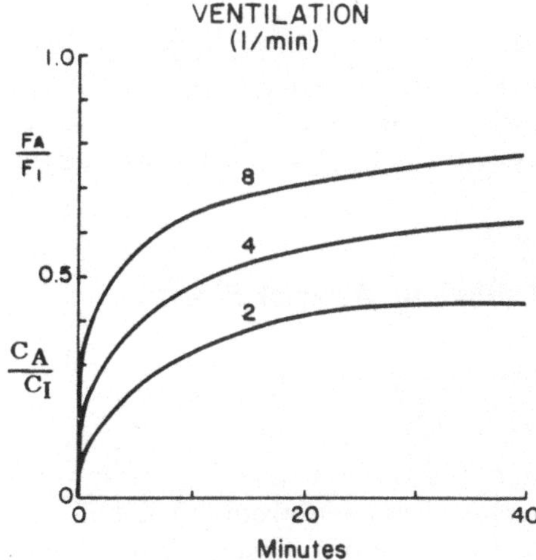

Fig. 2. Effect of increasing ventilation

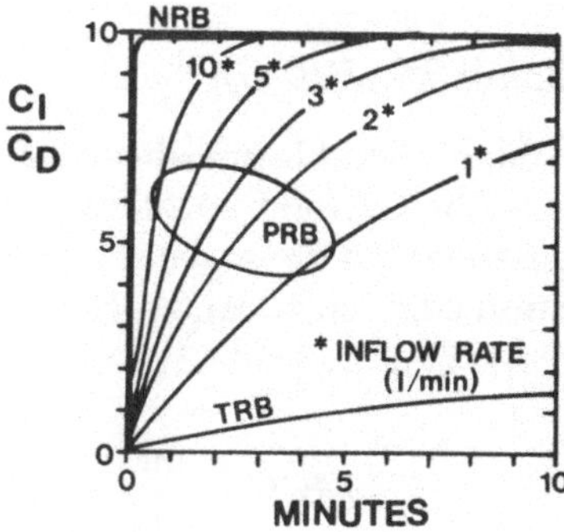

Fig. 3. Effect of delivery flow rates

As can be seen in Figure 1, a 63% change occurs in 1 time constant. At 2 minutes (4 time constants) C_A would almost equal C_I if there was no uptake by blood.

However, there is uptake by blood, of course, and the net effect of increasing ventilation is illustrated in Figure 2 taken from Eger's [1] work. He plots fractions of alveolar (F_A) over inhaled (F_I) anesthetic concentration. Actual concentrations, C_A and C_I, are just as appropriate. The figure states that increasing ventilation increases the rate at which C_A approaches C_I.

Inhaled Concentration (C_I)

C_I is determined by: 1. the delivered concentration (C_D), and 2. the delivery flow rate. During induction the anesthesiologist usually selects a higher C_D than the desired C_A to accelerate the attainment of the proper alveolar concentration, and then decreases C_D later (Fig. 3).

The inhaled concentration more rapidly approaches the delivered concentration as the delivery flow rate approximates a non-rebreathing system (NRB). In rebreathing systems – partial rebreathing (PRB) or total rebreathing (TRB) – exhaled gases containing a lower anesthetic concentration are rebreathed, resulting in a lower C_I.

Loss to Blood – The Alveolar to Venous Partial Pressure Difference ($ppA - \bar{v}$)

The desired C_A would be rapidly obtained during induction by controlling $\dot{V}$, C_D and delivery flow rates if it were not for uptake by arterial blood. The more rapidly blood takes up anesthetic agent, the lower C_A and the longer it will take to obtain a desired alveolar concentration. Factors influencing uptake by blood will now be considered.

Uptake by Arterial Blood

Cardiac Output ($\dot{Q}$)

An increase in cardiac output increases the rate at which anesthetic molecules are removed from the alveoli, thus lowering C_A. Conversely, a patient with a low $\dot{Q}$ would remove less agent from the alveoli per unit time, support a higher C_A, have a resultant higher C_a, and go to sleep faster. Less blood would be delivered to tissue but what was delivered would contain a high concentratin of anesthetic agent. Figure 4 illustrates the effect that change in $\dot{Q}$ has upon the rise of C_A, given a constant C_I.

Solubility ($\lambda B/G$)

A highly soluble anesthetic agent will be rapidly absorbed by blood, thus lowering the C_A. The Ostwald partition coefficient ($\lambda B/G$) quantitates the ratio of the amount of anesthetic in the gaseous and liquid phases at equilibrium. Although unitless, the partition coefficient can be considered as expressing the ml of anesthetic agent in 1 ml of blood (Fig. 5, Table 3).

$$\lambda B/G = \frac{\text{ml of N}_2\text{O/ml of blood}}{\text{ml of N}_2\text{O/ml of gas}} = \frac{0.46}{1} = 0.46 \text{ ml N}_2\text{O/ml blood}$$

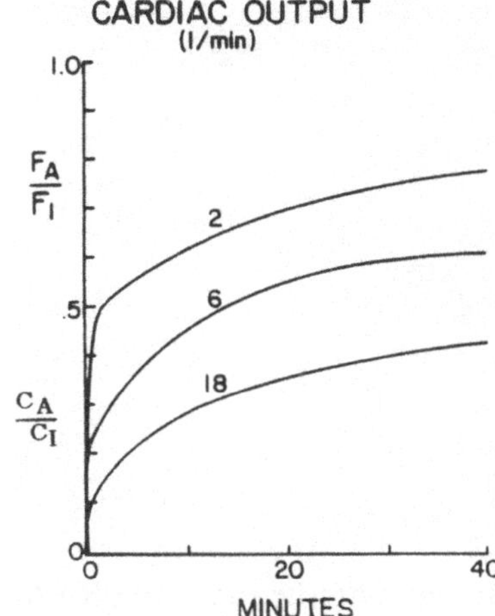

Fig. 4. Effect of cardiac output

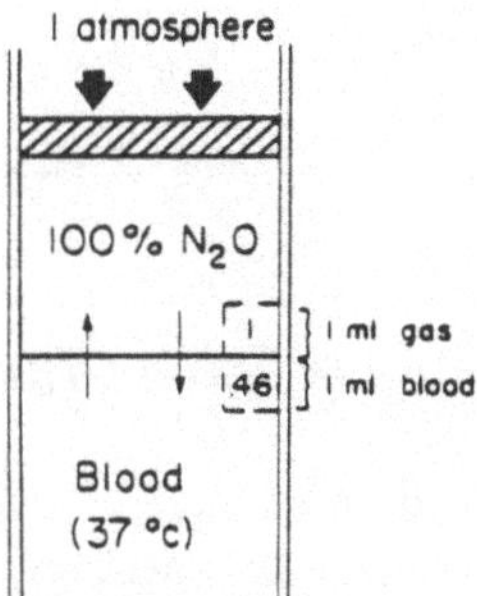

Fig. 5. Illustration of Ostwald partition coefficient for N_2O at 37 °C

Table 3. $\lambda B/G$ Values

agent	$\lambda B/G$
nitrogen	0.01
nitrous oxide	0.46
isoflurane	1.3
enflurane	1.8
halothane	2.3
methoxyflurane	12.0

Agents with λ's > than 1 have a higher concentration of anesthetic agent in arterial blood than in alveoli although the partial pressures may be equal. The very soluble methoxyflurane would be partitioned 12:1 in blood, drastically reducing C_A and delaying induction unless a very large C_I and alveolar ventilation could be provided. The relatively insoluble nitrous oxide would partition itself so that approximately half as much would be in the blood as in the alveoli resulting in a higher C_A than would be

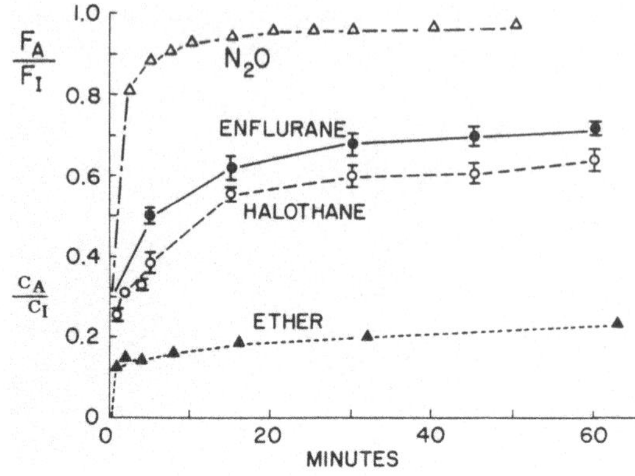

Fig. 6. Effect of solubility

found with the more soluble agents. Figure 6 predicts the rate of rise of C_A for agents of different solubilities. Agents with lower $\lambda B/G$ values increase C_A faster.

$\lambda B/G$ equates the alveolar concentration with the arterial concentration.

$$C_a = C_A \lambda B/G \qquad ml/dl$$

$$C_a = f MAC \lambda B/G \quad ml/dl \tag{eq. 2}$$

Loss to Tissue. The Arterial to Venous Anesthetic Difference $(C_a - C_{\bar{v}})$

The third factor influencing the rate of anesthetic uptake by arterial blood is the amount of anesthetic returned to alveoli by venous blood. The more returned, the more C_A is supported. Initially there is a very low anesthetic concentration in venous blood ($C_{\bar{v}}$). As tissues saturate with anesthetic agent, $C_{\bar{v}}$ increases, supporting C_A. As time goes on the arterial blood will take up less and less anesthetic because it is already preloaded by venous blood. When $C_{\bar{v}} = C_A$, uptake ceases. The amount of anesthetic agent returned by venous blood is simply the difference between the amount delivered to tissues by arterial blood and tissue extraction.

The ultimate determinant of anesthetic pharmacokinetics is the quantification of tissue uptake.

Uptake by Tissue

If there was no tissue uptake, $C_{\bar{v}}$ would equal C_a in 1 circulation, and uptake from alveoli would cease. Tissue is the ultimate sink, or storehouse, for the anesthetic molecules. The rate at which tissues take up anesthetic agents from arterial blood is determined by the arterial anesthetic concentration, the perfusion of the tissue ($\dot{Q}_o$) the size of the organ (Vol), the solubility partition coefficient between tissue and blood ($\lambda T/B$), and the length of time the organ is perfused. $\lambda T/B$ is the same for all tissues (equal to approximately 1) except for fat, which has a $\lambda T/B$ of 60 or greater for most volatile anesthetic agents.

Züntz: Rate of *Organ* Uptake Equation

$$\text{rate of uptake} = \underbrace{Ca\dot{Q}_o}_{\text{amount delivered}} \; \underbrace{e^{-\frac{\dot{Q}_o t}{Vol\lambda T/B}}}_{\text{fraction absorbed}} \qquad \text{(eq. 3)}$$

Züntz [2] defined the mathematical relationship between the factors determining uptake by tissues. The first two terms, arterial concentration and perfusion, determined the amount delivered to tissue; and the third term, with a very complicated negative exponent to the natural logarithm e, describes the decreasing rate at which tissues absorb anesthetic agents. In order to determine the rate of uptake by all tissues it would be necessary to know each organ's perfusion, size, and tissue blood solubility, and then sum all the results, How many different tissues and organs are involved? Figure 7 identifies 10 organ systems and displays values for blood flows and tissue volumes expressed as organ weight.

Time constants can be calculated for each organ with the same equation as was used to determine Tc for the lungs; organ capacity (volume $\times \lambda T/B$) and flow rate (perfusion). At a constant desired C_a and normal $\dot{Q}$ the general saturation order is: lungs – instantaneous; kidneys – 2 to 3 minutes; heart – 5 minutes; brain – 15 minutes; liver – 30 minutes; muscle – hours; and fat – days.

To further simplify the model, tissues have been conventionally grouped according to their perfusion: vascular rich (VRG), muscle (MG), fat (FG), and vascular poor (VPG) groups. The preferential perfusion of VRG organs (brain, heart, liver, kidney) when compared with % body weight (BW) is emphasized in Table 4.

Table 4. Comparison of Perfusion and % Body Weight

	% $\dot{Q}$	% *BW*
VRG	72	9
MG	20	50
FG	5	15
VPG	3	26
	100	100

Figure 8 shows predicted rates of uptake for N_2O and halothane in VRG, MG, FG, and for the total body when 75% N_2O or 1% halothane are inhaled. Because of its almost non-perfusion, VPG is generally ignored.

Severinghaus: Rate of *Whole Body* N_2O Uptake Equation

Severinghaus [3] was the first to show that the rate of whole body N_2O uptake was the reciprocal of the square root of time ($t^{-\frac{1}{2}}$).

$$\text{rate of whole body } N_2O \text{ uptake} = 1000t^{-\frac{1}{2}} = \frac{1000}{\sqrt{t}} \qquad \text{(eq. 4)}$$

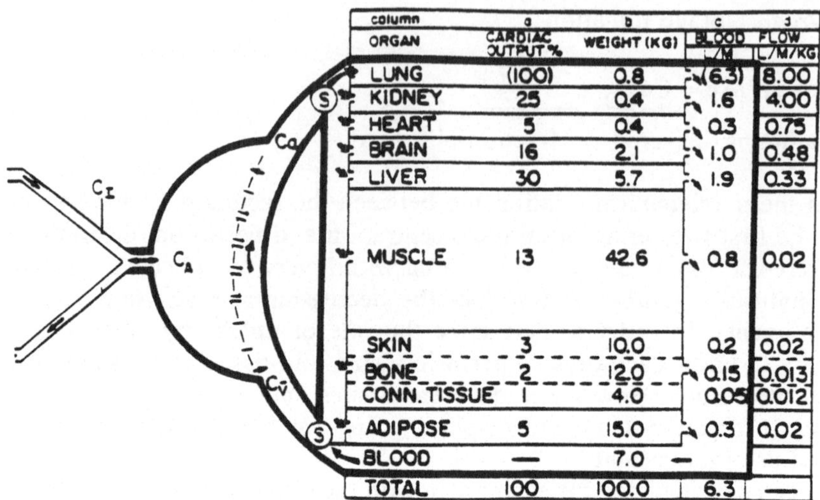

column	a	b	c	d
ORGAN	CARDIAC OUTPUT %	WEIGHT (KG)	BLOOD FLOW L/M	L/M/KG
LUNG	(100)	0.8	(6.3)	8.00
KIDNEY	25	0.4	1.6	4.00
HEART	5	0.4	0.3	0.75
BRAIN	16	2.1	1.0	0.48
LIVER	30	5.7	1.9	0.33
MUSCLE	13	42.6	0.8	0.02
SKIN	3	10.0	0.2	0.02
BONE	2	12.0	0.15	0.013
CONN. TISSUE	1	4.0	0.05	0.012
ADIPOSE	5	15.0	0.3	0.02
BLOOD	—	7.0	—	—
TOTAL	100	100.0	6.3	—

Fig. 7. Blood flow and tissue volume expressed as organ weight

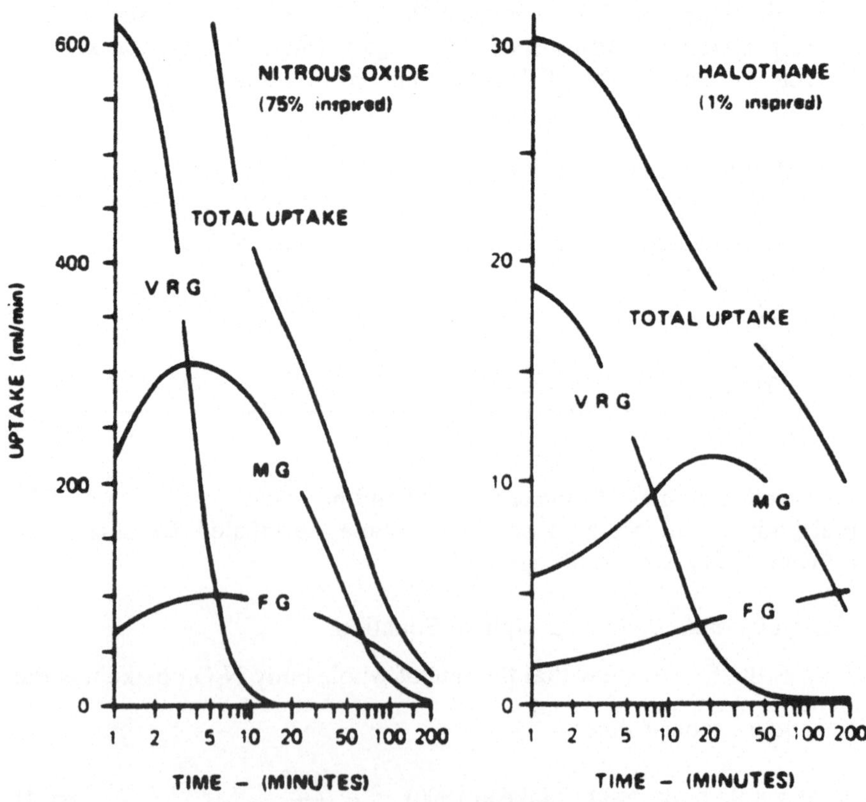

Fig. 8. Predicted rate of uptake of nitrous oxyde and halothane in VRG, MG, and FG

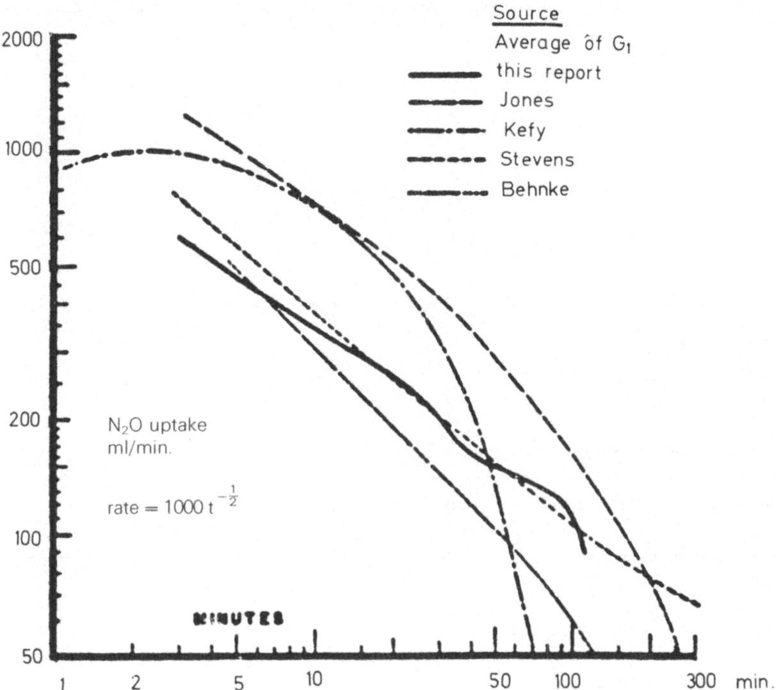

Fig. 9. Whole body N₂O-uptake

The constant, 1000, approximates the product of the N_2O arterial concentrations and the predicted cardiac outputs of the patients.

Lowe: Rate of *Whole Body* Anesthetic Uptake Equation

Lowe [4, 5] demonstrated that all anesthetics were taken up by the whole body as a function of the square root of time (Figure 9).

$$\text{rate of whole body uptake} = Ca\dot{Q}t^{-\frac{1}{2}} = \frac{Ca\dot{Q}}{\sqrt{t}} \qquad \text{(eq. 5)}$$

He confirmed the constant in the Züntz equation, $Ca\dot{Q}$, and was able to substitute $t^{-\frac{1}{2}}$ for the complicated exponential term. Furthermore, he used his equation to develop a whole body uptake model for clinical use. From his rate equation (eq. 5) he calculated a predicted *amount* of anesthetic agent required for tissue uptake as a function of time.

Amount of anesthetic needed for whole body tissue uptake – the "unit" dose

$$\text{amount} = \int \text{rate}$$

$$2\,Ca\dot{Q}t^{+\frac{1}{2}} = \int Ca\dot{Q}t^{-\frac{1}{2}}$$

$$\begin{array}{l}\text{amount of anesthetic taken} \\ \text{up by all body tissues at t}\end{array} = 2\,Ca\dot{Q}t^{+\frac{1}{2}} = 2\,Ca\dot{Q}\sqrt{t} \qquad \text{(eq. 6)}$$

Having developed a model for predicting the total amount of anesthetic agent needed for tissue absorption at any time during the anesthesia, Lowe proceeded to calculate a unit dose (Table 5).

Table 5. Development of the Unit Dose Concept. Total amount used at time $t = 2\,Ca\dot{Q}t^{\frac{1}{2}}$

at min:	amt. used	amt. difference (unit dose)	min. difference
0	0		
		$2\,Ca\dot{Q}$	1
1	$2\,Ca\dot{Q} \times 1$		
		$2\,Ca\dot{Q}$	3
4	$2\,Ca\dot{Q} \times 2$		
		$2\,Ca\dot{Q}$	5
9	$2\,Ca\dot{Q} \times 3$		
		$2\,Ca\dot{Q}$	7
16	$2\,Ca\dot{Q} \times 4$	.	.
.	.	.	.
.	.	.	.
.	.	.	.

The use of $2\,Ca\dot{Q}$ is a simple and powerful tool in quantitating predicted amounts. Ca is easily calculated if the desired fMAC is known. $\dot{Q}$ is related to the patient's weight $(2\,kg^{3/4})$

$$\text{unit dose} = 2 \qquad \underbrace{Ca} \qquad \dot{Q}$$

$$= 2 \quad \underbrace{C_A \;\; \lambda B/G} \quad \dot{Q}$$

$$\text{unit dose} = 2\,\underbrace{fMAC}\,\lambda B/G\,\underbrace{2\,kg^{3/4}} \qquad \text{(eq. 7)}$$

for halothane; $f = 1$; 70 kg patient $(70^{3/4} = \sqrt{\sqrt{70 \times 70 \times 70}} = 24.2)$

$$\begin{aligned}
\text{unit dose} &= 2 \times 1 \times 0.75 \times 2.3 \times 2 \times 24.2 \\
&= 167\ \text{ml halothane vapor} \\
&= 0.70\ \text{ml halothane liquid (1 ml halothane liquid} = 240\ \text{ml ha-} \\
&\quad \text{lothane vapor at body temperature)}
\end{aligned}$$

Table 6 tabulates unit doses for patients of various weights when $f = 1$.

Table 6. Standard Unit Dose for 1 MAC. Starting dose only. Administration of subsequent doses should follow a time course suggested in the Schedule Model modified according to patient response.

$$\text{Patient Unit Dose} = \text{table dose} \times \frac{\text{patient wt.}}{\text{wt. in table}} \times (\text{f MAC} - \text{f N}_2\text{O})$$

Patient	isoflurane		halothane		enflurane	
wt (kg)	ml liq	ml vap	ml liq	ml vap	ml liq	ml vap
10	.21	43	.16	39	.35	73
20	.35	73	.27	65	.58	122
30	.48	99	.37	88	.79	166
40	.59	122	.46	110	.98	205
50	.70	145	.54	130	1.16	243
60	.81	166	.62	149	1.33	279
70	.90	186	.70	167	1.49	313
80	1.00	206	.77	185	1.65	346
90	1.09	225	.84	202	1.80	378
100	1.18	243	.91	218	1.95	409
110	1.27	261	.98	234	2.09	439
120	1.35	279	1.04	250	2.23	468
130	1.44	296	1.11	266	2.37	497

Amount of anesthetic agent needed to initially produce a desired C_A and C_a – "the prime" dose

There is a definite amount of anesthetic agent needed to provide the ventilatory system (circuit volume and FRC) and the arterial delivery system ($\dot{Q}$) with the desired anesthetic concentration. That amount delivered into and retained in the system would theoretically assure that C_A and C_a remain constant throughout the anesthetic if the amount taken up by tissues were added as a function of time. The prime dose is the sum of the ventilatory volume × the desired alveolar concentration (f MAC) + the circulating volume ($\dot{Q}$) × C_a ($C_A \lambda$ B/G). Fortuitously, it equals about 1 unit dose for the currently used volatile agents.

$$\text{prime dose} \simeq \text{unit dose}$$

Use of prime and unit doses in a closed system

When using a TRB system, Table 7 displays a theoretical schedule for rapidly attaining and maintaining a desired C_A and C_a. Table 7 is a theoretical dosing schedule model.

If such a schedule is clinically used, it is essential to monitor accurately the depth of anesthesia and modify the suggested schedule accordingly.

Westenskow: Use of Patient Feedback Loop to Determine Patient Uptake

Westenskow [6] developed a closed circuit delivery system with the capability of maintaining a pre-set end tidal enflurane concentration by automatically delivering the re-

Table 7. Schedule Model

	at minute	comment
give starting dose	0	primes system
repeat	1	tissue uptake
repeat	4	tissue uptake
repeat ??	9	modify dose and/or timing of dose according to
?	16	patient response
?	,	as above ·

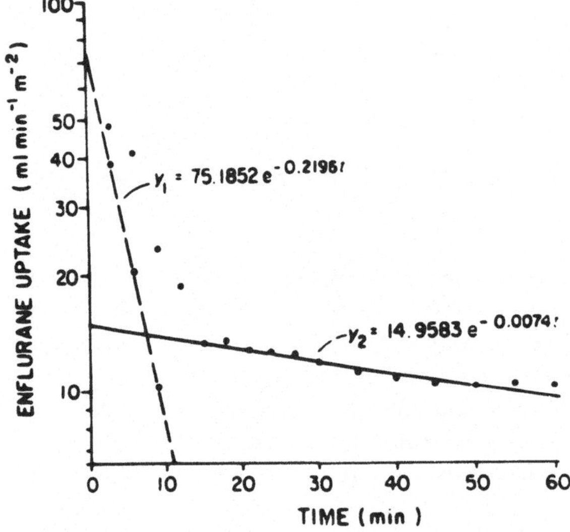

Fig. 10. Kinetik analysis of two rates of uptake (see text)

quired amount of enflurane. Pediatric patients were anesthetized with the system and the rate of anesthesia uptake was determined as a function of time. In this system the patient himself determined the amount of anesthetic agent delivered and became his own model.

Figure 10 reveals a kinetic analysis of Westenskow's data. Two rates of uptake are identified, both with constants and negative exponents of e. His results show that the square root of time model would have delivered more anesthetic agent than required by Westenkow's patients. Additionally, there was a 28% anesthetic requirement variability between patients.

The conclusion from the work of Westenkow and others is obvious and clinically intuitive: *Pharmacokinetic models are not meant to be enforced in the clinical setting.* Variability between patients, and within a patient as a function of time, demands close monitoring and personal control of the dosing schedule by an informed and skilled anesthesiologist.

Elimination

Anesthetic agents are not eliminated from the body at the same rate in which they are taken up. Table 8 shows that the partial pressure gradient during induction can be manipulated by the anesthesiologist. During emergence the driving force becomes the partial pressure in tissue. The most the anesthesiologist can do is to bring the inhaled gas partial pressure to zero. This will cause a very rapid decrease in C_A and a lowered alveolar partial pressure. However, the mean tissue driving force is small. Even at these low partial pressures, the uptake by fat continues during early emergence because of fat's very large anesthetic capacity.

Table 8. Example of theoretical partial pressures and concentrations in various compartments during early induction and beginning emergence of a hypothetical halothane anesthetic. Numbers assume a partial rebreathing system during induction. Please note that arterial concentrations are greater than alveolar ($\lambda B/G = 2.3$) even though the partial pressures may be equal.

Components of system	Early Induction		Early Emergence	
	partial pressure (torr)	concentration (ml/dl)	partial pressure (torr)	concentration (ml/dl)
vaporizer	242.0	31.8	–	–
delivered gas	15.2	2.0	–0–	–0–
inhaled gas	12.2	1.6	–0–	–0–
alveolar gas	7.6	1.0	3.0	0.4
arterial blood	7.6	2.3	3.0	0.9
tissue	1.0	0.3	5.8	1.7
venous blood	1.0	0.3	5.8	1.7

Special Effects

Concentration Effect

The "concentration effect" rules that the higher the inhaled concentration, the more rapid the relative rise in alveolar concentration. It is the effect of a gas or vapor upon its own uptake. If 100% of any gas were inhaled, C_A would equal C_I almost immediately (Fig. 11).

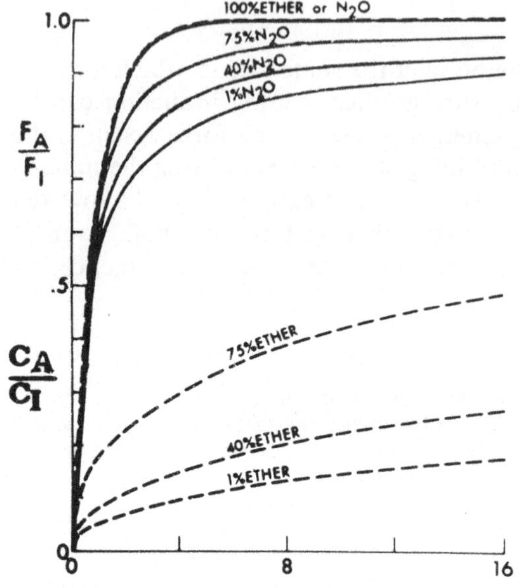

Fig. 11. Concentration effect

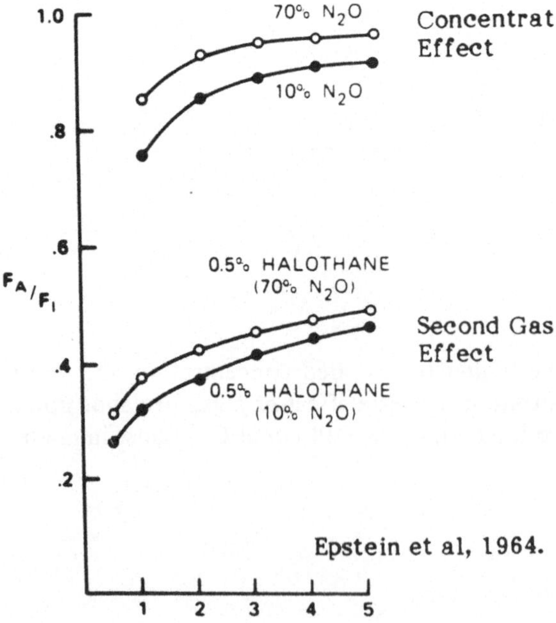

Fig. 12. Second gas effect

Second Gas Effect

The "second gas effect" states that the uptake of large volumes of a primary gas accelerates the alveolar rate of rise of a second gas. It is a corollary of the concentration effect. When larger volumes of N_2O move from the alveoli into blood than the amount of halothane per unit time, the alveolar concentration of halothane must increase (Fig. 12).

Diffusion hypoxia (decreased alveolar O_2 concentration) follows the second gas effect principle. At the end of an anesthetic in which N_2O was used, large quantities of N_2O will leave the blood and enter the alveoli, decreasing O_2 concentration. A few breaths of oxygen protects against hypoxemia. During diffusion hypoxia the volume of exhalation exceeds the volume of inhalation. Diffusion hyperoxia also occurs during induction with high concentrations of N_2O. During diffusion hyperoxia the volume of inhalation exceeds the volume of exhalation.

Movement Of N_2O Into Closed Cavities

The movement of N_2O from blood into nitrogen-containing closed cavities within the body presents serious, or even morbid, complications. Table 3 shows that nitrous oxide is at least 40 times more soluble in blood than nitrogen. N_2O will move from the blood into a closed cavity much more rapidly than nitrogen will move from the closed cavity into blood resulting in an increase in volume and/or pressure in the closed cavity. Complications involving pneumothorax, intestinal closed loops, sinuses and post-pneumoencephalogram have been reported. A special danger involves the expansion of an air bubble during an intraoperative air embolism. Figure 13 shows that a fatal air embolus must be three times as large if N_2O is excluded from the anesthetic if N_2O used.

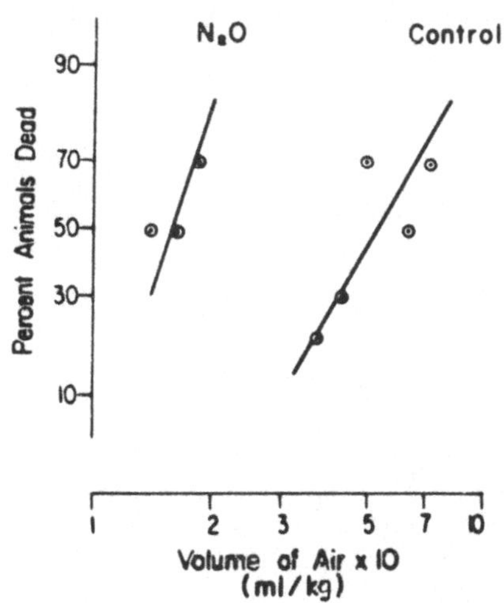

Fig. 13. Rabbits anesthetized with halothane breathed either oxygen (control group) or 72 to 76% nitrous oxide as the background gas. A bolus of air was administered intravenously, and the animal was observed for the next 10 minutes. Threefold higher volumes of air were required to produce death in animals breathing oxygen. (Reproduced with permission from Munson and Merrick, 1966.)

Pharmacokinetic Implications Of Altered Ventilatory Function

Pulmonary pathologic conditions (increased deadspace, V/Q abnormalities, etc.) will affect uptake by lungs to the degree they affect alveolar ventilation. Increase in deadspace can be compensated by increasing the minute volume. Solutions to specific problems follow the principles discussed in the uptake by lungs section.

Pharmacokinetic Implications Of Altered Cardiovascular Function

A decrease in cardiac output during induction causes the VRG to saturate more rapidly by at least two mechanisms: arterial blood will leave the alveoli with a higher anesthetic concentration, and physiological compensatory mechanisms may distribute more of the cardiac output to the VRG. It should be remembered that there is no redistribution of anesthetic molecules between body compartments during cardiac arrest or at very low cardiac output conditions. During initial resuscitative efforts, anesthetic molecules may move out of the heart and brain very rapidly at a time when muscle and fat are not perfused. Later, the brain may be re-anesthetized as a restored cardiac output transfer anesthetic from muscle to the VRG. Solutions to specific pathologic conditions follow the principles discussed in the section on uptake by blood.

References

1. Eger EI, II. (1981) Anesthetic Uptake and Action. Williams & Wilkins, Baltimore Maryland
2. Züntz N (1897) Pathogenese und Therapie der durch rasche Luftdruckänderungen erzeugten Krankheiten. Fortschr Med 15:632
3. Severinghaus JW (1954) The rate of uptake of nitrous oxide in man. J Clin Invest 33:1183
4. Lowe HJ, MacKrell TN, Mostert JN, Hagler K (1974) Closed system anesthesia. Anesthesiol Rev 1:11
5. Lowe HJ, Ernst EA (1981) The Quantitative Practice of Anesthesia: Use of Closed Circuit. Williams & Williams, Baltimore Maryland
6. Westenskow DR, Jordan WS, Hayes JK (1983) Uptake of enflurane: A study of the variability between patients. Br J Anaesth 5:598–601

Einflußnahme hämodynamischer Effekte volatiler Anästhetika auf die Gesamt- und Organaufnahme

H. Gilly, S. Fitzal und K. Steinbereithner

Einleitung

Detaillierte Informationen über den zeitlichen Verlauf von Aufnahme und Verteilung von Inhalationsanästhetika beruhen z.T. auf experimentellen Untersuchungen bzw. auf physiologischen, pharmakokinetischen und mathematischen Modellen [1, 3, 5, 7, 8, 10]. Diese Modelle basieren meist auf linearen Ansätzen, die die komplexen Zusammenhänge zwischen Zirkulation, Ventilation und Aufnahme bzw. Verteilung nur näherungsweise simulieren. Die Linearität setzt jedoch voraus, daß die physiologischen Variablen wie Ventilation und Zirkulation konstant bleiben, also durch das Anästhetikum selbst überhaupt nicht oder nur in vernachlässigbarem Ausmaß verändert werden. Allerdings sind Inhalationsnarkotika pharmakologisch nicht inaktiv, sondern beeinflussen Atmung und Kreislauf in unterschiedlichem Ausmaß, wodurch die Aufnahmegeschwindigkeit der Anästhetika verändert wird [6]. Der Aufnahmevorgang, der also durch die Dynamik physiologischer Größen bestimmt wird, ist somit bestenfalls näherungsweise als quasi-stationärer oder einfacher linearer Prozeß anzusehen. Ziel unserer Studie war es daher, die Kinetik volatiler Anästhetika unter Berücksichtigung der unterschiedlichen Beeinflussung der Perfusion nicht nur für den Gesamtorganismus, sondern auch für ein spezielles, dem viszeralen Kompartment angehörendes Organ, nämlich das Herz, für die drei Inhalationsnarkotika Halothan, Enfluran und Isofluran zu untersuchen, wobei die Ventilation als die zweite physiologische, sich unter der Einwirkung volatiler Anästhetika ändernde Variable, konstant gehalten wurde.

Methodik

Die Untersuchungen wurden an 32 nicht prämedizierten gemischtrassigen Hunden (Gewicht 27–40 kg) durchgeführt. Während einer Piritramid-Basisnarkose, kombiniert mit fraktionierten Gaben eines nicht depolarisierenden Relaxans, wurden die für die hämodynamischen Messungen und biochemischen Bestimmungen erforderlichen Katheter, wie ein Druckmeßkatheter im Aortenbogen, ein Katheter-Tipmanometer im linken Ventrikel, ein zentralvenöser und pulmonalarterieller Katheter sowie ein Druckdifferenzkatheter im Sinus coronarius eingeführt. Nach Erhebung von Kontrollwerten im hämodynamischen steady state wurde jeweils 1 MAC Halothan (0,85 Vol%, n = 9), Enfluran (2,2 Vol%, n = 15) oder Isofluran (1,41 Vol%, n = 8) dem Atemgasgemisch, bestehend aus Sauerstoff und Luft, zugesetzt. Die jeweiligen MAC-Werte sind die für die Tierspezies Hund ermittelten Konzentrationen. Vor Beginn der Inhalationsanästhesie wurde sichergestellt, daß die Tiere normoventiliert waren, so daß keine Ände-

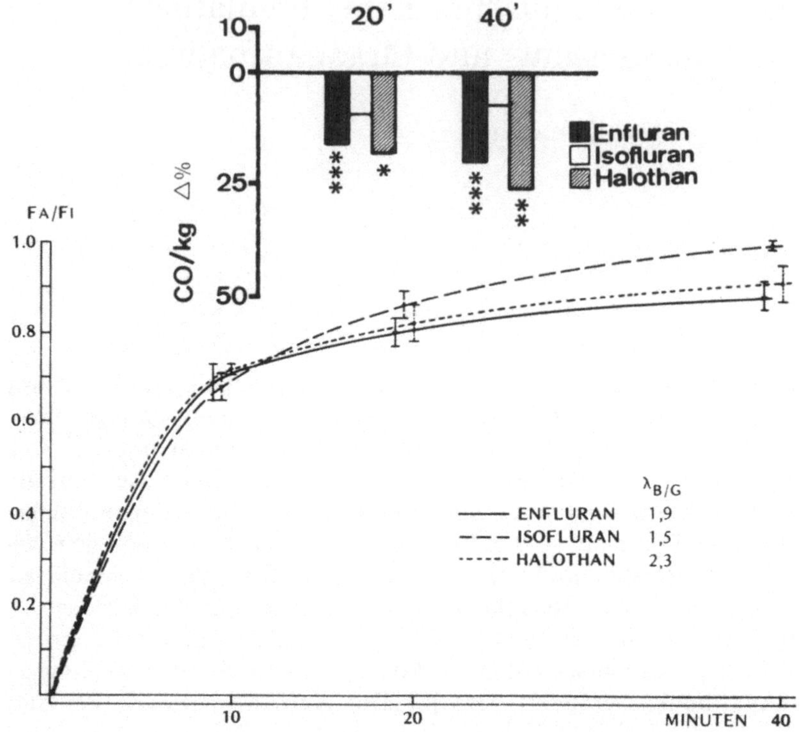

Abb. 1. Mittlere prozentuelle Änderung des Herzzeitvolumens (CO/kg) und approximierter Kurvenverlauf für die alveolär gemessene Anästhetikaaufnahme (F_A/F_I) bei konstanter Zufuhr äquianästhetischer Konzentrationen (jeweils 1 MAC) von Halothan, Enfluran und Isofluran. Signifikante Unterschiede sind mit * (p < 0,05); ** (p < 0,005) und *** (p < 0,0005) gekennzeichnet

rung der eingestellten Beatmungsparameter mehr vorgenommen werden mußte, die Ventilation somit während des gesamten Untersuchungsablaufes konstant blieb. Während einer Anflutungszeit von 40 Minuten Dauer wurden Messungen des Herzzeitvolumens (CO) und der Durchblutung im Sinus coronarius ($\dot{V}_{cor}$) parallel zu den aus dem arteriellen, gemischtvenösen und koronarvenösen Blut sowie der Endexspirationsluft entnommenen Blut- bzw. Gasproben zur Bestimmung der Anästhetikakonzentrationen (GC Packard, Mod. 428) durchgeführt. Aus den erhobenen Daten wurden Aufnahmegeschwindigkeit bzw. Sättigung des Gesamtorganismus und im Myokard sowie der Anästhetikagehalt im Herzmuskel in Relation zur Organkapazität ermittelt.

Ergebnisse und Diskussion

Wie Abb. 1 zeigt, führten äquipotente Konzentrationen von Halothan, Enfluran und Isofluran zu einer unterschiedlich ausgeprägten Abnahme des Herzzeitvolumens, am deutlichsten unter Halothan, gefolgt von Enfluran, die geringsten Änderungen waren während der Inhalation von Isofluran zu beobachten. Durch die anästhetikainduzierte

Minderung des Herzzeitvolumens kam es dazu, daß die alveolären Anästhetikafraktionen weit höher lagen als die z. B. von Eger [5] gemessenen Werte, die an Probanden ermittelt wurden, die jedoch nur subanästhetische Konzentrationen erhielten, weshalb das Herzzeitvolumen konstant blieb. Unter dieser Voraussetzung und bei gleichzeitig konstant bleibender Ventilation wird die alveoläre Aufnahmegeschwindigkeit der Anästhetika allein durch deren Löslichkeit bestimmt, d. h. daß die alveolären Konzentrationen von Halothan – der im Vergleich zu Enfluran und Isofluran besser löslichen Substanz – langsamer ansteigen als diejenigen der beiden anderen Anästhetika, deren Löslichkeitskoeffizienten kleiner sind. Diese Unterschiede in der alveolären Aufnahmegeschwindigkeit sind, wie unsere Ergebnisse zeigen, nicht mehr gegeben, wenn die Perfusion beeinträchtigt ist; es kommt dann zu einer weitgehenden Angleichung der alveolären Einwaschkurven. Dieses Phänomen ist so zu erklären, daß es bei Verminderung der Perfusion ganz allgemein zu einer Zunahme der alveolären Anstiegsrate kommt, wobei dieser Effekt bei gut löslichen Inhalationsanästhetika viel deutlicher in Erscheinung tritt als bei Anästhetika mit geringer Löslichkeit [5]. Daher fand sich, wie unsere Untersuchungen zeigen, unter Halothan eine vergleichweise wesentlich deutlichere Zunahme der alveolären Anstiegsrate, da die durch dieses Anästhetikum hervorgerufene stärkste Abnahme des Herzzeitvolumens dessen Aufnahme wegen der guten Löslichkeit am meisten verändert, sodaß die Aufnahmekurven aller drei Anästhetika schließlich einen weitgehend identen Verlauf aufwiesen.

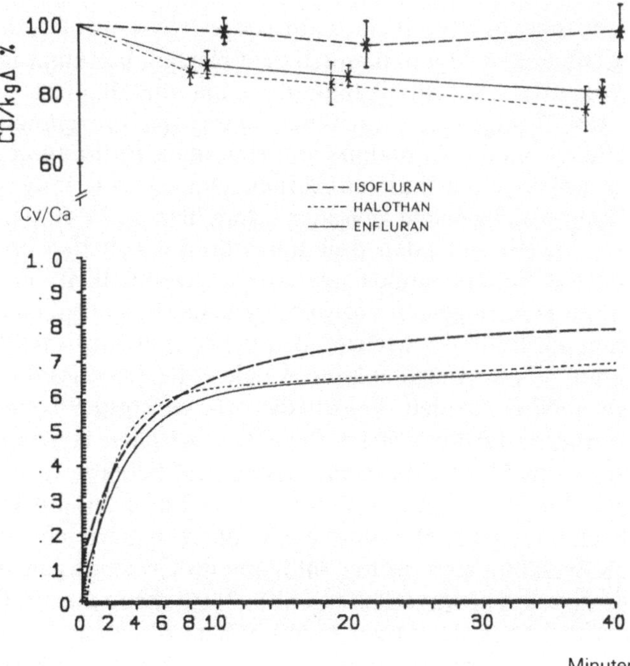

Abb. 2. Gegenüberstellung der prozentuellen Veränderungen der Gesamtperfusion (CO/kg) und der Kurvenverläufe für die Sättigung im Gesamtorganismus, die aus den Quotienten gemischtvenöse : arterielle Anästhetikakonzentrationen (Cv/Ca) approximiert wurden

Einen in Form und Position ähnlichen, d. h. kaum unterschiedlichen Verlauf, kennzeichnen auch die aus dem Quotienten zentralvenöse/arterielle Anästhetikakonzentrationen berechneten und daraus approximierten Sättigungskurven (Abb. 2). Entsprechend dem Abfall des Herzzeitvolumens kommt es auch zu einer Verminderung der Durchblutung im Gewebe und damit zu einer Verzögerung der Anästhetikaaufnahme, die wiederum für alle untersuchten Inhalationsanästhetika etwa gleich war, da es durch die unterschiedliche Beeinflussung des Herzzeitvolumens und Differenzen in der Löslichkeit ebenso wie bei der Aufnahme in der Lunge auch bei der Gewebsaufnahme zu einer weitgehenden Aufhebung der unter hämodynamisch stationären Bedingungen bestehenden, jedoch an sich schon geringen Differenzen kommt.

Diese Ergebnisse repräsentieren jedoch lediglich das Verhalten der Sättigung im Gesamtorganismus und ermöglichen höchstens eine relativ grobe Zuordnung zu einzelnen Kompartimenten [11]. Nach Eger [5] kann der relativ rasche Initialanstieg der Anästhetikaaufnahme jenen Organen zugeordnet werden, deren Kapazität in Relation zur Durchblutung klein ist, der darauffolgende Kurvenabschnitt entspricht der Absättigung der Muskulatur und jener Kurvenanteil, der bereits eine drastische Verlangsamung des Sättigungsprozesses erkennen läßt, der Anästhetikaaufnahme im minder perfundierten Gewebe. Damit läßt sich allerdings das Verhalten der Anästhetikaaufnahme in einzelnen Organen nur ungenau abschätzen, vor allem, da die Organperfusion nicht proportional zum Herzzeitvolumen absinkt [6, 8] und die regionale Verteilung des Herzzeitvolumens dann Unterschiede aufweist, wenn ein Inhalationsanästhetikum in bestimmten Regionen gefäßdilatierend wirkt. Daher haben wir neben der für die Anästhetikaaufnahme zu berücksichtigenden allgemeinen Durchblutungsänderung auch regionale Perfusionsänderungen bzw. -unterschiede in einem besonders gut durchbluteten Organ, nämlich dem Herzen, bestimmt und in die Berechnungen für die myokardiale Anästhetikaaufnahme mit einkalkuliert.

Abb. 3 zeigt eine Gegenüberstellung des prozentuellen Abfalls der Koronardurchblutung und die Aufnahme von Halothan, Enfluran und Isofluran im Myokard. Auch hier wurde in der initialen Aufnahmephase, d. h. innerhalb von 2–3 Minuten, das Verteilungsgleichgewicht zwischen arteriellem und koronarvenösem Blut bzw. myokardialem Gewebe mit allen drei Inhalationsanästhetika etwa gleich rasch hergestellt. Im weiteren Verlauf jedoch war eine unterschiedlich verzögerte Aufnahmegeschwindigkeit im Herzen gemäß der verschiedenen Beeinflussung der Koronarperfusion, die vor allem am Ende der Meßzeit deutlicher zum Ausdruck kam, zu bestimmen. Unter Isofluran, jenem Anästhetikum, welches die Durchblutung des Herzens in Relation zu den anderen beiden Anästhetika am geringsten beeinträchtigte und außerdem den niedrigsten Löslichkeitskoeffizienten zwischen Herzmuskelgewebe und Blut aufweist, wurde das Myokard am raschesten und beinahe völlig abgesättigt, hingegen war die Aufnahmekapazität des Herzens unter Enfluran und Halothan auch am Ende der Beobachtungszeit noch immer nicht vollständig erreicht. Diese Unterschiede konnten aus den Berechnungen für die Sättigung im Gesamtorganismus nicht verdeutlicht werden; aus diesen Kurvenverläufen (Abb. 3) ist anzunehmen, daß alle halogenierten volatilen Anästhetika in den Organen mit hohem Angebots-/Kapazitätsverhältnis trotz Verminderung des Herzzeitvolumens bereits nach rund 10 Minuten vollständig aufgenommen worden sind. Auch Lowe & Ernst [7] postulierten, daß das menschliche Herz 16 bzw. 15 Minuten nach Beginn einer Halothan- bzw. Enflurannarkose und bereits 9 Minuten nach Isofluraninhalation komplett gesättigt sei. Allerdings gelten diese Angaben eben-

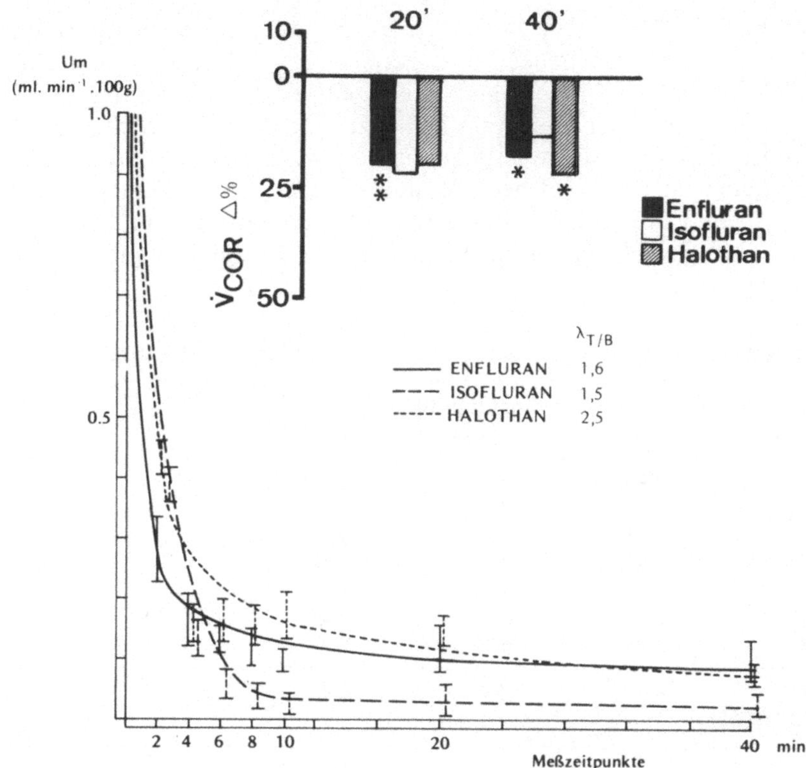

Abb. 3. Gegenüberstellung der mittleren prozentuellen Abnahme der Koronardurchblutung ($\dot{V}_{cor}$) und der Anästhetikaaufnahme im Myokard (Um). Nähere Erläuterungen siehe Text.
* $p < 0,05$; ** $p < 0,005$

Tabelle 1. Zeitkonstanten (Tc) für die myokardiale Aufnahme von Isofluran, Enfluran und Halothan

t (min)	Tc (min) Isofluran	TC (min) Enfluran	TC (min) Halothan
0	2,17	1,80	3,39
2	2,17	1,86	3,54
4	2,23	1,93	3,62
6	2,45	2,08	3,96
8	2,47	2,15	4,37
10	2,49	2,11	4,29
20	2,50	2,24	4,57
40	2,31	2,33	4,75

falls nur unter der Annahme konstanter Perfusionsverhältnisse, die aber bei Anwendung narkotisch wirksamer Konzentrationen bei keinem der geprüften Anästhetika aufrecht zu erhalten sind.

Die in Abhängigkeit von der regionalen Durchblutungsabnahme und den jeweiligen physikalischen Eigenschaften des volatilen Anästhetikums entsprechend verzögerte

Aufnahmegeschwindigkeit kommt auch deutlich in den Zeitkonstanten zum Ausdruck (Tabelle 1). Diese liegt bereits zu Beginn der Anflutung für Halothan wegen seiner höheren Gewebslöslichkeit über derjenigen von Enfluran oder Isofluran. Mit zunehmender Expositionszeit und gleichzeitiger Verminderung der Koronarperfusion kommt es zwar bei allen Anästhetika zu einer kontinuierlichen Verlängerung der Zeitkonstanten, die jedoch bei Halothan um 40% über dem ursprünglichen Wert lag, bei Enfluran um 30% und bei Isofluran nur um 15% verlängert war. Der schon primär gegebene Unterschied in den Zeitkonstanten wird also in Abhängigkeit von der Wirkung des jeweiligen Anästhetikums auf die Koronardurchblutung mehr oder minder akzentuiert.

Tabelle 2. Anästhetikagehalt (Cont) und Kapazität (Cap) des Herzmuskels

t	Cont (ml/100 g)		
(min)	Isofluran	Enfluran	Halothan
2	1,89	5,03	2,74
4	2,64	5,49	4,12
6	2,91	5,83	4,12
8	2,98	5,90	4,12
10	3,03	6,03	4,51
20	3,03	6,03	4,21
40	3,03	6,03	4,51
Cap (ml/100 g)	3,1	6,7	4,9

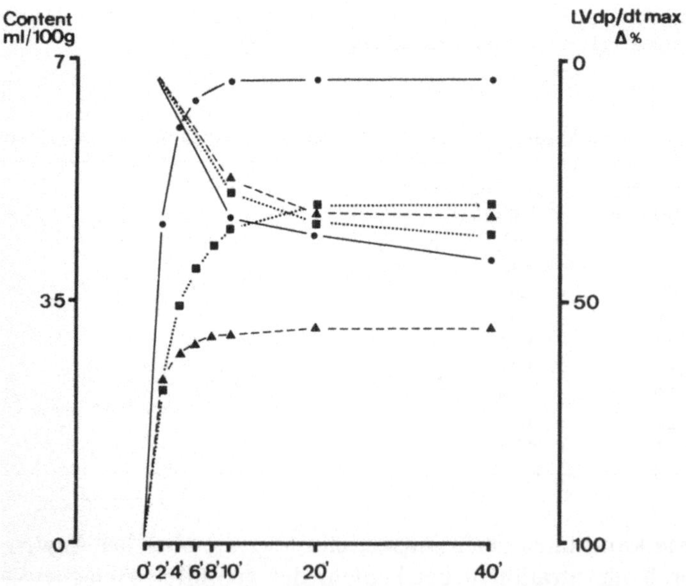

Abb. 4. Mittlere Zunahme des myokardialen Anästhetikacontents, verglichen zur mittleren prozentuellen Abnahme der linksventrikulären maximalen Druckanstiegsgeschwindigkeit (LV dp/dt max) unter Halothan ■···■, Enfluran ●——● und Isofluran ▲___▲

Entsprechend dem jeweiligen Sättigungsgrad des Herzens nimmt der Anästhetikagehalt im Myokard so lange zu, bis die Organkapazität vollständig erreicht ist (Tabelle 2). Letztere wird durch die Wirkstärke desselben, dessen Löslichkeitskoeffizienten und dem Organvolumen bestimmt [7]. Die relativ hohe Kapazität des Herzmuskels für Enfluran erklärt sich aus der im Vergleich zu Halothan und Isofluran geringeren Potenz. Da Halothan die wirkstärkste Substanz unter den von uns geprüften Anästhetika ist, liegt die myokardiale Kapazität niedriger als unter Enfluran, überschreitet aber immer noch diejenige von Isofluran. Daher lag der Anästhetikagehalt von Isofluran, trotz annähernd vollständiger myokardialer Sättigung, unter den Contentwerten von Enfluran und Halothan, die bereits bei geringerer Sättigung zu errechnen waren.

Die Höhe des jeweiligen Anästhetikacontents könnte nun in direkten Zusammenhang mit den negativ inotropen Eigenschaften der Substanz gebracht werden. Molekularbiologisch wird hierfür diskutiert, daß halogenierte volatile Anästhetika die Bildung von zyklischem Adenosinmonophosphat beeinträchtigen, wodurch es zu einer Einschränkung der Verfügbarkeit von Kalzium kommt, das für die Aktivierung des Actomyosinkomplexes unerläßlich ist [4, 9]. Es wäre daher möglich, daß dieser Effekt in Abhängigkeit von der Quantität der aufgenommenen Anästhetikamenge mehr oder weniger deutlich in Erscheinung tritt. Wie aus Abb. 4 hervorgeht, scheint eine derartige Wechselbeziehung naheliegend. Der stärkste negativ inotrope Effekt war bei jenem Anästhetikum nachzuweisen, welches den höchsten Anästhetikagehalt aufwies, nämlich Enfluran. Hingegen ist möglicherweise die Ursache für die relativ geringen myokarddepressiven Eigenschaften von Isofluran damit zu erklären, daß die Absolutmenge dieses Anästhetikums im Herzmuskel trotz rasch eintretender Sättigung verhältnismäßig niedrig bleibt.

Zusammenfassend kann gesagt werden, daß die Aufnahme und Verteilung eines Inhalationsanästhetikums ein höchst komplexer Vorgang ist, da darauf einflußnehmende Größen wie Atmung und Kreislauf durch das Inhalationsnarkotikum verändert werden, wobei diese Effekte noch dazu zwischen verschiedenen Anästhetika deutlich differieren. Dies zu berücksichtigen ist für den klinisch tätigen Anästhesisten vor allem während der Einleitungszeit wichtig, da in dieser Phase oft hohe Konzentrationen angewendet werden, die zu einer Akzentuierung der Kreislaufeffekte führen und damit in einer stark veränderten Kinetik resultieren. Für die Beschreibung der Kinetik von Inhalationsnarkotika müssen anästhetikainduzierte Änderungen der totalen und regionalen Durchblutung berücksichtigt werden, um den zuvor diskutierten dynamischen Vorgängen ausreichend Rechnung zu tragen.

Literatur

1. Allott PR, Steward A, Mapleson WW (1976) Pharmacokinetics of halothane in the dog. Br J Anaesth 48:279
2. Ashman MN, Blesser WB, Epstein RM (1970) A nonlinear model for the uptake and distribution of halothane in man. Anesthesiology 33:419
3. Beneken Kolmer HH, Burm AG, Cramers CA, Ramakers JM, Vader HL (1975) The uptake and elimination of halothane in dogs: a two or multicompartement system? II: Evaluation of wash-in and wash-out curvers. Br J Anaesth 47:1169

4. Bernstein KJ, Verosky M, Triner L (1983) Depression of canine myocardial adenylate cyclase by halothane, enflurane and isoflurane. Anesthesiology 59:A 234
5. Eger EI II (1974) Anesthetic uptake and action. Baltimore, Williams & Wilkins
6. Fukui Y, Smith NT (1981) Interactions among ventilation, the circulation, and the uptake and distribution of halothane – use of a hybrid computer multiple model: I. The basic model. Anesthesiology 54:107
7. Lowe HJ, Ernst EA (1981) The quantitative practice of anesthesia. Use of closed circuit. Baltimore, Williams & Wilkins
8. Mapleson WW (1973) Circulation-time models of the uptake of inhaled anaesthetics and data for quantifying them. Br J Anaesth 45:319
9. Merin RG, Kumazawa T, Honig CR (1974) Reversible interaction between halothane and Ca^{++} on cardiac actomyosin adenosin triphosphate: mechanism and significane. J Pharmacol Exp Ther 190:1
10. Munson ES, Bowers DL (1967) Effects of hyperventilation on the rate of cerebral anesthetic equilibration. Calculations using a mathematical model. Anesthesiology 28:377
11. Munson ES, Eger EI II, Bowers DL (1973) Effects of anesthetic-depressed ventilation and cardiac output on anesthetic uptake: a computer nonlinear simulation. Anesthesiology 38:251

Pharmakokinetik und Pharmakodynamik
volatiler Anästhetika (Halothan, Isofluran) bei Kindern

S. Fitzal, P. Germann, H. Gilly, C. Grünwald und M. Semsroth

Einleitung

Inhalationsanästhetika spielen in der pädiatrischen Anästhesie eine nach wie vor dominierende Rolle. Insbesondere seit der Entwicklung halogenierter Kohlenwasserstoffe stehen Inhalationsnarkotika zur Verfügung, die gut steuerbar sind und eine rasche sowie weitgehend schonende Narkoseein- und -ausleitung ermöglichen. Aus dieser Gruppe volatiler Anästhetika hat Halothan bis zum heutigen Tag seine Vorrangstellung als Inhalationsnarkotikum bei der pädiatrischen Altersklasse behalten [18], obwohl es hinsichtlich kardiodepressiver Nebenwirkungen [15], Verminderung der Reizschwelle für katecholamininduzierte Arrhythmien [8] und nicht zuletzt wegen seiner relativ hohen Metabolisierungsrate [13] gegenüber Enfluran und Isofluran am schlechtesten abschneidet. Durch Enfluran wurden die Erwartungen, die in dieses Inhalationsanästhetikum für die pädiatrische Anästhesie gesetzt wurden, nicht ganz erfüllt [4, 7]. Mit Isofluran wird nunmehr ein weiteres halogeniertes Inhalationsanästhetikum als mögliche Alternative gegenüber Halothan für die Kinderanästhesie zur Diskussion gestellt, da es sich hierbei um ein besonders gut steuerbares Inhalationsnarkotikum handelt, welches weit weniger in die Biotransformation eingeht und sich auch durch geringere kardiovaskuläre Nebenwirkungen auszeichnet [6]. Die Erfahrungen mit Isofluran für die Kinderanästhesie sind allerdings derzeit noch eher spärlich und auch z.T. widersprüchlich [9, 14, 19]. Unser Anliegen war es daher, Aufnahme und Elimination von Halothan und Isofluran bei Kindern vergleichend zu untersuchen und die Ergebnisse anhand von pharmakodynamischen Daten zu diskutieren, die an einem anderen pädiatrischen Patientenkollektiv erhoben wurden.

Methodik

Pharmakokinetische Untersuchungen: Es wurden insgesamt 17 kardial und pulmonal gesunde Kinder beiderlei Geschlechts im Alter zwischen 3 und 8 Jahren während elektiver allgemein-chirurgischer Eingriffe untersucht. Nach intravenöser Einleitung der Narkose mit Fentanyl 0,003 mg/kg KG, Thiopental 3–7 mg/kg KG und Relaxation mit Pancuroniumbromid 0,08 mg/kg KG wurden die Patienten endotracheal intubiert und mit einem Lachgas-Sauerstoffgemisch (F_1O_2: 0,3) im halbgeschlossenen Narkosesystem kontrolliert beatmet. Das Atemminutenvolumen wurde so eingestellt, daß die endexspiratorischen CO_2-Konzentrationen zwischen 4,2 und 4,8 Vol% lagen (Capnolog, Dräger). Etwa 10–15 Minuten nach Narkoseeinleitung wurden dem Atemgasgemisch konstante Konzentrationen von Isofluran (1,5 Vol%; n = 10) oder Halothan (0,9 Vol%; n = 7) über einen gaschromatographisch kalibrierten Verdampfer für die Dauer von 30 Minuten zugesetzt. Danach wurde die Anästhetikazufuhr unterbrochen, die Narkoseschläuche ausgewechselt und die Anästhesie während der darauffolgenden 30-minütigen Abflutungszeit, falls erforderlich, durch fraktionierte Gaben von Fentanyl und Pancuronium weiter aufrechterhalten. Über einen direkt am endotrachealen Tubus plazierten Transducer wurden die in- und exspiratorischen Anästhetikakonzentrationen mittels Normac (Datex) kontinuierlich während der Aufnahme- und Eliminationsphase registriert. Aus dem Verhältnis zwischen endexspiratorischen (F_A) und inspiratorischen (F_I) Anästhetikakonzentrationen wurde die Aufnahme ermittelt. Die Ausscheidung wurde aus dem Quotienten der alveolären Anästhetikakonzentrationen (F_A) während der Abflutung und den am Ende der Aufnahmeperiode zu registrierenden alveolären Konzentrationen des Narkosemittels (F_{AO}) bestimmt. Zusätzlich wurden die Anästhetikakonzentrationen im venösen Blut während der Elimination bis zur 6. Minute in Minutenintervallen, dann zur 8., 10., 15., 20. und 30. Minute gaschromatographisch analysiert. Anhand der erhobenen Daten wurden Aufnahme- und Ausscheidungskurven mit Hilfe eines Computerprogramms iterativ approximiert. Aus der Form der Konzentrations-Zeitkurven konnten zwei Exponentialfunktionen mit akzeptabler Genauigkeit extrapoliert werden. Aus den Achsenabschnitten C_1, C_z und den Steigerungen der Regressionsgeraden wurden Verteilungsvolumina (V_1, V_z, V_{ss}), Halbwertzeiten ($t_{1/2\alpha}$, $t_{1/2\beta}$) und totale Clearance (Cl) nach Standardformeln berechnet [10].

Pharmakodynamische Untersuchungen: Diese wurden an 60 nicht prämedizierten Kindern im Alter von 4 Wochen bis 8 Jahren und einem mittleren Gewicht von 12,4 kg durchgeführt. Die Narkose wurde mit einem Lachgas/Sauerstoffgemisch (F_IO_2: 0.3) und unter Zufuhr steigender Konzentrationen von Halothan oder Isofluran über die Maske im halbgeschlossenen System eingeleitet. Die endotracheale Intubation erfolgte ausschließlich unter tiefer Inhalationsanästhesie, danach wurden die Erhaltungskonzentrationen den chirurgischen Erfordernissen angepaßt. Die Beatmung wurde unter Kontrolle der endexspiratorischen CO_2-Konzentration (Capnolog, Dräger) assistiert. Unterdessen erhielten die Kinder Glukose-Ringerlaktat 10 ml/kg/h über eine während der Narkoseeinleitung kanülierte periphere Vene; die Körpertemperatur wurde fortlaufend mit einer Thermoelektrode überwacht und mittels Heizmatte reguliert. Mit Beginn der subkutanen Nähte wurde die Zufuhr des volatilen Anästhetikums unterbrochen, nach Beendigung der Hautnähte wurden 100% Sauerstoff für einen Zeitraum von etwa 2–5 Minuten verabreicht. Bewertet wurde die Zeit vom Narkosebeginn bis zur Intubation, im folgenden als Induktionszeit bezeichnet und die Aufwachphase, jener Zeitraum, den die Kinder bis zur ersten willkürlichen Reaktion auf einen Stimulus (AWZ 1) bzw. bis zum vollständigen Erwachen (AWZ 2) benötigten. Bei 11 der untersuchten Patienten wurden zu diesen beiden Zeitpunkten venöse Anästhetikakonzentrationen bestimmt (GC, Packard Mod. 428). Während der Einleitungszeit wurden Herzfrequenz und Blutdruck (Dinamap) in Minutenabständen, nach der Intubation bis zur Beendigung der Anästhetikazufuhr in 5-Minutenintervallen registriert. Bei der Induktion auftretende Irritationen der Atemwege wie Salivation, Husten, Apnoe oder Laryngospasmus wurden protokolliert, ebenso Exzitationen oder Erbrechen sowie Muskelzittern während der Ein- und Ausleitung.

Ergebnisse

Die Aufnahmekurven der Inhalationsanästhetika (Abb. 1), dargestellt als das Verhältnis der alveolären zur inspiratorisch zugeführten Konzentration (F_A/F_I) zeigen, daß Isofluran bei Kindern rascher aufgenommen wird als Halothan. Hingegen dauerte die klinisch registrierte Induktionszeit bei den mit Isofluran narkotisierten Kindern signifikant länger (10,6 ± 2,6 min) als unter Halothan (7,5 ± 3,2 min; $p < 0,05$). Die Häufigkeit von während der Induktion und Aufwachphase zu beobachtenden Komplikationen ist in Abb. 2 aufgelistet. Während der Narkoseeinleitung mit Isofluran traten Irri-

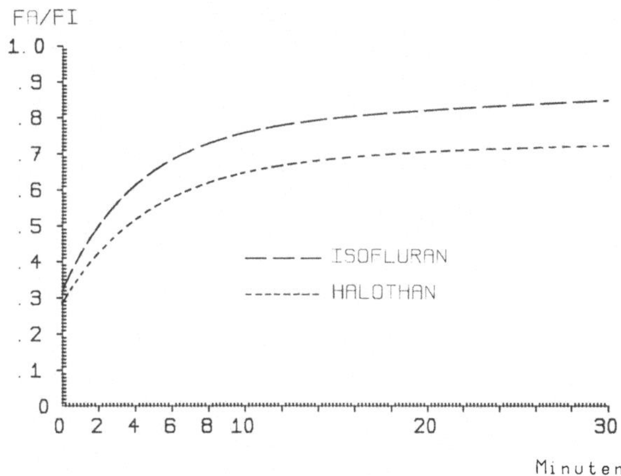

Abb. 1. Approximierte Aufnahmekurven unter äquipotenten Konzentrationen von Halothan und Isofluran bei Kindern

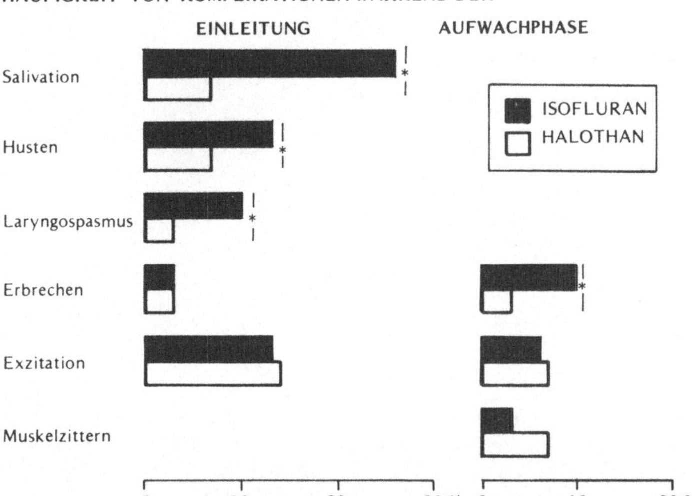

Abb. 2. Komplikationsrate während der Narkoseeinleitung mit Halothan oder Isofluran bzw. nach Beendigung der jeweiligen Inhalationsanästhesie beim pädiatrischen Krankengut. Statistisch signifikante Unterschiede zwischen den beiden Untersuchungsgruppen sind mit * $p < 0,05$ gekennzeichnet

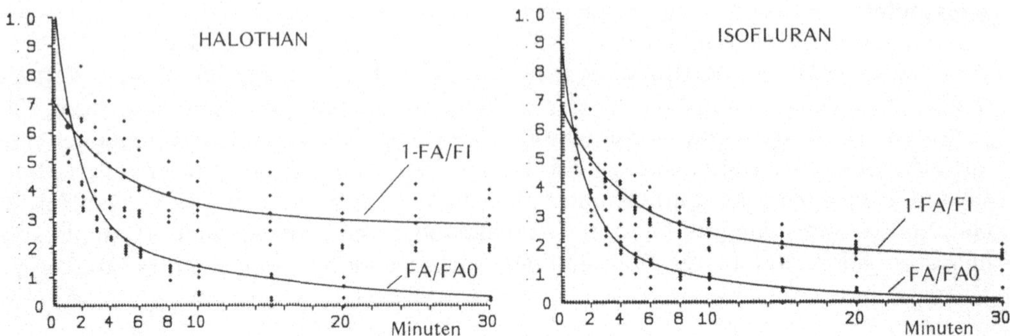

Abb. 3. Vergleich der bei Kindern ermittelten alveolären Aufnahme- $(1 - F_A/F_I)$ und Ausscheidungskurven (F_A/F_{A0}) von Halothan und Isofluran

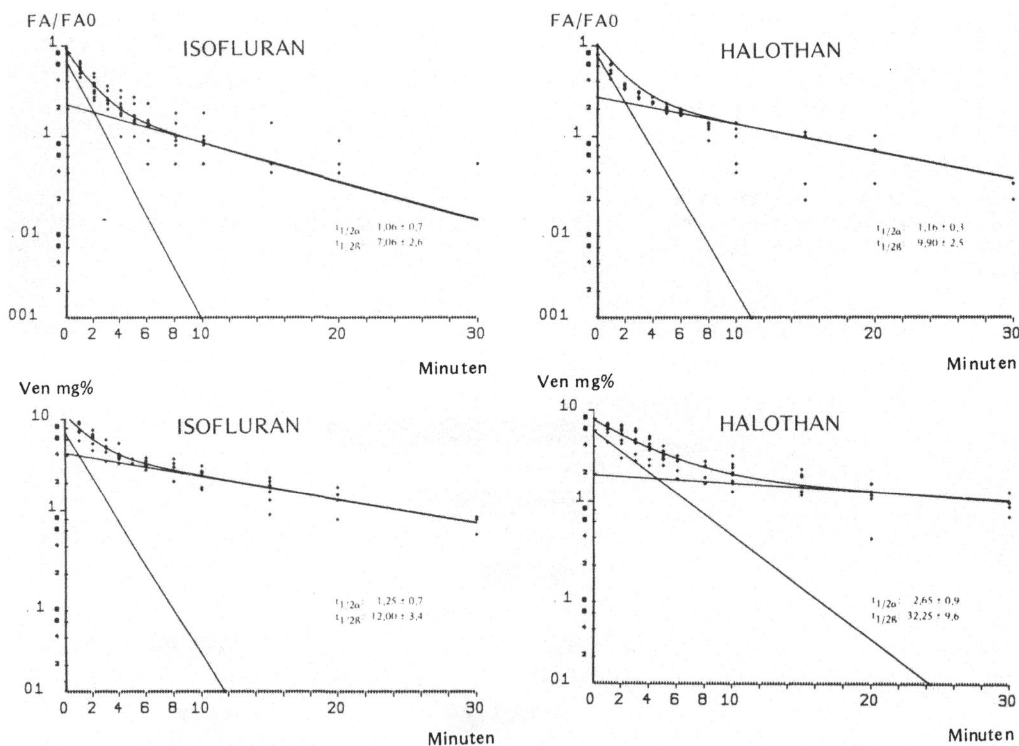

Abb. 4. Einzelwerte und mittlere alveoläre (F_A/F_{A0}) sowie venöse (Ven mg%) Eliminationskurven und ihre einfachen Exponentialziffern; $t_{1/2\alpha}$ und $t_{1/2\beta}$ entsprechen den aus den Steigungen der Regressionsgeraden berechneten alveolären bzw. venösen Verteilungs- und Eliminationshalbwertszeiten für Halothan und Isofluran bei der pädiatrischen Altersklasse

tationen der Atemwege wie Salivation, Husten und Laryngospasmus signifikant häufiger auf als unter Halothan, ebenso Erbrechen in der Aufwachphase, hingegen waren keine signifikanten Unterschiede hinsichtlich der Inzidenz von Exzitationen und Muskelzittern, weder in der Einleitungs- noch in der Aufwachzeit, festzustellen.

Zum Vergleich der Anstiegs- und Abfallgeschwindigkeiten der alveolären Halothan- und Isoflurankonzentrationen sind die Aufnahmekurven (dargestellt als $1-F_A/F_I$) den Ausscheidungskurven (F_A/F_{AO}) in Abb. 3 gegenübergestellt. Daraus geht hervor, daß beide Inhalationsnarkotika rascher ausgeschieden als aufgenommen wurden, allerdings bestanden auch bei der Eliminationsgeschwindigkeit beider Anästhetika Unterschiede, die aus der semilogarithmischen Darstellung der Kurvenfittings der alveolär sowie venös gemessenen Anästhetikakonzentrationen deutlich zu erkennen sind (Abb. 4). Die aus den Steigungen der jeweiligen Regressionsgeraden und entsprechenden Ordinatenabschnitten abgeleiteten pharmakokinetischen Parameter sind in Tabelle 1 zusammengefaßt. Hieraus ergab sich eine für Isofluran kürzere Verweildauer im kindlichen Organismus. Übereinstimmend dazu erwachten die Kinder nach einer Inhalationsanästhesie mit Isofluran (Anästhesiedauer 21–149 min) rascher als nach Halothan (Anästhesiedauer 17–142 min). Nach Beendigung der Isofluraninhalation wurde AWZ 1 nach $7,5\pm3,2$ min und AWZ 2 nach $12,0\pm3,9$ min erreicht, für Halothan wurden $9,4\pm3,4$ min bzw. $17,1\pm6,6$ min registriert. Diese Unterschiede waren jedoch statistisch nicht zu verifizieren. Die zum ersten Aufwachzeitpunkt zu bestimmenden Anäs-

Tabelle 1. Verteilungsvolumen des zentralen Kompartments (V_1), während der terminalen Dispositionsphase (V_z) und im steady state (V_{ss}), Halbwertszeiten für die Verteilungs- und Eliminationsphase ($t_{1/2\alpha}$, $t_{1/2\beta}$) und totale Clearance für die Elimination von Isofluran und Halothan aus dem venösen Blut bei Kindern

	Isofluran	Halothan
V_1 (l)	$0,936\pm0,06$	$1,012\pm0,06$
V_z (l)	$2,124\pm0,81$	$3,269\pm0,95$
V_{ss} (l)	$1,84\pm0,23$	$2,66\pm0,71$
$t_{1/2\alpha}$ (min)	$1,25\pm0,73$	$2,65\pm0,93$
$t_{1/2\beta}$ (min)	$12,0\pm3,41$	$32,25\pm9,62$
Cl (ml/min)	$0,122\pm0,03$	$0,070\pm0,02$

Tabelle 2. Änderungen von Herzfrequenz (HR) und arteriellem Mitteldruck (MAP) während Anästhesieeinleitung mit Halothan oder Isofluran bei der pädiatrischen Altersklasse. Signifikante Unterschiede innerhalb der Gruppen sind mit [a] $p<0,05$ bezeichnet, signifikante Unterschiede zwischen den Gruppen mit [b] $p<0,05$

	Halothan (n = 29)	Isofluran (n = 31)
HR (Kontrolle)	$139\pm32,4$	$143\pm27,6$
HR (niedrigster Wert)	$95\pm17,4$[a]	$108\pm18,3$[a]
$\Delta\%$	$-31\pm13,5$	$-24\pm12,9$[b]
MAP (Kontrolle)	$93\pm18,6$	$92\pm16,0$
MAP (niedrigster Wert)	$57\pm13,2$[a]	$57\pm14,6$[a]
$\Delta\%$	$-39\pm18,8$	$-38\pm13,8$

thetikakonzentrationen im venösen Blut betrugen $5,91 \pm 2,44$ mg% für Isofluran und $6,71 \pm 1,93$ mg% für Halothan, zum AWZ 2 wurden $3,82 \pm 1,92$ mg% bzw. $3,85 \pm 0,94$ mg% für Isofluran bzw. Halothan gemessen.

Wie aus Tabelle 2 zu entnehmen, lagen die niedrigsten Werte für den arteriellen Mitteldruck während der Narkoseeinleitung mit steigenden Konzentrationen Halothan (im Mittel bis max. $2,9 \pm 0,4$ Vol%) oder Isofluran (im Mittel bis max. $3,0 \pm 0,3$ Vol%) deutlich und signifikant unter den im Wachzustand gemessenen Werten, ebenso nahm die Herzfrequenz unter beiden Anästhetika ab, wobei die durchschnittlich tiefsten Werte unter Isofluran signifikant über denjenigen unter Halothan lagen.

Diskussion

Unsere Ergebnisse zeigen, daß die im Vergleich zu Halothan raschere Aufnahmegeschwindigkeit von Isofluran, ähnlich wie bei Erwachsenen [5, 17], auch für die pädiatrische Altersklasse nachzuweisen ist. Dieser Unterschied ist auf die gegenüber Halothan geringere Löslichkeit von Isofluran im Blut und Gewebe zurückzuführen. Es wäre daher anzunehmen, daß die Narkoseeinleitungszeit, die der Aufnahmegeschwindigkeit direkt proportional ist, unter Isofluran kürzer sein müßte als unter Halothan. Anhand unserer Untersuchungen war jedoch das Gegenteil festzustellen, nämlich eine bei Verwendung von Isofluran signifikant längere Induktionszeit als unter den Bedingungen einer Halothaninhalation. Diese Diskrepanz zwischen pharmakokinetischem Profil und klinisch zu beobachtender Wirkung ist dem während der Narkoseeinleitung mit Isofluran hervorgerufenen häufigeren Auftreten von Atemwegsirritationen zuzuschreiben, weshalb Konzentrationserhöhungen nicht mit derselben Geschwindigkeit vorgenommen werden können als bei Halothan. Auch Pandit et al. [14] und Buffington [1] kamen zu demselben Ergebnis, sofern die Patienten, wie auch in unserer Studie, nicht prämediziert waren bzw. kein Narkotikum und/oder Analgetikum vor Beginn der Inhalationsanästhesie mit Isofluran verabreicht bekamen. Aus dieser Sicht betrachtet erklärt sich die von anderen Autoren [9, 19] beobachtete wesentlich kürzere und im Vergleich zu Halothan auch raschere Einleitungszeit unter Isofluran, da deren Patienten unter dem Effekt von anticholinergisch, sedierend oder narkotisch wirksamen Substanzen standen. Da dadurch das Risiko der unter Isofluran zu erwartenden Atemwegsirritationen erheblich gesenkt werden kann, vor allem, da dann auch geringere inspiratorische Konzentrationen von Isofluran benötigt werden, erhebt sich die Forderung, Isofluran nicht als Mononarkotikum zu verabreichen, sondern nur nach entsprechender medikamentöser Vorbereitung.

Die Analyse der Auswaschkurven zeigt, daß die Ausscheidung der geprüften volatilen Anästhetika insgesamt rascher erfolgte als die Aufnahme, da es am Ende der relativ kurzen Expositionszeit von 30 Minuten noch zu keinem vollständigen Konzentrationsgleichgewicht zwischen Körpergewebe und inhalierter Narkosemittelkonzentration gekommen war (vgl. Abb. 3). Erst bei vollständiger Sättigung aller Organe bzw. Gewebe verlaufen Aufnahme und Elimination des Inhalationsanästhetikums beinahe spiegelbildlich [3, 12]. Trotz der im Vergleich zur Aufnahme noch rascheren Eliminationsgeschwindigkeit von Halothan und Isofluran bei Kindern waren Unterschiede zwischen diesen beiden Anästhetika nachzuweisen, sowohl im Verlauf der alveolär und venös gemessenen Konzentrationsabfälle als auch nach der klinisch bewerteten

Zeitspanne bis zum vollständigen Erwachen der Patienten. Die Verteilungs- und insbesondere die Eliminationshalbwertszeit von Isofluran waren dabei deutlich kürzer als diejenigen von Halothan (vgl. Abb. 4). Ähnlich den Ergebnissen von Wren et al. [19] konnten wir für Isofluran eine im Vergleich zu Halothan knapp dreifach schnellere venöse Eliminationsrate berechnen. Diese Ergebnisse beruhen einerseits auf Unterschieden in der totalen Clearance, aber auch auf Differenzen in der Größe der Verteilungsvolumina (vgl. Tabelle 1). Letzteres konnte durch Ermittlung des von Eliminationsprozessen unabhängigen virtuellen Verteilungsvolumens im steady state (V_{ss} in Tabelle 1) bestätigt werden, welches ebenfalls unter Halothan größer war als unter Isofluran und daher auf eine starke Bindung im Gewebe des kindlichen Organismus schließen läßt. Die aus dem Konzentrationsabfall in der Alveolarluft zu bestimmenden Halbwertszeiten für die Verteilungs- und Eliminationsphase waren kürzer als die entsprechenden aus den venösen Anästhetikakonzentrationen errechneten Werte, wobei wiederum für Halothan größere Abweichungen nachzuweisen waren als unter Isofluran. Auch dieser Befund spricht für eine verstärkte Anreicherung von Halothan im Gewebe.

Entsprechend den für die Elimination der geprüften Anästhetika erhobenen Daten erwachten die Kinder nach einer Isoflurananästhesie schneller als nach einer Halothannarkose. Eine direkte Beziehung zwischen Anästhesiedauer und Aufwachzeit war jedoch für keines der beiden Inhalationsnarkotika nachzuweisen. Auffallend war jedoch, daß die zu den jeweiligen Aufwachzeitpunkten gemessenen Anästhetikakonzentrationen für Isofluran und Halothan gute Übereinstimmung zeigten, was darauf hinweist, daß bestimmte Anästhetikakonzentrationen dem Abklingen der narkotischen Wirksamkeit gleichzusetzen sind.

Ein weiterer Aspekt unserer Untersuchungen galt den Kreislaufveränderungen im Verlauf der Anflutungszeit und damit verbundenen Applikation relativ hoher Anästhetikakonzentrationen. Beide Inhalationsnarkotika führten zu einem beträchtlichen und im Ausmaß vergleichbaren Abfall des arteriellen Druckes, aber auch zu einer deutlichen Herzfrequenzabnahme. Dieses Ergebnis steht nun im Gegensatz zu der bei Erwachsenen nachgewiesenen Frequenzzunahme [2, 16], die einerseits der im Vergleich zur Parasympathikus-Depression geringeren Depression des Sympathikus und damit einer relativen Aktivierung des sympathischen Nervensystems zugeschrieben wird, andererseits auch einem eventuell geringeren Barorezeptoren-Aktivitätsverlust, verglichen zu anderen halogenierten volatilen Anästhetika. Diese für Isofluran beschriebene Herzfrequenzzunahme wäre nun gerade bei Kindern von wesentlichem Vorteil, da die Auswurfleistung des Herzens bei dieser Altersklasse wegen seiner geringen myokardialen Compliance in hohem Maß frequenzabhängig ist und somit weitgehend aufrechterhalten bliebe. Das Verhalten der Herzfrequenz ist jedoch zusätzlich vom Basiswert abhängig, d. h. je höher die Ausgangswerte liegen, desto eher kommt es zu einer Pulsverlangsamung und umgekehrt [11]. Daher kam es bei den von uns untersuchten Patienten, die einerseits altersbedingt, andererseits mangels entsprechender Prämedikation hohe Ausgangswerte aufwiesen, bei beiden untersuchten Anästhetika mit zunehmender Narkosetiefe zu einer Pulsverlangsamung, die allerdings bei Isofluran weniger ausgeprägt war als unter Halothan und eine altersentsprechende kritische Grenze niemals unterschritt. Es kam auch bei keinem der mit Isofluran narkotisierten Patienten zu Arrhythmien, hingegen wurden während der Narkoseeinleitung mit Halothan in drei Fällen Ersatzrhythmen (Knotenrhythmus) beobachtet.

Die zu Beginn gestellte Frage, ob Isofluran als Inhalationsanästhetikum bei Kindern ähnlich oder sogar besser geeignet sei als Halothan, läßt sich somit nach unseren Ergebnissen wie folgt beantworten: Als Mononarkotikum ist Isofluran weniger geeignet als Halothan, da es die Atemwege potentiell irritiert. Dies läßt sich jedoch durch entsprechende Prämedikation und/oder Vorgabe von sedierend, analgetisch bzw. narkotisch wirksamen Substanzen vermeiden. Unter dieser Voraussetzung ist Isofluran als besonders gut steuerbares und mit etwas geringeren kardiovaskulären Nebenwirkungen behaftetes Inhalationsnarkotikum auch für die pädiatrische Anästhesie zu empfehlen.

Literatur

1. Buffington CW (1982) Reflex actions during isoflurane anaesthesia. Can Anaesth Soc J 29:S35
2. Cahalan MK, Lurz FW, Beaupré PN, Schwartz LA, Eger EI II (1983) Narcotics alter the heart rate and blood pressure response to inhalational anesthetics. Anesthesiology 59 (Suppl 3A):A26
3. Cromwell TH, Eger EI II, Stevens WC, Dolan WM (1971) Forane uptake, excretion, and blood solubility in man. Anesthesiology 35:401
4. Davidson SH (1978) A comparative study of halothane and enflurane in paediatric outpatient anaesthesia. Acta Anaesth Scand 22:58
5. Eger EI II (1981) Isoflurane (Forane): a compendium and reference. Madison, Wisconsin, Ohio Medical Products
6. Eger EI II (1984) The pharmacology of isoflurane. Br J Anaesth 56:71S
7. Govaerts MJM, Sanders M (1975) Induction and recovery with enflurane and halothane in paediatric anaesthesia. Br J Anaesth 47:877
8. Johnston RR, Eger EI II, Wilson C (1976) A comparative interaction of epinephrine with enflurane, isoflurane and halothane in man. Anesth Analg 55:707
9. Joseph MM, Win KK, Nelson DH, Warner DL, Steen SW (1985) Mask induction responses to a pre-determined technique and recovery characteristics of isoflurane anesthesia in children. Anesth Analg 64:A234
10. Klotz U (1984) Klinische Pharmakokinetik. Fischer, Stuttgart New York
11. Levy WJ (1984) Clinical anaesthesia with isoflurane. A review of the multicenter study. Br J Anaesth 56:101S
12. Mapleson WW (1962) Inert gas exchange theory using an electric analogue. J Appl Physiol 19:1193
13. Mazze RI (1984) Metabolism of the inhaled anaesthetics: implications of enzyme induction. Br J Anaesth 56:27S
14. Pandit UA, Leach AB, Steude GM (1983) Induction and recovery characteristics of halothane and isoflurane anesthesia in children. Anesthesiology 59:A44
15. Prys-Roberts C, Gersh BJ, Baker AB, Reuben SR (1972) The effects of halothane on the interactions between myocardial contractility, aortic impedance, and left ventricular performance. I: Theoretical considerations and results. Br J Anaesth. 44:634
16. Shimosato S, Carter JG, Kemmotsu O, Takahashi T (1982) Cardiocirculatory effects of prolonged administration of isoflurane in normocarbic human volunteers. Acta Anaesth Scand 26:27
17. Tanner G (1982) Pharmacokinetics of inhalation anesthetics: a three-compartement linear model. Anesth Analg 61:587
18. Warner LO, Beach TP, Garvin JP, Warner EJ (1984) Halothane and children: the first quarter century. Anesth Analg 63:838
19. Wren WS, Mc Shane AJ, Mc Carthy JG, Lamont BJ, Casey WF, Hannon UM (1985) Isoflurane in paediatric anaesthesia. Induction and recovery from anaesthesia. Anaesthesia 40:315

Messung der Konzentration von volatilen Anästhetika während der Anästhesie

D. Thomson und A. M. Zbinden

Die modernen Inhalationsmittel sind durch eine definierte Relation zwischen Gewebekonzentration oder Partialdruck im Gehirn und dem anästhetischen Effekt charakterisiert, andererseits zeichnen sie sich aber auch durch eine relativ schmale therapeutische Breite aus. Deshalb ist eine genaue Kontrolle der Anästhesietiefe wichtig. Diese wird durch die Einstellung des Verdampfers reguliert, der gewöhnlich außerhalb des Atemkreises plaziert ist und dadurch die Konzentration nur in der Frischgaszufuhr genau definiert. Die Anästhetikakonzentration in der Inspirationsluft oder dem Alveolärraum des Patienten ist unbekannt. Langjährige Erfahrung lehrt uns, den Verdampfer je nach den klinischen Zeichen der Anästhesietiefe einzustellen. Leider sind diese Zeichen heute im Vergleich zur Ätherperiode weniger gut definiert und zum Teil nur während Spontanatmung bei reiner Inhalationsanästhesie brauchbar.

Wir wollen unsere Patienten so rasch wie möglich einleiten, was mit den, im Prinzip über 70 Jahre alten, Geräten nicht immer einfach ist. Die Verdampferplazierung in der Frischgaszuleitung außerhalb des Kreissystems bewirkt, daß eine Veränderung der Verdampfereinstellung erst mit einer gewissen Verzögerung die inspiratorische Konzentration verändert, besonders, wenn die Frischgaszufuhr niedrig gehalten wird. Weitere Verzögerungen entstehen dadurch, daß eine beträchtliche Menge von Anästhetika, besonders Halothan, an Kreiskomponente wie Gummi und Kalk absorbiert werden. Diese Verzögerungen kann ein sogenanntes „overshooting" der inspiratorischen Konzentration mit unerwünschten Kreislauf- und respiratorischen Nebenwirkungen verursachen.

Im Gegensatz zu i. v. Anästhetika ist bei Verwendung von volatilen Anästhetika eine on-line-Messung der inspiratorischen und endtidalen Konzentrationen möglich. Dieser direkte feed-back würde eine bessere Kontrolle der Anästhesie bieten. Wir nehmen zwar an, daß die endtidale Konzentration und die arterielle Konzentration gleich sind, doch existiert ein Unterschied zwischen der endtidalen und arteriellen Konzentration, unter anderem bedingt durch Totraumventilation und Shunt. Weiter besteht ein Unterschied zwischen dem arteriellen Blut und dem Gehirn oder dem hirnvenösen Blut. Eine Kontrolle der endtidalen Konzentration ist somit nur eine indirekte Kontrolle der Konzentration der volatilen Anästhetika im Gehirn.

Geräte zur Messung der Anästhetikakonzentration:

Infrarotabsorption
- Beckman LB 2 (Beckmann Instr. USA)
- Irina (Drägerwerk, Lübeck, BRD)
- Normac (Datex, Helsinki, Finnland)

Kristallresonanz
- Emma (Engström, Stockholm, Schweden)
- Servo Gas Monitor 120 (Siemens-Elema, Stockholm, Schweden)

In den letzten Jahren sind mehrere einfache und handlichere Monitore auf den Markt gekommen. Die Beckmann, Irina und Normac Monitore basieren auf Infrarotabsorbtionsdetektion, die Emma und Siemens Monitore auf Veränderungen in der Resonanz eines Kristalls, auf dessen teflonbeschichteter Oberfläche die Anästhesiemittel in Relation zu ihrer Konzentration absorbiert werden. Die Infrarotmonitoren sind in unseren Labors getestet worden. Zum Prüfen neuer Monitoren muß ein Zweikanalschreiber verwendet werden. Ein Kanal für den neuen Monitor und einer für den Referenzmonitor. Als Referenz haben wir den Beckmann verwendet. Da aber der Meßkopf erschütterungsfrei, separat von der Haupteinheit angeordnet ist, und da die Referenzkammer immer mit dem Trägergas gefüllt werden muß und weiter immer eingeschaltet sein muß, wird dieser Monitor für die Klinik deshalb etwas unhandlich und ist vielleicht mehr für Forschungszwecke geeignet. Ebenfalls haben wir einen Präzisionsverdampfer gebaut, um schrittweise mehrere in der Konzentration ansteigende, exakt definierte Kalibrationsgase zu erstellen. Dieser Verdampfer wurde mit dem geprüften Monitor und mit dem Beckmann in Serie gekuppelt. Schließlich haben wir, um den Einfluß von Druck und Flow zu testen, einen ganz gewöhnlichen, geeichten Verdampfer benützt.

Leistungsdaten

Spezifität	Präzision
Sensitivität	„Unbiasedness"
Linearität	Genauigkeit
Hysteresis	Ansprechzeit (Lagtime)
Kreuzsensitivität	Antwortzeit (response time)
Rauschen	Stabilität

Die *Spezifität* definiert, welche Gase gemessen werden können. Das Infrarot und die Kristallsensoren können alle die modernen volatilen Anästhetika messen, aber nur das Irina-Gerät kann selektiv diese Gase unterscheiden und kann auch die Lachgaskonzentration messen. Die *Sensitivität* beschreibt, über welchen Konzentrationsbereich gemessen werden kann. Er liegt zwischen 0–3 vol% für Beckmann, 0–10 für Irina und 0–5 für Normac und die Kristallmonitoren. Die kleinste meßbare Konzentrationsveränderung ist 0,01 vol% für Beckmann und 0,1% für die anderen, d. h. völlig ausreichend für die Klinik.

Linearität ist heutzutage weniger ein Problem, da elektronische Linearisierung einfach möglich ist.

Hysteresis beschreibt das Auseinanderklaffen zwischen einer aufsteigenden und abfallenden Konzentrationskurve. Bei den von uns geprüften Monitoren war dies kein Problem.

Die *Kreuzsensitivität* eines Gerätes beschreibt, welche Störungen wie Fremdgase, Feuchtigkeit, Druck und Flow die Messung beeinflussen können. Wir haben bei allen Monitoren eine signifikanten Einfluß von Lachgas gefunden. Bei 70% Lachgas ist der maximale Fehler für Infrarotmonitore etwa 7%. Beim Beckmann-Monitor muß die Referenzkammer mit dem Trägergas gefüllt werden, um diesen Fehler zu vermeiden. Für die Kristallmonitore ist dieser Fehler konstant und kann bei Einstellung der Null-Linie mit Lachgas eliminiert werden. Bei den Kristallmonitoren kann auch Feuchtigkeit ein Problem sein. Gesättigter Wasserdampf bewirkt eine Zunahme des Meßresultates von 0,28 vol% Halothan bei Zimmertemperatur bei Emma. Bei Siemens ist dieses Problem gelöst. Normac hat eine Wasserfalle und der Meßkopf von Irina ist geheizt. Der Einfluß des Drucks wurde mit Hilfe eines nachgeschalteten Peep-Ventils bei Normac, Irina und Beckmann geprüft. Wir konnten keinen Einfluß feststellen, auch nicht für Flows zwischen 0,5 und 30 Liter pro Minute. Der Einfluß von Druck und Flow wurde bei den Kristallmonitoren nicht von uns geprüft.

Das *Rauschen* ist das Zittern der Grundlinie und wurde bei 0 bis 2% Halothan geprüft. Wir konnten bei Irina kein Rauschen feststellen. Bei Normac war es zuerst etwa 0,03 vol%. In einem später geprüften Modell war dieser Fehler praktisch eliminiert.

Präzision, Unbiasedness und *Genauigkeit* werden mit wiederholten Messungen derselben Konzentration festgestellt. *Präzision* ist ein Maß für die Streuung einzelner Messungen um ihren Mittelpunkt und *unbiasedness* bedeutet, daß der Mittelwert mehrerer Konzentrationsmessungen der tatsächlichen Konzentration entspricht. Wir haben diese Größen bei 0,2 bis 3 vol% Halothan und bei den Infrarotgeräten geprüft. Die Meßwerte waren insgesamt für die drei Infrarotmonitoren innerhalb ± 8% des realen Wertes.

Ansprechzeit (Lagtime) ist die Zeit, die benötigt wird, bis nach einem rechteckigen Konzentrationsanstieg bis 10% des maximalen Wertes erreicht sind. Diese Zeit ist von der Art der Meßmethode abhängig.

Dies dauert länger bei sample-line analyzers wie zum Beispiel Normac und Siemens, abhängig von der Länge des Schlauches und des Flow. (Abb. 1) Bei main-line analyzers wie Irina und Emma ist sie sehr kurz. Ein Nachteil dieser Monitoren ist der oft sehr große und schwere Meßkopf. Dadurch werden diese für die Klinik recht unhandlich. (Abb. 2)

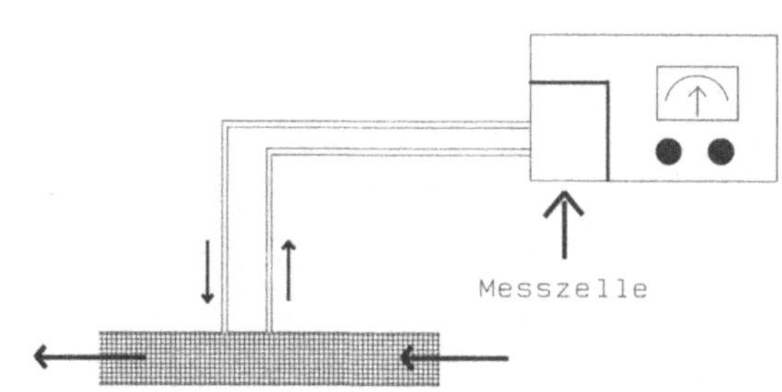

Abb. 1. Sample-line analyzer

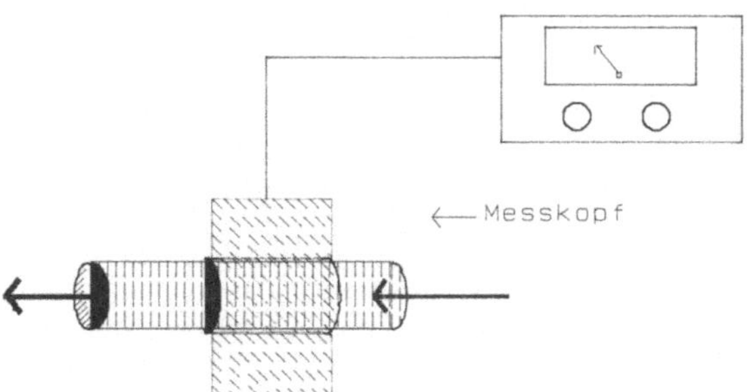

Abb. 2. Main-line analyzer

Die *Antwortzeit* (response-time oder rise-time) wird meistens definiert als die Zeit, die benötigt wird bis der gemessene Wert von 10% auf 90% des tatsächlichen Wertes angestiegen ist, wenn die Konzentration rechteckig ansteigt. Für main-line analyzers wie Irina ist diese Zeit etwa 130 Millisekunden. Für die Emma, von Flußrate und Halothankonzentration abhängig, zwischen 200 Millisekunden bis über eine Sekunde, also im klinischen Bereich manchmal zu langsam. Gemäß Fabrikant sind es etwa 300 Millisekunden für Siemens. Für side-line analyzers wie Normac ist die Antwortzeit unter 600 Millisekunden.

Die *Stabilität* eines Gerätes beschreibt die Veränderung der Nullinie und des oberen Fixpunktes. Wir haben dies bei den Infrarotmonitoren mit 0, 1 und 2 Vol% Halothan während sechs Tagen gemessen. Keine Veränderungen der Nullinie für Irina, ca. 0,04 vol% für Normac. Der Mittelwert der *gain* war für Irina 0,98 resp. 2,04 und für Normac 1,02 und 2,05 – eine gute Stabilität für beide Geräte. Die Nullstabilität der Emma, anderswo gemessen, betrug weniger Abweichung als 0,1 vol% in 20 Stunden.

Die on-line Messung von volatilen Anästhetika wird unsere Anästhesietechnik völlig ändern. Die Prüfung einiger neuer Monitoren hat gezeigt, daß die meisten dieser Geräte für die Klinik, aber auch für die Forschung geeignet sind. Von den geprüften Monitoren könnte man wahrscheinlich den Irina als den am höchst entwickelten bezeichnen. Ein einziger Nachteil ist der große und schwere Meßkopf. Aber auch Normac und das vielleicht etwas billigere Kristallresonanzgerät von Siemens, das doch etwas schneller ist als Emma und bei dem das Feuchtigkeitsproblem gelöst ist, können ohne Bedenken in der Klinik eingesetzt werden.

Verdampfereinstellung und alveoläre Konzentrationen – Einfluß physiologischer Größen, der Rückatmung und der Narkosetiefe

H. Schwilden und H. Stoeckel

Einleitung

Die klinische Relevanz, verläßliche Aussagen über den Zusammenhang zwischen der Verdampfereinstellung und der alveolären bzw. endexspiratorischen Konzentration machen zu können, ergibt sich aus Untersuchungen [8] der Aufwachzeit bei Narkosen mit Isofluran, Enfluran und Halothan bei 1,3 und 1,5 MAC in 60% Stickoxydul. Bei einer mittleren Narkosedauer von ca. 2 h ergab sich eine Verlängerung der Aufwachzeit von im Mittel ca. 15 min für die Gruppen mit 1,3 MAC auf über 30 min für die Gruppen mit 1,5 MAC, obwohl die Verdampfereinstellung zwischen beiden Kollektiven nur um jeweils 20–30% (Tabelle 1) unterschiedlich waren. Dies wirft unmittelbar die Frage auf, welche Determinanten das Verhältnis von Verdampfereinstellung und erreichter alveolärer Konzentration bestimmen und welche Faustregeln von der Verdampfereinstellung auf die alveoläre Konzentration schließen lassen.

Tabelle 1. Mittlere Verdampfereinstellungen ($\pm$S.D.) in der Einleitungsphase ($\Delta t_1 = 0$–15 min) und in der ersten Erhaltungsphase ($\Delta t_2 = 15$–120 min) für 1,3 und 1,5 MAC Isofluran, Enfluran und Halothan mit 60% N_2O bei je 7 Patienten

		Isofluran	Enfluran	Halothan
1,3 MAC	Δt_1	1,76$\pm$,16	2,63$\pm$,04	1,65$\pm$,03
	Δt_2	1,24$\pm$,08	1,66$\pm$,08	,91$\pm$,05
1,5 MAC	Δt_1	2,20$\pm$,11	3,18$\pm$,05	1,97$\pm$,04
	Δt_2	1,57$\pm$,05	2,06$\pm$,04	1,09$\pm$,05

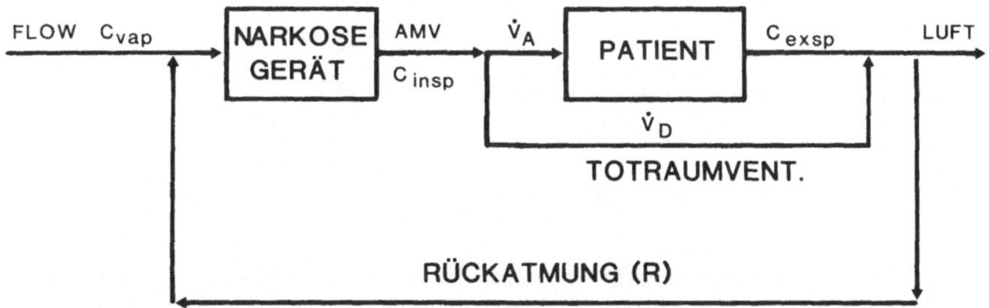

Abb. 1. Fluß eines volatilen Anästhetikums im gekoppelten System von Narkosegerät und Patient. Durch den Anteil der Rückatmung werden die Teilsysteme unterschiedlich stark vermascht. (Nach [9])

Narkosegerät und Patient als gekoppeltes System

Führt man sich den Fluß des volatilen Anästhetikums im Narkosesystem und Patienten vor Augen, so ergibt sich folgendes Bild (Abb. 1):

Unmittelbarer Input in das Narkosegerät ist der Frischgasfluß und die gewählte Anästhetikumkonzentration; als Output ist das AMV und die inspiratorische Konzentration anzusehen. Hiervon wird durch die alveoläre Ventilation dem Patienten das Anästhetikum zugeführt, während die Totraumventilation im Bypass vorbeigeht. Die Rückatmung bestimmt, in welchem Maße beide Systeme miteinander verkoppelt werden. Die Beziehung zwischen Verdampfereinstellung und inspiratorischer Konzentration sowie zwischen inspiratorischer und alveolärer Konzentration wird also eindeutig durch die Transfer- bzw. Systemfunktion des Narkosegerätes und des Patienten bestimmt. Diese können dadurch bestimmt werden, daß man zunächst das Narkosegerät und den Patienten getrennt untersucht.

Um die Transferfunktion des Patienten zu bestimmen, sind gleichzeitig in- und exspiratorische Konzentrationen zu messen. Häufig werden hierzu konstante inspiratorische Konzentrationen gewählt und das Verhältnis F_A/F_I aufgetragen [2]. Um von diesen einfachen Verhältnissen auf die Verhältnisse bei klinischer Dosierung zu schließen, bei der die Verdampfereinstellungen mehrfach geändert werden, hat man das Superpositionsprinzip (Abb. 2) heranzuziehen. Die scheinbar triviale Aussage, daß die Summe zweier Inputs zu der Summe ihrer Outputs führt, hat die bedeutende Konsequenz, daß die in- und exspiratorischen Konzentrationen stets durch das Konvolutionsintegral einer Funktion G (Systemfunktion) mit der inspiratorischen Konzentration miteinander verknüpft sind. Bei intravenöser Bolusapplikation eines Medikamentes entspricht G dem Blutspiegelabfall des Medikamentes, bei Applikation über die Atemwege entspricht G dem Abfall der alveolären Konzentrationen, nachdem der Alveolarraum bolusartig mit einer bestimmten Konzentration angereichert wurde. G hat

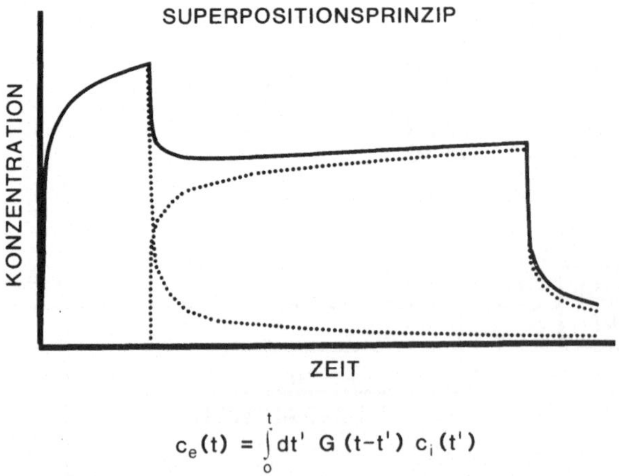

$$c_e(t) = \int\limits_0^t dt'\; G\,(t-t')\; c_i\,(t')$$

Abb. 2. Das Superpositionsprinzip verknüpft den Ausgang (hier endexspiratorische Konzentrationen c_e) eines linearen Systems mit dem Eingang (hier inspiratorische Konzentration c_i) durch das dargestellte Konvolutionsintegral. Der Kern G(t) repräsentiert die Systemfunktion, die durch die auf Abb. 1 dargestellten Teilsysteme und die Rückatmung gegeben ist

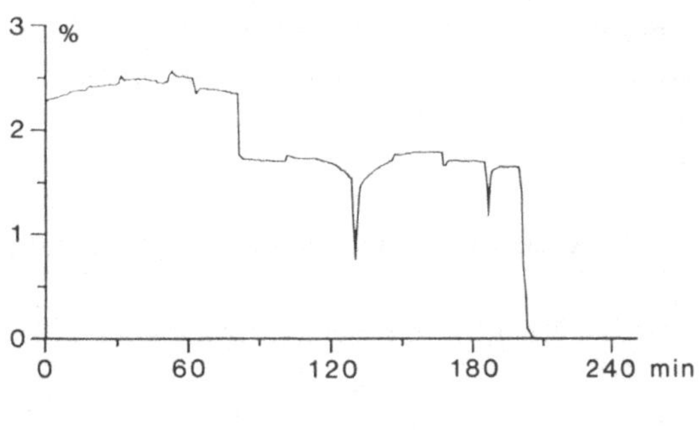

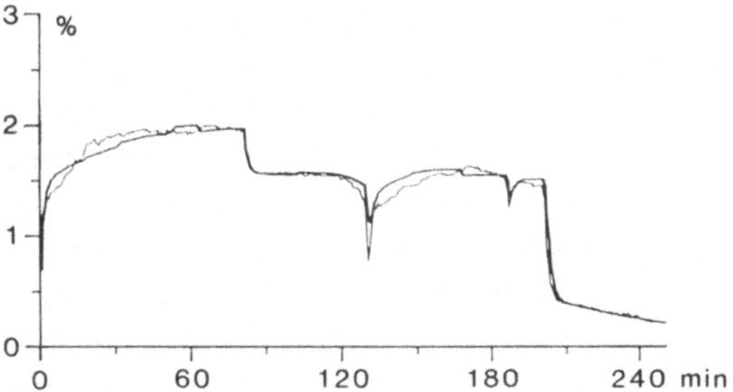

Abb. 3. Die gleichzeitige Messung der inspiratorischen *(oberer Teil)* und der endexspiratorischen Enflurankonzentration während einer klinischen Narkose erlaubt die Bestimmung der Systemfunktion G(t). Die Anpassung des Modells (glatte durchgezogene Linie) an die gemessenen endexspiratorischen Werte ist im *unteren Teil* der Abbildung dargestellt. (Nach [6])

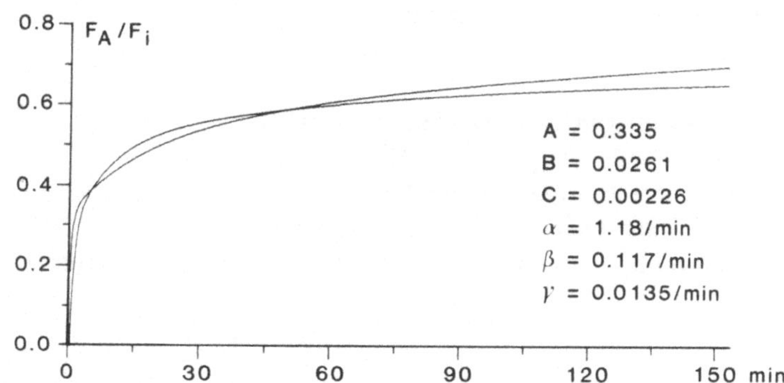

Abb. 4. Der Vergleich des Quotienten F_A/F_I für das experimentell bestimmte Modell von Enfluran (Abb. 3) mit dem Modell von Davis und Mapleson [1] mit 13 Exponentialtermen zeigt für typische Narkosedauern eine weitgehende Übereinstimmung

man sich als Summe von Exponentialfunktionen vorzustellen, deren Koeffizienten und Exponenten durch Fitting bestimmt werden können. Abbildung 3 zeigt im oberen Teil gemessene inspiratorische Enflurankonzentrationen, die zu den im unteren Teil dargestellten endexspiratorischen Werten führen. Der Fit (glatte durchgezogene Linie im unteren Teil der Abbildung) konnte nicht mehr als 3 Exponenten isolieren, deren Koeffizienten und Exponenten durch A=0,335; α=1,18/min; B=0,0261; β=0,117/min; C=0,0026; γ=0,0126/min gegeben sind. Abbildung 4 vergleicht anhand des Verhältnisses F_A/F_I, die aus dem Fit gewonnen Daten des triexponentiellen Ansatzes mit den entsprechenden Modellberechnungen, des erheblich elaborierteren Modells von Davis und Mapleson [1] mit 13 Exponentialfunktionen. Mit Hilfe des so bestimmten

Modells können nun die Aufnahme und Verteilungsvorgänge, die für den Konzentrationsgradienten zwischen inspiratorischer und alveolärer Konzentration verantwortlich sind, einfach studiert werden.

Der Einfluß des Muskel- und Fettgewebes auf die Aufnahme

Die beiden größten Verteilungsvolumina des volatilen Anästhetikums werden durch das Muskel- und Fettgewebe gebildet. Geht man der Frage nach, welchen Anteil beide Gewebe an der Aufnahmerate haben, ergibt sich die in Abb. 5 dargestellte Situation. Nach ca. 30 min ist der Uptake praktisch vollständig durch das Muskel- und Fettgewebe bestimmt. Hierin ist einer der Gründe zu sehen, warum das pharmakokinetische Verhalten der volatilen Anästhetika relativ gut voraussagbar ist [5], denn der Muskel- und Fettgewebsanteil eines Patienten können aus einfachen physiologischen Größen wie Körpgergewicht und -größe und eventuell Brustumfang [3] abgeschätzt werden. Für die Differenz zwischen in- und exspiratorischer Konzentration hat das folgende Konsequenzen: Zu Beginn der Narkose muß die inspiratorische Konzentration um ca. 60% über der alveolären Konzentration liegen, um die Aufnahme in das Muskelgewebe zu befriedigen. Dieser Anteil klingt dann durch Sättigung des Muskelgewebes innerhalb von 2 h um ⅔ ab. Das Fettgewebe trägt zwar einen geringeren Teil zu der Differenz zwischen inspiratorischer und endexspiratorischer Konzentration bei, die aber über sehr lange Zeiten praktisch konstant bleiben.

Die Systemfunktion des Narkosegerätes

Um die Beziehung zwischen Verdampfereinstellung, inspiratorischer und exspiratorischer Konzentration in Abhängigkeit vom Flow und damit in Abhängigkeit von der Rückatmung zu untersuchen, ist noch die Systemfunktion des Narkosegerätes zu be-

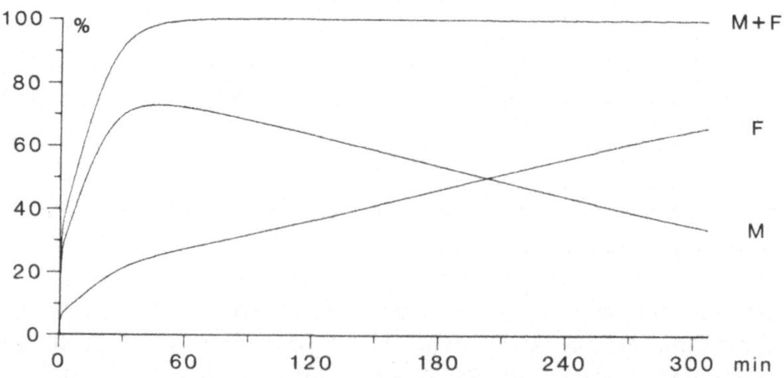

Abb. 5. zeigt den prozentualen Anteil der Aufnahme von Muskel- und Fettgewebe (M + F) am Gesamtuptake bei einer konstanten alveolären Konzentration sowie die Aufgliederung in die Einzelanteile (M und F). Nach ca. 30 min wird die Anästhetikumaufnahme praktisch zu 100% von der Muskulatur und dem Fettgewebe bestimmt

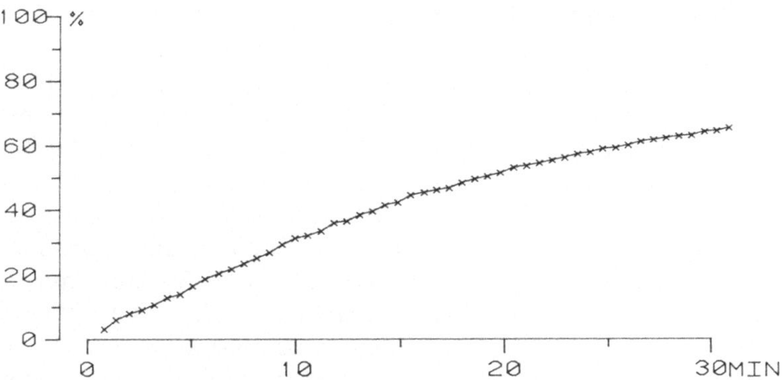

Abb. 6. Die Systemfunktion des Narkosegerätes kann durch das Einwaschverhalten bei konstanter Verdampfereinstellung ermittelt werden. Virtuelles Verteilungsvolumen: 171

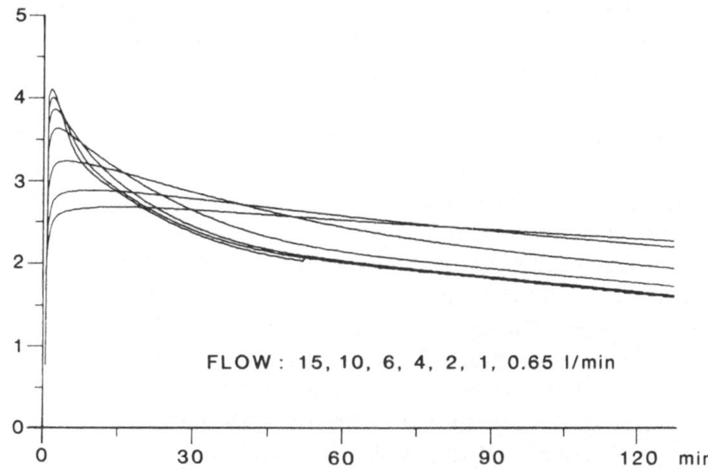

Abb. 7. Abhängigkeit der Systemfunktion (Narkosegerät + Patient) in Abhängigkeit vom Flow. Die Ordinate ist in logarithmischen Einheiten (Basis 10) dargestellt. „5" entspricht 1 Vol% Enfluran. Die dargestellten Kurven repräsentieren den Verlauf der alveolären Konzentration eines 70 kg Menschen, wenn das Kreissystem mit 1 Vol% Enfluran gesättigt wurde

stimmen, die dem Einwaschvorgang in das Gerät bei offenem Y-Stück entnommen werden kann.

Abbildung 6 zeigt für einen Flow von 0,5 l/min den Einwaschvorgang in % der Verdampfereinstellung beim Tiberius 19 (Fa. Dräger) mit Faltenschläuchen. Aus diesem Kurvenverlauf kann durch Fitprozeduren das entsprechende Verteilungsvolumen ermittelt werden, welches für den in Abb. 6 dargestellten Fall mit 171 bestimmt wurde. Damit ist die Systemfunktion des Narkosegerätes für alle Flows eindeutig bestimmt. Durch Verknüpfung der Einzelsysteme unter Berücksichtigung der durch die Rückatmung gegebenen Rückkopplung lassen sich dann die entsprechenden Beziehungen zwischen Verdampfereinstellung und alveolärer Konzentration ableiten [9].

Die Systemfunktion in Abhängigkeit vom Flow

Die Systemfunktionen für das Gesamtsystem in Abhängigkeit vom Flow sind auf Abbildung 7 für einen 70 kg schweren Patienten für Enfluran dargestellt. Sie beschreiben den alveolären Konzentrationsverlauf, wenn das initiale Verteilungsvolumen instant mit 1 Vol% Enfluran aufgefüllt wird, ohne daß weiteres Enfluran zugeführt wird. Dies entspricht exakt der Situation der Boluskinetik bei intravenösen Anästhetika, bei denen das initiale Verteilungsvolumen durch diesen Bolus instanten mit einer bestimmten Konzentration begabt wird, deren zeitlicher Verlauf dann durch Blutspiegelmessungen bestimmt werden kann. Vom Verdampfer aus gesehen ist das initiale Verteilungsvolumen das Verteilungsvolumen des Kreissystems. Die auf der Abb. 7 dargestellte Situation entspricht einem Narkosegerät, daß mit 1 Vol% Enfluran gesättigt worden ist und zur Zeit t = 0 an einen Patienten angeschlossen wird, ohne daß weiteres Anästhetikum nachfließt. Der Kurvenverlauf mit dem höchsten Gipfel und dem schnellsten Abfall entspricht der sich ergebenden alveolären Konzentration bei einem Flow von 15 l/min. Offensichtlich fallen die aveolären Konzentrationen nicht sofort ab, sondern steigen bis zu einem Gipfelpunkt an, um anschließend abzufallen, wobei die Gipfelhöhe um so kleiner wird und um so später erscheint, je kleiner der Flow ist, um so langsamer fallen aber auch die alveolären Konzentrationen ab. Durch die Serienschaltung des Volumens des Kreissystems und des Volumens der Lunge und Atemwege liegt der Alveolarraum peripher vom initialen Verteilungsvolumen. Hierdurch kommt es zu einer Hysterese zwischen Verdampfereinstellung und alveolärer Konzentration, die in weiten Grenzen durch den Flow geändert werden kann. Bei hinreichend großer Hysterese (also kleinem Flow) können deshalb volatile Anästhetika repetitiv durch Bolusgabe kleiner Mengen des flüssigen Anästhetikums in das Kreissystem appliziert werden [4], ohne daß es zu stark schwankenden Konzentrationen im Alveolarraum kommt. Die unterste Kurve der Abb. 7 bezieht sich auf einen Flow von 0,65 l/min und demonstriert deutlich, wie stark die durch diesen Flow induzierte Hysterese den Verlauf der alveolären Konzentration glätten kann. Dieser Sachverhalt steht in Analogie zu der repetitiven Gabe von nicht-depolarisierenden Muskelrelaxanzien oder Fentanyl. Hier wird durch die Umverteilung vom Blut zum Wirkort eine Hysterese zwischen Plasmakonzentration und der Konzentration am Wirkort erzeugt, die die stark schwankenden Plasmaspiegel in sehr geglättete Konzentrationsverläufe am Wirkort überführt und so zur Aufrechterhaltung eines nahezu konstanten pharmakodynamischen Effektes führt [7].

Literatur

1. Davis NR, Mapleson WW (1981) Structure and quantification of a physiological model of the distribution of injected agents and inhaled anaesthetics. Br J Anaesth 53:399
2. Eger EI, II (1974) Anesthetic uptake and action. The Williams and Wilkins Company, Baltimore Maryland
3. Fiserova-Bergerova V, Vlach J, Cassady JC (1980) predictable individual differences in uptake and excretion of gases and lipid soluble vapours simulation study. Br J Industr Med 37:42
4. Lowe JH, Ernst EA (1981) The quantitative practice of anesthesia. Use of closed circuit. The Williams and Wilkins Company, Baltimore, Maryland
5. Nunn JF (1984) Introduction to volatile anaesthetic agents. Br J Anaesth 56:1S

6. Schwilden H, Stoeckel H, Schüttler J, Lauven PM (1982) Pharmacokinetic data of Fentanyl, Midazolam and Enflurane as obtained by a new method for arbitrary schemes of administration. In: Prys-Roberts C, Vickers MD (eds) Cardiovascular measurement in anaesthesiology. Eur Acad Anaesth 2, S22, Springer, Berlin Heidelberg New York
7. Schwilden H (1985) Pharmakokinetik und Pharmakodynamik. Implikationen für die Dosierung und individuelle Einflußgrößen. Anaesthesist 34:311
8. Schwilden H, Stoeckel H (1985) Pharmakokinetik der volatilen Anästhetika. Implikationen für die Dosierung. In: Peter K, Martin E (Hrsg) Die Inhalationsnarkose, Springer, Berlin Heidelberg New York Tokyo
9. Schwilden H (1985) Optimierung der Dosierung volatiler Anästhetika auf der Grundlage pharmakokinetisch-dynamischer Modelle. Anaest Intensivtherap Notfallmed 20

Sachverzeichnis